MINDFULNESS
UM GUIA PARA O
Autoconhecimento

Mindfulness — Um guia para o autoconhecimento

Copyright © 2021 da Starlin Alta Editora e Consultoria Eireli. ISBN: 978-85-508-1576-3

Todos os direitos estão reservados e protegidos por Lei. Nenhuma parte deste livro, sem autorização prévia por escrito da editora, poderá ser reproduzida ou transmitida. A violação dos Direitos Autorais é crime estabelecido na Lei nº 9.610/98 e com punição de acordo com o artigo 184 do Código Penal.

A editora não se responsabiliza pelo conteúdo da obra, formulada exclusivamente pelo(s) autor(es).

Marcas Registradas: Todos os termos mencionados e reconhecidos como Marca Registrada e/ou Comercial são de responsabilidade de seus proprietários. A editora informa não estar associada a nenhum produto e/ou fornecedor apresentado no livro.

Impresso no Brasil — 1ª Edição, 2021 — Edição revisada conforme o Acordo Ortográfico da Língua Portuguesa de 2009.

Produção Editorial	**Produtor Editorial**	**Coordenação de Eventos**	**Equipe de Marketing**
Editora Alta Books	Thiê Alves	Viviane Paiva	Livia Carvalho
		eventos@altabooks.com.br	Gabriela Carvalho
Gerência Editorial		**Assistente Comercial**	marketing@altabooks.com.br
Anderson Vieira		Filipe Amorim	
		vendas.corporativas@altabooks.com.br	**Editor de Aquisição**
Gerência Comercial			José Rugeri
Daniele Fonseca			j.rugeri@altabooks.com.br
Equipe Editorial	Rodrigo Dutra	**Equipe de Design**	**Equipe Comercial**
Ian Verçosa	Thales Silva	Larissa Lima	Daiana Costa
Illysabelle Trajano		Marcelli Ferreira	Daniel Leal
Luana Goulart		Paulo Gomes	Kaique Luiz
Maria de Lourdes Borges			Tairone Oliveira
Raquel Porto			Vanessa Leite
Revisão Gramatical	**Capa e Projeto Gráfico**		
Carolina Gaio	Joyce Matos		
Jana Araujo			

Publique seu livro com a Alta Books. Para mais informações envie um e-mail para autoria@altabooks.com.br

Obra disponível para venda corporativa e/ou personalizada. Para mais informações, fale com projetos@altabooks.com.br

Erratas e arquivos de apoio: No site da editora relatamos, com a devida correção, qualquer erro encontrado em nossos livros, bem como disponibilizamos arquivos de apoio se aplicáveis à obra em questão.

Acesse o site www.altabooks.com.br e procure pelo título do livro desejado para ter acesso às erratas, aos arquivos de apoio e/ou a outros conteúdos aplicáveis à obra.

Suporte Técnico: A obra é comercializada na forma em que está, sem direito a suporte técnico ou orientação pessoal/exclusiva ao leitor.

A editora não se responsabiliza pela manutenção, atualização e idioma dos sites referidos pelos autores nesta obra.

Ouvidoria: ouvidoria@altabooks.com.br

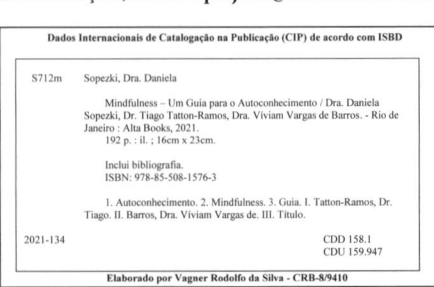

Dados Internacionais de Catalogação na Publicação (CIP) de acordo com ISBD

S712m   Sopezki, Dra. Daniela

Mindfulness — Um Guia para o Autoconhecimento / Dra. Daniela Sopezki, Dr. Tiago Tatton-Ramos, Dra. Víviam Vargas de Barros. - Rio de Janeiro : Alta Books, 2021.
192 p. : il. ; 16cm x 23cm.

Inclui bibliografia.
ISBN: 978-85-508-1576-3

1. Autoconhecimento. 2. Mindfulness. 3. Guia. I. Tatton-Ramos, Dr. Tiago. II. Barros, Dra. Víviam Vargas de. III. Título.

2021-134   CDD 158.1
CDU 159.947

Elaborado por Vagner Rodolfo da Silva - CRB-8/9410

Rua Viúva Cláudio, 291 — Bairro Industrial do Jacaré
CEP: 20.970-031 — Rio de Janeiro (RJ)
Tels.: (21) 3278-8069 / 3278-8419
www.altabooks.com.br — altabooks@altabooks.com.br
www.facebook.com/altabooks — www.instagram.com/altabooks

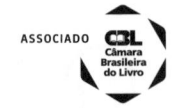

ASSOCIADO — Câmara Brasileira do Livro

MINDFULNESS

UM GUIA PARA O
Autoconhecimento

DANIELA **SOPEZKI**
TIAGO **TATTON**
VÍVIAM **BARROS**

Áudios de apoio e práticas extras de **Mindfulness** disponíveis no site da Alta Books

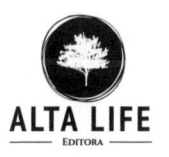

ALTA LIFE
EDITORA

Rio de Janeiro, 2021

Sobre os autores

Dra. Daniela Sopezki

É psicóloga clínica, instrutora de Yoga e de mindfulness. Concluiu as graduações de Psicologia e Pedagogia, após abandonar o curso de Oceanologia, do qual preserva o espírito aventureiro e investigativo e o amor pela natureza, um dos seus refúgios e diversão garantidos.

Os desafios da Psicologia levaram à escolha desta carreira. Seguindo a trilha, tornou-se mestra em Psicologia Clínica e especializou-se em Psicoterapia Cognitivo-Comportamental para aperfeiçoar as habilidades no atendimento clínico, que envolve a maior parte de seu tempo de trabalho há 15 anos. Ao longo da carreira, vem atuando em diversos contextos de atendimento individual e em grupos com variadas populações, na saúde pública e privada, em empresas, contextos educacionais e de pesquisa, aprendendo com trocas multidisciplinares, presencialmente e online.

Desde os 18 anos, é uma apaixonada praticante de Yoga, por meio da qual encontra seu caminho preferido para a prática de mindfulness. Tornou-se instrutora de Yoga com o objetivo de complementar o seu trabalho clínico e identificar um foco de estudo para o doutorado.

Para pesquisar um programa de mindfulness no seu doutorado, concluiu a formação de Instrutora de Mindfulness para Estresse na Inglaterra. Foi a primeira brasileira a ser certificada pela Breathworks. Desde então, segue estudando outros protocolos e abordagens de mindfulness e autocompaixão, no Brasil e no exterior.

Concluiu o doutorado em 2017, na Universidade Federal de São Paulo (Unifesp). Pesquisou os efeitos do mindfulness e da autocompaixão comparados às práticas de relaxamento nos sintomas da Síndrome de Burnout em profissionais da saúde pública brasileira.

Depois deste feito, tem passado grande parte do tempo na Califórnia, mantendo seu trabalho e estudos, porque estar aberta, viajar, conhecer desafios, lugares e pessoas carregando consigo o mínimo necessário possível sempre foi uma fonte de energia, em meio a outras como: Yoga, pubs, trilhas, rock'n'roll, praias, nadismo, pedaladas, road trips e muitas gafes e histórias para contar. Aprender, atender, ensinar e contribuir com o desenvolvimento pessoal é a sua inspiração.

Dedicatória:

À minha avó e madrinha, Aniela Berlikowski Sopezki, um anjo da guarda sempre presente. (in memoriam)

Agradecimentos:

A todos os mestres da minha vida, professores, pacientes e alunos, que ao longo do caminho me ensinaram tanto e confiaram em mim, contribuindo com o meu desenvolvimento pessoal e profissional.

À minha família, marido e amigos por garantirem força, momentos especiais e leveza em minha vida.

Dr. Tiago Pires Tatton-Ramos

É psicólogo, especialista e mestre em Ciência da Religião pela Universidade Federal de Juiz de Fora (UFJF), doutor em Psicologia pela Universidade Federal do Rio Grande do Sul (UFRGS), pós-doutor em Psiquiatria e Ciências do Comportamento também pela UFRGS e instrutor de mindfulness com diversos treinamentos no exterior (Argentina, Inglaterra e EUA). Estuda as relações entre ciência e meditação desde o seu mestrado, tendo ampliado a pesquisa sobre o tema durante o doutorado. Ainda em seu doutorado, começou a testar a eficácia de um modelo neurocognitivo de mindfulness que começou a ser desenvolvido no início dos anos 2000, no King's College de Londres, pela Dra. Tamara Russell. Nesta época, estava em estágio de doutorado no Reino Unido, estudando no King's College e no Oxford Mindfulness Centre. Posteriormente, em seu pós-doutorado, participou de uma das mais robustas pesquisas do mundo para testar a eficácia de mindfulness para ajudar pacientes que sofrem de ansiedade, testando o protocolo neurocognitivo (*Body In Mind Training*). Como as demais autoras deste livro, está entre os pioneiros na pesquisa e ensino de mindfulness no Brasil. Atualmente, é diretor geral da Iniciativa Mindfulness, cargo que divide com a Dra. Daniela Sopezki. A Iniciativa Mindfulness oferece, anualmente, treinamentos e formações em mindfulness no modelo neurocognitivo, sendo Tiago um dos professores desta formação, em parceria com a Dra. Russell e uma equipe multidisciplinar. Atualmente, vive em Porto Alegre com sua esposa e filha, onde exerce seu trabalho como psicólogo e instrutor de mindfulness. É torcedor aguerrido do Flamengo, herança que carrega de sua criação na belíssima cidade do Rio de Janeiro. Quando não está formalmente praticando mindfulness, gosta de jogar videogame, tocar violão, tomar cerveja com os amigos e fazer as pessoas rirem com suas piadas fora de hora. Ah, Tiago também adora bater longos papos sobre filosofia e espiritualidade.

Dedicatória:

Dedico este livro à minha esposa, Letícia, e à minha filha, Clara Luz, joias em minha vida. Desejo que todos os seres possam se beneficiar das linhas escritas neste livro.

Agradecimentos:

Meu agradecimento sincero vai a todos meus alunos e alunas, sem os quais eu não seria o que sou. Eles são meus mestres; eles me ensinam. Com eles, aprendo.

Dra. Víviam Vargas de Barros

É psicóloga, professora de mindfulness e pesquisadora. Já realizou trabalhos de mindfulness em diferentes contextos e populações, incluindo serviços de saúde públicos, empresas, presídios, universidades e populações clínicas. É pioneira na área de mindfulness no Brasil, tendo contribuído para a formação em mindfulness de mais de 900 profissionais no Brasil e participado das primeiras pesquisas do país neste tema, com a validação psicométrica de duas importantes escalas de mindfulness para o Brasil e a avaliação do programa Mindfulness-Based Relapse Prevention para a insônia e diminuição do uso de medicamentos para dormir durante seu mestrado e doutorado. É sócia-fundadora do Centro de Promoção de Mindfulness (antigo Centro Paulista de Mindfulness), mestre em Psicologia, doutora em Ciências pelo departamento de Psicobiologia da Universidade Federal de São Paulo (Unifesp), na qual atualmente é colaboradora do Núcleo de Pesquisa em Saúde e Uso de Substâncias (NEPSIS) e membra fundadora do Centro Brasileiro de Pesquisa e Formação em Prevenção de Recaídas Baseado em Mindfulness (MBRP Brasil). É certificada em Mindfulness-Based Relapse Prevention (MBRP) pela Universidade da Califórnia, Escola de Medicina de San Diego, Treinamento Avançado para Professores em MBRP pelo Centre for Addiction Treatment Studies – Warminster – Inglaterra; no programa Compassion Cultivation Training (CCT) pela Universidade de Stanford e Instituto Nirakara (Espanha) e no Programa Mindfulness-Based Cognitive Therapy oferecido pelo Mente Aberta, em parceria com o Oxford Mindfulness Centre. Participou de vários retiros de aprofundamento, workshops, masterclasses e congressos nacionais e internacionais de mindfulness. É coautora de diversos livros sobre mindfulness, terapias comportamentais de terceira geração e uso de substâncias.

Dedicatória:

Dedico este livro aos meus pais, Ricardo e Líliam, meus primeiros e maiores mestres.

Agradecimentos:

Agradeço à vida pela oportunidade de crescimento, aprendizado e encantamento! À minha família e ao meu marido, meus grandes incentivadores e porto seguro, que me permitem voar para longe e retornar ao ninho. Aos meus amigos, pelos lindos capítulos da vida que escrevemos juntos e aos meus amigos de mindfulness, pelos sonhos e aventuras compartilhados que me permitem o desenvolvimento diário.

Sumário

Parte 1: O que É Mindfulness?

CAPÍTULO 1: Desvendando (Finalmente) Mindfulness — 3

CAPÍTULO 2: Mindfulness: Um Pequeno Milagre que Acontece Dentro do Seu Cérebro — 19

CAPÍTULO 3: Como Funciona a Atenção — 29

CAPÍTULO 4: Planejando: Orientações Gerais e Posturas para as Práticas Formais de Mindfulness — 39

Parte 2: Plano de Ação em 8 Semanas

SEMANA 1: Saindo do Piloto Automático e Sentindo o "Gosto" do Mindfulness — 49

SEMANA 2: O (Re)Conhecimento da Respiração e os Desafios da Prática — 65

SEMANA 3: Aprofundando as Experiências no Corpo e na "Fábrica dos Pensamentos" — 75

SEMANA 4: Mindfulness no Caminhar: Modos de Viver a Vida, a Importância da Aceitação para Aprendermos a Responder e Não Reagir Impulsivamente — 93

SEMANA 5: O Prazer das Pequenas Coisas e o Viés Mental para a Negatividade — 115

SEMANA 6: Autocompaixão: A Importância do Autocuidado e da Aceitação do que Se Sente — 135

SEMANA 7: Mindfulness, Compaixão e Vida em Comunidade — 153

SEMANA 8: Da Última Semana para o Resto de Sua Vida: A Prática Continuada e a Identificação de Valores Pessoais — 165

ANEXOS: Diário de Práticas — 177

REFERÊNCIAS — 181

Aviso

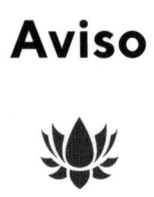

Acesse o site www.altabooks.com.br e procure pelo título ou ISBN do livro para ter acesso a áudios de apoio e práticas extras no Mindfulness.

PARTE 1

O QUE É MINDFULNESS?

Aplica-te a todo o instante, com toda a atenção, para terminar o
trabalho que tens nas tuas mãos... e liberta-te
de todas as outras preocupações. Delas ficarás livre se executares
cada ação da tua vida como se fosse a última.

(Marco Aurélio, 121 d. C.–180 d. C.)

CAPÍTULO 1

Desvendando (Finalmente) Mindfulness

Existem hoje milhares de estudos científicos que demonstram os efeitos benéficos advindos da prática de *mindfulness*, termo que, em português, vem sendo traduzido como "atenção plena". Pesquisas mundo afora, em instituições acadêmicas renomadas, como Oxford e Harvard, demonstram que, quanto mais um indivíduo pratica e desenvolve a habilidade de mindfulness, mais protegido fica do adoecimento físico e mental. A maior parte dessas pesquisas está publicada em jornais científicos conceituados, como a revista médica *The Lancet* (Kuyken **et al.**, 2015) e a famosa *Science* (Killingsworth, & Gilbert, 2010). Com cada vez mais médicos, fisioterapeutas, nutricionistas e psicólogos recebendo treinamentos em mindfulness, a popularidade dessa prática já extrapolou os muros acadêmicos e chegou às capas de revista e aos programas televisivos. No entanto, embora muito se fale sobre o assunto nos dias de hoje, infelizmente ainda reina um grande desconhecimento e alguma confusão a respeito do que realmente seja mindfulness. Com este livro, pretendemos esclarecer de forma definitiva essa questão.

Mais de três décadas de investigações rigorosas demonstram que mindfulness pode realmente abrir novas perspectivas em nossa vida, favorecendo ações criativas que potencializem não apenas nossa saúde física e mental, como também a performance no trabalho e nos estudos (Khoury **et al.**, 2013). Ainda que a prática certamente não seja "a cura de todos os males", não há como negar seus grandes benefícios, muito além do que imaginavam os pesquisadores pioneiros neste campo, no início dos anos 1980 (Kabat-Zinn, 1982).

Entender o que realmente é mindfulness pode se tornar uma verdadeira odisseia. Sendo assim, vamos seguir sem pressa, construindo, passo a passo, uma sólida compreensão do assunto. Inicialmente, convido você a uma breve reflexão. Imagine que alguém lhe faça uma pergunta bem simples, que deve ser respondida apenas mentalmente: "Quanto é 1 + 1?" Leve algum tempo para responder. Não foi difícil, não é mesmo? Talvez você tenha até visualizado o número 2 em sua mente. Sem dúvida, mesmo uma criança pequena que acabou de aprender a somar responderia a essa pergunta sem titubear. Afinal, 1 + 1 admite uma única resposta: 2... ou não? Com certeza, os princípios matemáticos envolvidos na questão são bem triviais, mas você respondeu atentamente à pergunta? Aliás, você realmente "pensou" antes de responder?

É possível que 1 + 1 não seja 2? Sem lançar mão de pegadinhas, vamos mostrar que sim. Preparados? Vamos lá. Imagine que eu pegue uma bola de massa de modelar vermelha em cada uma de minhas mãos. Portanto, tenho duas bolas, uma na mão esquerda e outra na mão direita. Ambas têm o mesmo tamanho e exatamente o mesmo tom de vermelho. Agora, suponha que eu junte essas duas bolas de massa de modelar de modo que formem uma única grande bola vermelha. Neste caso, somei 1 + 1 e tive como resultado... 1! Ao juntar as duas bolas de massa de modelar, obtenho uma única bola, com mais volume, é claro, mas apenas uma. Logo, nesse caso, 1 + 1 = 1! Se eu lhe mostrasse esta única bola, grande e vermelha e perguntasse quantas bolas de massa de modelar existem ali, você responderia duas? Creio que não. Você não teria como saber que ali estariam contidas duas bolas menores. Veria apenas uma única bola vermelha. Ainda que soubesse que duas bolas formaram uma, devido à natureza plástica e moldável da massa, continuaríamos tendo 1 + 1 = 1. Você continuaria vendo apenas uma única bola vermelha.

Para entendermos o que é mindfulness, precisamos compreender essa espécie de "desatenção robotizada" que comanda nossa maneira de resolver problemas. Se lhe perguntam quanto é 1 + 1, automaticamente você responde 2. Na verdade, você nem chega a pensar para responder. Talvez você já tenha assistido a um famoso truque em que um mágico consegue adivinhar qual foi a escolha de alguém entre seis diferentes cartas de baralho. É mais ou menos assim: seis cartas são apresentadas e a pessoa deve escolher, mentalmente, apenas uma delas, sem apontar para a escolhida. O mágico recolhe as cartas, embaralha-as e, em seguida, apresenta cinco, com exceção daquela que foi escolhida. O mágico conseguiu ler a mente da pessoa, adivinhando qual foi sua escolha? Lá estão cinco cartas, com exceção daquela que fora selecionada mentalmente. Ela simplesmente desapareceu. Que mágica fabulosa! A plateia aplaude entusiasmada. No entanto, longe de ser um surpreendente episódio de telepatia, o que temos aí é a desatenção novamente em cena. Ninguém percebeu que as cinco cartas apresentadas pelo mágico, após ele embaralhá-las, eram COMPLETAMENTE diferentes das seis que foram oferecidas da primeira vez. A pessoa, ao escolher uma delas, não estava suficientemente atenta. Aliás, sua atenção voltou-se somente para o ato de escolher APENAS uma carta. Todos os seus processos atentivos se esgotaram na ação de escolher um único elemento da cena. Ela nem olhou para as outras cartas; gastou tempo e recursos cognitivos focando e memorizando somente "sua carta". Em psicologia, esse processo é conhecido como uma espécie de "cegueira (des)atencional" (*inattentional blindness*) (Mack, 2003).

Ellen Langer, professora de Harvard, utilizou o termo em inglês *mindlessness* (atenção: leia novamente. Não é *mindfulness*, mas sim M-I-N-D-L-E-S-S-N-E-S-S) para classificar esse processo de desatenção. Não há em português uma tradução exata para o termo inglês *mindless*, mas seria algo como "desatento", "descuidado" e até mesmo "estúpido" (no sentido de agir de maneira tola). Essa última acepção talvez reflita mais adequadamente nosso estado interno quando percebemos que fomos passados para trás com um simples truque de mágica. É natural nos sentirmos meio bobos, não é mesmo? Afinal, por mais que saibamos que é um simples truque, somos passados para trás. Desse modo, *mindlessness* seria algo como alguém "tomado por estupidez" ou "tomado por desatenção"; talvez dominado por uma "des-atenção plena". O mais interessante e, por que não dizer, trágico, é que a professora Langer descobriu que <u>esse</u> estado de desatenção seria o padrão básico dos nossos processos atentivos, ou seja, passamos mais tempo desatentos, no "piloto automático", do que plenamente conscientes dos estímulos que nos cercam (E. J. Langer, & Imber, 1980). E por que é assim?

Durante a vida, temos de aprender muitas e muitas coisas, a fim de lidar com diferentes dificuldades que se apresentam. Podemos afirmar que vivemos para resolver problemas. Para isso, usamos nossa atenção que, do ponto de vista cerebral, é uma espécie de radar que monitora desafios, riscos e perigos 24 horas por dia. Nossa atenção vasculha o ambiente e, quando acredita ter achado a solução para determinado problema, se fixa nela e continua a repetir essa mesma estratégia ao longo de toda a vida. É assim que nossa atenção funciona, tanto para resolver problemas lógico-matemáticos, como de memorização e até mesmo emocionais. São coisas que nosso cérebro faz para garantir nossa sobrevivência, gastando o mínimo de energia possível. Logo, se aprendemos a somar 1 + 1 ou a utilizar algum mecanismo para memorizar um local, a fim de não nos perdermos de nosso grupo, continuaremos a repetir essas mesmas estratégias de maneira estereotipada, governada por regras, em geral, inflexíveis. Ficamos assim trancafiados em um tipo de "síndrome de perspectiva única" (Langer, Hatem, Joss, & Howell, 1989). O cérebro faz isso simplesmente porque, nas experiências prévias, deu certo na maioria das vezes. No entanto, não dará certo sempre, especialmente porque o cérebro, às vezes, usa a mesma lógica para resolver tanto problemas matemáticos quanto questões emocionais. É claro que alguma coisa não vai funcionar. Emoções apresentam uma complexidade própria, que nem sempre tem a ver com o raciocínio lógico-matemático. Isso lembra o "Peru Indutivista", de Bertrand Russell (Chalmers, 1999):

Certo dia, um peru, sentindo-se entediado, resolve observar a própria vida. Percebe, então, que às 9h de uma segunda-feira é alimentado. No dia seguinte, terça-feira, também é alimentado às 9h. O mesmo acontece na quarta, na quinta, na sexta-feira e até nos finais de semana...

Ainda assim, sendo um bom indutivista, não tira conclusões apressadas. Continua a observar sua rotina por muitos dias, registrando que sempre era alimentado às 9h. Não importava se chovia ou fazia sol, se era dia útil ou feriado, era sempre alimentado às 9h. Observou seus dias sob uma ampla variedade de circunstâncias, e esse fato não mudava: às 9h, recebia o alimento. Ele percebe, então, que ao longo de todos os dias do ano que observara havia sido alimentado precisamente às 9h. Como um bom empírico-indutivista, ele conclui, com presumível segurança:

"Com base em minhas observações, sei que vou ser alimentado todos os dias às 9h."

No entanto, quando chegou o dia 24 de dezembro, o peru foi abatido. Afinal, era Natal.

Essa história serve como uma metáfora para demonstrar como nosso cérebro e nossa mente lidam com as coisas do dia a dia. Ao longo da vida, certas questões são solucionadas e adquirem para nós o status de verdade inquestionável, tipo: 1 + 1 sempre será igual a 2. No entanto, vimos o que aconteceu com o peru. Ele, literalmente, perdeu a cabeça. O mesmo acontece com nossa mente, que aprendeu a responder de modo estereotipado e inflexível. Ela nos mete em apuros, ainda que tentando nos ajudar.

Com a mente vivendo em "desatenção plena", somos guiados por uma espécie de piloto automático que segue tão somente instruções estereotipadas. Não há, por exemplo, espaço para aprendizagens mais flexíveis, muito menos para a criatividade. Nosso comportamento no mundo perde muito do seu potencial, já que está submetido a um número limitado de regras estereotipadas. E isso acontece com todos nós. Nesse estado, não apenas estamos mais desatentos, como também mais propensos a adoecer. Sabemos hoje que altos níveis de desatenção plena estão associados, por exemplo, a um processo mais acelerado de envelhecimento.

É uma questão complexa. Imagine alguém que, em um momento da vida, sentiu grande ansiedade por estar em um local com muitas pessoas. Uma sala de reunião do trabalho, por exemplo. Ela então volta para sua sala. Ali, entre quatro paredes, sem nenhum ser vivo por perto, sente-se mais segura e calma. Problema resolvido? Nem um pouco! O cérebro entende a situação do seguinte modo: "Quando houver muitas pessoas em um local, vá para sua sala." A pessoa faz isso algumas vezes, pois, ao retornar à sua sala, fica menos ansiosa. Até que um dia, alguém começa a notar sua ausência nas reuniões e ela acaba perdendo o emprego. Então, às vezes, o cérebro quer nos ajudar, mas sua maneira econômica de agir nem sempre é a mais inteligente e funcional. Puxa vida! Mas como superar isso?

A solução para nos libertarmos dessa escravidão da estereotipia mental e da economia cerebral, dessa "robotização" psicológica, desse cruel piloto automático a definir nossas ações, seria o que a Dra. Langer denominou de mindfulness (agora sim, *mindfulness!*), uma "atenção plena", um estado em que podemos amplificar nossa atenção em relação às informações vindas do contexto em que estamos, aqui e agora, momento a momento. No estado de *mindfulness*, conseguimos perceber mais ativamente a realidade que nos cerca, colocando a atenção no que acontece, de fato, durante cada situação (Langer, 2009). Mas será que podemos treinar e intensificar esse estado? Será que conseguimos contornar a tendência de automatização das respostas cerebrais?

mind(lessness) x mind(fulness)
desatenção plena x atenção plena

Sim, podemos! Segundo a Dra. Langer, quando optamos por aplicar um esforço mais consciente em reparar com diligência os milhares de estímulos que nos atingem, momento a momento, podemos desenvolver estados de mindfulness (Langer, 2009). Aos poucos, podemos utilizar essa "atenção cuidadosa" tanto em relação aos estímulos que vêm do universo externo (sons, cores, cheiros, vozes etc.) quanto do interno (pensamentos, emoções, reflexões, sonhos, crenças etc.). Não é fácil, mas podemos fazer com que estados de mindfulness (atenção plena) se tornem tão ou mais frequentes que os de *mindlessness* (desatenção plena). Quando abrimos espaço para o surgimento de novas soluções para velhos problemas e desafios, desenvolvemos nossos potenciais cognitivos. Desse modo, é, sim, possível flexibilizar a maneira robótica de "solucionar problemas" que o cérebro desenvolve ao longo de nossa vida; estratégias previamente definidas, mas que já não são adequadas porque as situações que enfrentamos, de fato, nunca são as mesmas. Essas hipóteses, teorizadas por Langer no início dos anos 1980, encontram cada vez mais respaldo na neurociência contemporânea (Dickenson, Berkman, Arch, & Lieberman, 2013).

Justamente por isso psicoterapeutas começaram a utilizar, há mais de duas décadas, estratégias de mindfulness em seus consultórios. O objetivo é conduzir os pacientes a um estado em que possam entender como essas reações automatizadas afetam seus comportamentos e decisões no dia a dia. A inclusão de mindfulness em modelos de psicoterapia foi se tornando cada vez mais popular, sendo uma estratégia central em algumas abordagens, como a Terapia de Aceitação e Compromisso e a Terapia Dialética Comportamental (Hayes, Follette, & Linehan, 2011). Se essa é a realidade dos dias de hoje, quando as pesquisas sobre mindfulness surgiram, a pergunta dos terapeutas invariavelmente era: haveria algum modo de potencializar ou facilitar a consecução de estados de mindfulness? Essa pergunta, curiosamente, foi respondida não por alguém da Psicologia, mas sim por um biólogo molecular praticante de meditação. Seu nome, Jon Kabat-Zinn (JKZ). Indo além da proposta desenvolvida pela Dra. Langer, JKZ elaborou uma espécie de "manual" ou "receita prática" capaz de desenvolver estados de mindfulness (Kabat-Zinn, 1990). Alheio às pesquisas psicossociais da Dra. Langer e ao desenvolvimento das psicoterapias que utilizavam mindfulness, JKZ uniu métodos de investigação em medicina comportamental a práticas orientais de meditação e criou um Programa de Redução de Estresse e Relaxamento com duração de dez semanas. O eixo central do programa era o que ele chamou, na época, de mindfulness. Mas será que o termo tem para JKZ o mesmo significado que para a Dra. Langer e as diversas psicoterapias? Lamento dizer, senhoras e senhores, que a resposta é SIM e NÃO. Nesse paradoxo, temos uma questão importante, não apenas para este livro, mas para todo o movimento mindfulness. Por isso, antes de prosseguirmos com as contribuições do Dr. Kabat-Zinn e seu programa, é importante analisarmos cuidadosamente essa transição do que vamos chamar aqui de mindfulness secular-psicológico da Dra. Langer e Hayes para o encontro com a ciência médica e a espiritualidade do oriente proposto por Kabat-Zinn.

Mindfulness: Os diferentes sentidos de uma palavra, da ciência ao budismo

Vamos abrir um parêntese e logo voltamos a falar de JKZ. Vejam só, antes mesmo de a Dra. Langer e de os psicoterapeutas empregarem o termo mindfulness em suas pesquisas e práticas em psicologia, a palavra já era utilizada. Substantivo da língua inglesa, desde o século XII era usado com o sentido de "atenção plena", sem qualquer conotação espiritual. Um possível sinônimo do inglês para o termo mindfulness seria *awareness* que, grosso modo, significa "consciência", no sentido de alguém que está "desperto", "atento" a algo ou alguma coisa. Mais comum é observarmos o uso do adjetivo *mindful*, significando "aquele que está realmente atento", "ciente de algo", como por exemplo, na frase "Maria está ciente [*mindful*] de que corre perigo".

No fim do século XIX, estudiosos europeus e norte-americanos do campo das religiões comparadas começaram a utilizar o termo "mindfulness" para traduzir diferentes conceitos e práticas contidas em textos sagrados do Oriente, particularmente das religiões indianas. Os textos originais estavam escritos em sânscrito ou páli, língua na qual o budismo foi originalmente transmitido.

O termo *sati* (ou *smrti*, em sânscrito) foi um dos primeiros a ser traduzido para o inglês como mindfulness. No entanto, ainda hoje, há divergência entre os estudiosos se essa seria mesmo a melhor tradução para *sati*. Alguns pesquisadores defendem a hipótese de que a palavra *sati* foi empregada, originalmente, no sentido de "lembrar", "rememorar" algo ou alguma coisa. Nesse caso, não significava apenas trazer algo da memória para a consciência, mas também lembrar-se de repousar a mente em um estado de presença, aqui e agora. O termo também era utilizado no sentido de "lembrar-se" a todo momento dos ensinamentos espirituais (Rosch, 2007).

Outros conceitos e práticas também foram (e ainda são) traduzidos como mindfulness. A questão torna-se mais complexa se considerarmos que há diversos "budismos". Assim, no budismo *theravada*, a escola mais ancestral, mindfulness pode significar *vipassana*, que é um conceito, mas também uma prática; no budismo tibetano, pode ter o sentido de *shamata*; por fim, no zen budismo, pode ser *shikantaza* ou *zazen*. Complicado, não? Não haveria outros termos da língua inglesa para traduzir melhor a riqueza destas práticas e conceitos? Os tradutores não poderiam chegar a um acordo quanto a isso? Do ponto de vista espiritual, *vipassana*, *shamata* e *zazen* são práticas bastante distintas. No entanto, para além de todas as diferenças, observa-se certo consenso em torno do termo *sati*, essa espécie de rememoração constante da mente, esse permanecer em um contínuo estado de presença e abertura. Para alguns estudiosos, o estado de *sati*, uma presença atenta, estaria na base de todas as diferentes práticas dos diversos budismos. Se assim for, é possível até mesmo estabelecer relações com o conceito de mindfulness da Dra. Langer, curiosamente alheia a qualquer tipo de ensinamento budista. É um verdadeiro e casual encontro entre Oriente e Ocidente, entre psicologia e espiritualidade.

Voltando a Jon Kabat-Zinn, nos aprofundemos um pouco mais na compreensão das implicações desse encontro da ciência com o budismo. JKZ criou o Programa de Redução de Estresse e Relaxamento, depois chamado de Mindfulness Based Stress-Reduction (ou MBSR), uma espécie de "manual" para o desenvolvimento de estados de mindfulness. De início, o programa tinha duração de dez semanas, passando posteriormente para oito, com um encontro semanal de aproximadamente duas horas e meia de duração. No MBSR, são ensinados exercícios de mindfulness adaptados da tradição do yoga (movimentos) e do budismo coreano (práticas sentadas silenciosas) (Kabat-Zinn, 1990). Para manter esse programa secular, JKZ basicamente "retirou" os conteúdos e preceitos espirituais, ensinando as práticas com uma linguagem científica ocidental. Sendo assim, muitas práticas do MBSR são versões adaptadas, mais simples, de exercícios consagrados de tradições espirituais do Oriente. No MBSR, há atividades semelhantes à meditação sentada e silenciosa e às caminhadas meditativas. A essas práticas somam-se versões simplificadas dos ássanas, exercícios de postura e consciência corporal, advindos da yoga. Poderíamos dizer que o eixo central do MBSR é o *sati* indiano, a atitude de presença mental. O que há de novo é o fato de JKZ, com seu treinamento médico e científico, simplesmente começar a testar a efetividade do programa por meio de ensaios clínicos randomizados. Ele submeteu seu programa *quasi*-secular, fortemente inspirado no budismo e na yoga, aos escrutínios do método científico.

Os resultados de mais de trinta anos de pesquisa permitem afirmar que ele foi muito bem-sucedido nessa jornada (Chiesa, & Serretti, 2009). Vale lembrar que, décadas antes, o Dr. Herbert Benson, cardiologista de Harvard, já havia feito algo similar com seu Programa de Resposta de Relaxamento, alcançando, igualmente, um grande suporte da mídia. Entretanto, o movimento mindfulness ofuscou a crescente popularidade do programa do Dr. Benson.

O sucesso dos resultados iniciais do MBSR no tratamento de pacientes com dores crônicas e psoríase foi tamanho que inspirou JKZ a escrever um livro sobre o programa. Intitulada *Viver a Catástrofe Total*, a obra logo se tornou um best-seller, tornando conhecidos tanto o método quanto o autor. A partir daí, o MBSR inspirou o surgimento de todo um novo e rico universo das chamadas Intervenções Baseadas em Mindfulness (MBIS), protocolos adaptados que absorveram suas inspirações científicas e budistas. Tal é o caso do Mindfulness-Based Cognitive Therapy (MBCT), desenvolvido na Universidade de Oxford (Williams, & Kuyken, 2012).

Paralelamente a isso, alguns grupos budistas começaram a adaptar seus centros de ensino e prática a uma perspectiva mais laica e secular, passando também a oferecer treinamentos em mindfulness. Esse processo, aliás, já ocorre naturalmente em território norte-americano, desde que o último Dalai Lama se instalou no universo científico com a criação de seu Mind and Life Institute. Aos poucos, as MBIS procuraram assumir uma perspectiva eminentemente secular, ganhando o aval da credibilidade científica. Algumas delas se notabilizaram devido a seu desenvolvimento em universidades, como é o caso, já mencionado, de Oxford. Ainda assim, seus treinamentos continuam inspirados em conceitos, histórias e experiências que poderíamos classificar como "budistas" (Williams, & Kabat-Zinn, 2011). Embora procurem manter em *Viver a Catástrofe Total* o foco na investigação científica de mindfulness para a promoção da saúde física e mental, fica nítida a influência filosófico-religiosa do budismo. Por isso, não é um mero preciosismo nos aprofundarmos nas implicações dessa relação.

Na perspectiva budista, mindfulness envolve algo muito mais amplo do que a promoção de autoconhecimento e da saúde. Quando um budista pratica meditação, os preceitos metafísicos e éticos, singulares do budismo (*sila, samadhi* e *panna*), estão "postos à mesa" (Gunaratana, 2011). Isso inclui a intenção que precede a prática. Tais preceitos, naturalmente, não são elementos necessários no corolário científico e pragmático do mindfulness secular, como o MBSR e o MBCT. Resumindo, poderíamos dizer que, no budismo, não se utiliza mindfulness simplesmente para se sentir melhor. No budismo, as práticas têm a intenção de superar esse mundo de ignorância (*avidya*) e libertar-se em definitivo do sofrimento (*dukkha*) que assola o ciclo infindável de renascimentos (*samsara*). Além disso, o conceito budista de "promoção de qualidade de vida" pode ser, inclusive, compreendido como uma cilada egoica que impede o processo mesmo de "salvação" (*nibbana*). Há uma nítida soteriologia no budismo que não está presente na ciência do mindfulness (Bodhi, & Bodhi, 2012). Obviamente, não é intenção deste livro, e nem do mindfulness secular, ensinar como se "atingir o nirvana". Isso, no entanto, não nos impede de fazer referência, vez e outra, a ensinamentos budistas. É inevitável que a cultura budista esteja presente, de algum modo, no mindfulness acadêmico, especialmente nas MBIS (Wallace, & Shapiro, 2006). Dizemos "especialmente nas MBIS" porque no mindfulness de Langer e das psicoterapias, por exemplo, não há tanta influência da Psicologia Budista. O que às vezes falta na literatura do mindfulness é clareza e discernimento sobre a especificidade de cada campo.

Se estamos chamando a atenção para a tradição budista é porque o pioneiro no assunto, Kabat-Zinn, se inspirou no budismo (coreano, de Seung Sahn). No entanto, em vários outros contextos filosóficos e espirituais, podemos encontrar práticas e conceitos presentes no mindfulness.

Obviamente, o mindfulness budista deve ser ensinado por um professor espiritual, alguém com incontáveis horas de treinamento e autorização de linhagem (receber a autorização de um professor mais experiente que, por sua vez, recebeu também a autorização de outro mais experiente, que garante a autenticidade e a solidez dos ensinamentos), e não por cientistas seculares com treinamento em MBSR ou MBCT. Apenas monges e monjas realmente incorporam na prática os valores éticos e metafísicos necessários para tal transmissão. Em geral, esses professores espirituais ensinam mindfulness somente após receber autorização de um mestre superior, e nem sempre estão preocupados com a "validação científica" dessas práticas. Logo, há uma grande diferença na concepção e na prática do mindfulness da perspectiva budista e da perspectiva científica. Como profissionais da área de saúde, trabalhamos o mindfulness de modo mais laico e secular, com os objetivos de reduzir sintomas que incomodam o indivíduo e auxiliá-lo a lidar melhor com as dificuldades da vida. Esperamos que esteja claro para nossos leitores que ensinamos o mindfulness em uma perspectiva científica. Por mais que admiremos os mestres budistas, nosso propósito não é mostrar às pessoas como atingir a iluminação ou como sair da roda do *samsara*. Fazendo parte de uma comunidade acadêmica, alicerçados em evidências empíricas, nossos objetivos são, portanto, bem mais modestos.

É interessante ressaltar que hoje em dia há monges que também são cientistas e ensinam as duas formas de mindfulness, tanto para leigos quanto para religiosos, chegando mesmo a criar hibridismos científico-espirituais. Esse é o caso de B. Alan Wallace, com seu programa Cultivating Emotional Balance, e de Matthieu Ricard, o monge francês conhecido como o "homem mais feliz do mundo" (Wallace, & Goleman, 2006). Toda essa riqueza multifacetada do universo mindfulness pode gerar alguma confusão, entre budistas e entre cientistas e leigos, especialmente para aqueles que começaram a estudar e praticar mindfulness recentemente. O que importa é não misturar as duas coisas, é ter clareza sobre o que se busca, sobre o que se pretende ensinar e aprender.

Por conta desse encontro entre ciência e budismo, muitas pessoas começaram a fazer uma associação direta entre mindfulness e a prática de meditação. Algumas nos perguntam se somos professores de meditação, e temos de admitir que não há um consenso quanto à resposta. Alguns não veem problema na denominação de "professores de meditação", enquanto outros preferem ser chamados unicamente de instrutores de mindfulness. É preciso ter em mente que exercícios de meditação e de yoga, presentes nas MBIs, não são as únicas ferramentas para desenvolvermos estados de mindfulness. Há estudos que demonstram que até aprender a dançar tango pode desenvolvê-los. Desse modo, poderíamos afirmar que um professor de dança seria também um professor de meditação? E de mindfulness? É importante ter cautela nessa associação direta entre mindfulness e meditação. Se optarmos por utilizar o termo "meditação mindfulness", que se tornou muito popular, mesmo no meio acadêmico, é preciso contextualizá-lo. Que tipo de meditação? Originária de onde? Realizada de que modo?

O termo *meditação* tem uma vasta história na tradição filosófica e religiosa do Oriente, que retrocede até a pré-história da Índia e da China. Sua influência avança sobre todas as demais filosofias orientais e, mais tardiamente, ocidentais. Nesse contexto, o termo está relacionado ao desenvolvimento espiritual por meio de um treino e/ou indução de um modo específico de consciência que pode conduzir a benefícios ou transformações físicas e mentais. Portanto, o termo meditação, historicamente, está ligado não só à busca de transformação e bem-estar, como também à espiritualidade, ainda que, no contexto da saúde, seja possível encontrar meditação laica. Em mindfulness, procuramos manter uma suspensão de juízo quanto ao papel da espiritualidade, mantendo o foco no treino dos processos de atenção e atitude (aceitação psicológica). Além disso, as explicações sobre os benefícios das práticas estão limitadas pelo alcance das evidências científicas, sem qualquer conexão com verdades espirituais.

De qualquer modo, é comum a utilização da palavra meditação de maneira ampla, como uma espécie de conceito guarda-chuva. Sendo assim, uma caminhada no parque ou um passeio de bicicleta podem ser considerados, por alguns, uma "meditação". Novamente, é preciso contextualizar. Meditação é um termo muito complexo e multifacetado. Os escolásticos budistas, por exemplo, não a tratam simplesmente como uma técnica, mas sim como uma tradição rica que envolve diversos elementos, desde éticos e práticos, até metafísicos. O mesmo ocorre com a meditação dentro da yoga. Nessa perspectiva, qualquer tentativa de reduzi-la a questões meramente técnicas implica o risco de transformá-la em outra coisa, como um subproduto médico, por exemplo. Seria a meditação enquanto fetiche do bem-estar.

O fato é que, deixando de lado a polêmica, a realidade se impôs de outra forma. No Brasil, por exemplo, o SUS considera a meditação em um sentido amplo, como uma prática de promoção de saúde. Por essa perspectiva, ela é tratada como uma gama de técnicas atentivas e, por isso, há autores que preferem chamá-la de processo autorregulatório da atenção. Esse processo culmina, por sua vez, no manejo otimizado da regulação emocional e do bem-estar físico. A meditação também pode ser considerada como uma técnica do tipo mente-corpo ou, simplesmente, como uma técnica comportamental. Assim, é descrita como um treinamento capaz de produzir maior integração entre os sistemas cognitivo, corporal e o ambiente. Seguindo essa linha de reflexão, é possível chegar ao encontro dos dois termos: meditação mindfulness.

De qualquer maneira, quando falamos em meditação mindfulness, assumimos uma perspectiva técnica de promoção de bem-estar. Depois de explorar os temas e experimentar os variados contextos, cada um pode se posicionar do modo que preferir nessa seara teórica. Um exemplo: alguém que pratique a meditação *vipassana* encontrará certa similaridade entre ela e a prática de mindfulness do escaneamento corporal. No entanto, no contexto religioso, o objetivo dessa prática é bem diferente do mindfulness para a promoção de saúde. Já quem conhece o *zazen* poderá achá-lo igual ao exercício de mindfulness da respiração, mas não é. Há profundas diferenças, particularmente, no contexto da intenção da prática. Logo, se a partir dos exercícios formais deste livro você se sentir tentado a afirmar que está meditando, não deixe de contextualizar sua prática: meditação mindfulness, laica, para promoção de saúde.

Dentro dessa perspectiva operacional, Roberto Cardoso delineou uma definição segundo a qual a meditação seria caracterizada por: (1) uso de uma técnica específica (claramente definida), (2) relaxamento muscular em algum ponto do processo (como indicador do relaxamento psicofísico), (3) relaxamento da lógica (não se envolver com sequências de pensamentos), (4) estado autoinduzido e (5) utilização de um artifício de focalização ("âncora").

De modo geral, o campo da saúde vem se utilizando de práticas meditativas de modo laico e com o objetivo de aliviar sintomas e promover o bem-estar. Existem, então, centenas de tipos de meditação, com técnicas e propostas variadas. Novamente, vale a pena se perguntar: o que você está chamando de meditação? Você é professor ou aluno dessa prática? Ao longo da leitura deste livro, procure manter essa reflexão, de forma atenta e delicada.

A influência do Mindfulness Based Stress Reduction (MBSR) no desenvolvimento do movimento mindfulness

Ao estabelecer esse encontro entre ciência e budismo, Jon Kabat-Zinn levou mindfulness a um patamar distinto daquele alcançado por Ellen Langer. Com o MBSR, mindfulness deixou de ser simplesmente uma característica ou estado mental e se tornou uma prática, um programa de intervenção da medicina comportamental e da psicologia. Não é à toa que, recentemente, o Reino Unido divulgou um documento em que declara a intenção de se tornar uma "nação *mindful*".

O MBSR tinha duração de oito semanas (no modelo original, dez), e cada grupo era composto de quinze a vinte participantes. Hoje, as diferentes MBIs que se desenvolveram a partir do MBSR apresentam distintos formatos e períodos de duração. Algumas se estendem por cinco semanas, enquanto outras podem durar até doze ou mais. Em geral, os encontros não ultrapassam três horas, sendo mais comum durarem entre uma e duas horas. Além disso, alguns protocolos enfatizam as perspectivas psicológicas e neurocientíficas contidas nos exercícios. É o caso da MBCT, Mindfulness Based Cognitive Therapy, a "parente" mais famosa do MBSR. Estruturalmente muito similar a ele, na MBCT os exercícios são ensinados com foco no funcionamento mental. Foi inicialmente desenvolvida para ajudar pacientes com depressão que apresentavam muitos episódios de recaídas, pois é sabido que há diversos componentes cognitivos que afetam o desenvolvimento clínico da depressão. Por isso, na MBCT temos esse aprofundamento prático na direção do funcionamento mental. Nos dias de hoje, há adaptações da MBCT para casos não clínicos.

O objetivo principal, tanto do MBSR quanto da MBCT, é ensinar o praticante a cultivar a habilidade de mindfulness, utilizando uma série de exercícios que serão apresentados neste livro. A habilidade de mindfulness ensinada nas MBIs pressupõe o desenvolvimento de um "prestar atenção" que você talvez nunca tenha experimentado antes. Isso não quer dizer que seja algo "transpessoal" ou "espiritual". Contudo, quando cultivamos esta habilidade com atenção e curiosidade, podemos observar a presença de uma "abertura experiencial". Para chegarmos a esse ponto, precisamos, antes, relaxar um pouco, nos livrar das expectativas, o que não é muito fácil para todo mundo.

Vivemos em um mundo ansioso e apressado, de modo que simplesmente parar para respirar por alguns segundos pode fazer com que algumas pessoas se sintam mal. Estamos realmente viciados em um ritmo de vida acelerado. Sendo assim, devemos começar a praticar mindfulness com delicadeza e paciência, sabendo que um grande desafio está a nossa espera. Algumas pessoas são naturalmente mais relaxadas e calmas e, ao praticar o mindfulness, terão de se esforçar para manter a atenção viva, ou seja, não dormir ou entrar em um estado de relaxamento excessivo. Esse simples exercício de parar para observar o que acontece com o corpo e a mente quando se desacelera está presente em todas as MBIs, e é uma espécie de treino de regulação emocional por meio de processos atentivos. Logo, mindfulness não é um mero exercício de relaxamento, até porque, como já dissemos, nem todo mundo consegue relaxar quando faz uma pausa para se aquietar. Seu objetivo é nos levar a ampliar nossa capacidade de atenção para, a partir daí, caminharmos na direção da regulação emocional.

Kabat-Zinn criou sua própria definição de mindfulness, que pode nos ser útil agora: "Prestar atenção, com propósito, no aqui e agora, sem julgar o que surge na experiência" (Vandenberghe, & Assunção, 2009). Perceba que ele define mindfulness como um "prestar atenção" que é diferente, repleto de abertura, curiosidade e delicadeza em relação ao que acontece no corpo e na mente, momento a momento. Leia novamente a definição. Há quem diga que a atitude de mindfulness é aquela que acontece quando conseguimos olhar verdadeiramente para nossas experiências "com os olhos de uma criança". Sabe aquele brilho que somente o olhar de uma criança tem? É essa a curiosidade que buscamos. É o que vimos, no início do capítulo, com a definição de mindfulness da Dra. Langer – uma abertura sincera e despretensiosa a novas informações que atingem nossos sentidos a cada instante. É tal abertura que permite a interrupção do piloto automático e a retomada de um modo atento e disponível de ser. Como bem definiu o Dr. Mark Williams, outro importante pesquisador e um dos criadores da MBCT, mindfulness é a saída do "modo FAZER" (do inglês *doing*) para o "modo SER" (do inglês *being*) (Williams, & Penman, 2012). É a saída do automatismo para a consciência. Voltaremos a falar nos modos FAZER e SER em capítulos posteriores.

Na definição de Kabat-Zinn, notadamente inspirada no budismo, há um aspecto novo que não é central em Langer – a atitude. Isso influenciou sobremaneira as MBIs. Enquanto em Langer o componente central de mindfulness é o propósito de voltar a atenção para o novo, em Kabat-Zinn é necessário somar a isso uma atitude de amorosidade, gentileza e paciência. Talvez você esteja se perguntando o que queremos dizer, afinal, com gentileza? Bem, quando tentamos aprender exercícios de regulação da atenção, descobrimos que sua prática não é fácil como pode parecer à primeira vista. Muitas vezes é frustrante buscar fixar a atenção na respiração ou simplesmente na observação do fluxo mental. Somos assaltados por pensamentos diversos, distrações, medos, decepções. No mindfulness de Kabat-Zinn, somos instruídos a observar essas propensões com uma atitude de paciência e acolhimento.

Nesse ponto, percebemos uma diferença essencial no desenvolvimento histórico de mindfulness. Em Langer, mindfulness identifica-se com um ponto de vista cognitivo-social, com foco nos processos atencionais. Em Kabat-Zinn, é essencialmente uma ferramenta terapêutica. Representa uma atenção plena que se volta para o escrutínio da subjetividade e sua relação com o corpo e as emoções. Todo o processo subjetivo é mobilizado a fim de desenvolver uma maior condição de bem-estar no organismo. No entanto, isso só é possível a partir de uma observação sincera, cuidadosa e amorosa de si mesmo, incluindo as dificuldades que surgem. É importante salientar esse aspecto porque, quando nos observamos com absoluta sinceridade, nem sempre o que surge é uma cena "bonita de se ver", não é mesmo? Há dores, medos, inseguranças, frustrações, ansiedades. Então, em mindfulness, treinamos a atitude de "sentar com as dores no colo", recebendo-as da melhor maneira possível. Buscamos tratá-las com generosidade, a fim de atingir, com essa experiência, uma paz difícil por natureza. Ao mesmo tempo, durante esse processo, mantém-se a curiosidade com o movimento da atenção. É claro que a atenção quer fugir, desviar o olhar quando se encontra com a dor. Em mindfulness, o que procuramos fazer é gentilmente conduzi-la, pelas mãos, de volta. A atenção olha nos olhos da dor, encara-a de frente. A "Oração da Serenidade", atribuída a Boécio, filósofo medieval, pode auxiliar a ilustrar o princípio aqui exposto:

> *Concedei-nos, Senhor, a serenidade necessária*
> *para aceitar as coisas que não podemos modificar,*
> *coragem para modificar aquelas que podemos,*
> *e sabedoria para distinguir umas das outras*

Sem levar em consideração o aspecto religioso, que não é nosso foco, podemos extrair reflexões importantes dessa prece. A serenidade para aceitar o que não podemos mudar, a coragem para fazer as mudanças possíveis e a sabedoria para avaliar cada situação têm a ver com generosidade, paciência, abertura e curiosidade, presentes no conceito de mindfulness. Aliás, foi na busca dessa atitude de serenidade que o conceito de autocompaixão começou a ser utilizado, pouco a pouco, na abordagem científica de mindfulness. No MBSR, ainda que esse conceito não esteja explícito, sua prática perpassa todos os exercícios e discussões. Nas demais MBIs, é comum haver uma semana inteira dedicada ao desenvolvimento da autocompaixão, esse componente essencial da aceitação psicológica. Shauna Shapiro, professora da Universidade de Santa Clara, renomada pesquisadora do assunto, representa o conceito de mindfulness como um tripé, composto de: intenção (de praticar), atenção (regulação atentiva) e atitude (autocompaixão) (Shapiro, Carlson, Astin, & Freedman, 2006). Sem algum desses componentes, não há prática autêntica de mindfulness.

A importância da prática de mindfulness pode ser exemplificada por uma experiência de Tiago, um dos autores deste livro. Durante seu estágio de doutorado, ele morou em Oxford, Inglaterra, onde está localizado o famoso Oxford Mindfulness Centre, se não o mais importante reduto acadêmico de mindfulness no mundo, certamente o mais charmoso. Obviamente, sua intenção era trabalhar com a equipe do centro durante o período em que estivesse morando por lá. Desde que chegou à cidade, esse pensamento o perseguia. Tinha de trabalhar com eles. Seria fantástico, além de uma conquista importante para sua carreira e pesquisas. É claro que ele estava superansioso para que isso acontecesse. Depois de algumas trocas de e-mails com a secretária do centro, ele conseguiu, finalmente, agendar uma reunião com duas pesquisadoras. No dia combinado, estava muito nervoso. "O que vão achar de mim? Essa roupa estará adequada? Será que vão me aceitar? Será que são pessoas legais? E minha fluência em inglês... será suficiente? E se não gostarem da minha pesquisa?" As perguntas não cessavam. Sua mente estava como um trem desgovernado, e seu corpo também: coração acelerado, sudorese, tensão muscular. Para sua sorte, como praticava mindfulness havia algum tempo, tinha clareza a respeito dos efeitos da ansiedade em si, o que o ajudou a não levar tão a sério toda aquela perturbação. Conhecer esses processos em seu organismo foi fundamental naquele dia.

Tiago praticara o suficiente para poder observar, com abertura e um grau significativo de aceitação (aqui está a autocompaixão), os efeitos da própria ansiedade em seu corpo e em sua mente. Mindfulness trata-se disso, lembra-se? Observar, reconhecer e acolher com generosidade o que acontece momento a momento. Por isso, é comum dizer que em mindfulness observamos uma interação constante entre três sistemas que nos acompanham por toda a vida: corpo, pensamentos e emoções. Esses sistemas culminam na maneira como agimos, interna e externamente, no dia a dia, seja em situações calmas e relaxantes, seja em momentos de estresse e ansiedade, como o dia dessa reunião. Agir externamente diz respeito a comportamentos observáveis como, por exemplo, ficar andando agitado de um lado para outro; agir internamente diz respeito ao que acontece na mente, como se perder em preocupações sobre o futuro. Ainda que ninguém veja você se movimentar, sua mente está em intenso movimento.

Algumas pessoas podem imaginar que praticar mindfulness é estar totalmente livre de emoções perturbadoras, mas essa é uma ideia equivocada. Por meio de mindfulness, expandimos a percepção de nossa própria realidade, ou seja, ficamos mais atentos ao que acontece, de fato, em nosso corpo e mente. Conseguimos saborear as experiências tais como são e, claro, nem sempre são tão doces assim. Por isso é tão importante buscar a generosidade em relação a si mesmo. De início, pode-se ter a sensação de que as emoções difíceis aumentaram, quando, na verdade, o que aumentou foi nossa autoconsciência de que elas inevitavelmente fazem parte de nossa existência e exercem efeito sobre nós. Encontrar-se com toda a nossa experiência, tanto as boas como as "ruins", é praticar mindfulness. Assim, na prática, buscamos ter a experiência mais humana possível, o que não exclui o sofrimento. Mindfulness não é uma espécie de "anestesia existencial" em que repousamos em um aqui e agora de infinito prazer, calma e relaxamento.

Quando praticamos mindfulness, estamos simplesmente buscando ampliar nossa atenção, nossa consciência, incluindo o que pensamos e sentimos a respeito de nós mesmos e do mundo que nos cerca. A ansiedade, o medo e a tristeza, nesse caso, são tão bem-vindos quanto o prazer e a calma. A ideia é que todas as experiências têm algo a nos ensinar se estamos realmente atentos ao que acontece. No princípio, isso pode ser um tanto assustador, mas logo aprendemos que há muito mais a ganhar do que a perder nesse processo. Portanto, *mindfulness* não é deixar a "mente em branco", não é relaxar até adormecer, não é buscar êxtases ou iluminações espirituais, nem se separar do cotidiano. Acima de tudo, não é suprimir o sofrimento físico ou emocional, mas experimentá-lo em uma nova perspectiva e com atitudes mais acolhedoras.

A prática de mindfulness nos traz a possibilidade de deixarmos de ser escravos de padrões rígidos, inflexíveis e estereotipados de resposta aos constantes desafios da vida. Isso se torna ainda mais importante quando sabemos que emoções difíceis nos assaltam a cada esquina. Se passarmos a lidar com elas de modo sincero e aberto, podemos quebrar esse ciclo de automatismos disfuncionais. É preciso só um pouco mais de atenção amorosa com nossas experiências. Quando fazemos isso, começamos a perceber que existem novas perspectivas para nos relacionarmos com nossas emoções e, em particular, com nossas ações no mundo. Entrar em contato com nossas inflexibilidades e emoções perturbadoras não é algo simples e fácil, e talvez seja necessário buscar ajuda ao longo do processo. Um profissional da área de saúde mental pode ser um grande aliado nessa fase. Para além dessas recomendações, é fundamental salientar que exercícios de mindfulness voltados para o desenvolvimento da regulação emocional só devem ser praticados por pessoas clinicamente estáveis do ponto de vista médico-psicológico. Não devem ser realizados sem supervisão profissional, a menos que se objetive unicamente o desenvolvimento de certos fatores, como concentração e foco.

Mas, voltando àquele dia em Oxford, quando Tiago estava ansioso por conta da reunião, aproveitou a situação para observar e acolher, dentro do possível, sua experiência ansiosa. Não era a primeira vez que fazia isso. Ele já estava um tanto familiarizado com sua ansiedade, longa companheira de viagem. Sabia que lutar contra ela não era uma estratégia muito útil. Seu cérebro insistia em utilizá-la, mas ele sabia que os resultados seriam limitados e até contraditórios. Mais uma vez, optou por olhar de frente para aquela emoção difícil. Sua experiência dizia: "Estou te vendo aí, ansiedade. Quando você aparece, começo a suar e a ter pensamentos catastróficos. Não escuto as pessoas direito e começo a falar sem parar. Não é culpa sua, seja bem-vinda, aceito sua presença. Vamos passar por isso juntos." Olhar atentamente para sua ansiedade e abraçá-la, em vez de repeli-la, lhe permitia entender que não precisava continuar escravo de comportamentos automatizados. Não era um processo fácil, mas era libertador. Sem chicotes, mas com abraços, Tiago estava domando os automatismos. Ele sabia que podia fazer diferente. Desse modo, naquele dia, enfrentar a reunião não foi tão terrível como parecia. Ele suou, falou até um pouco demais, mas deu tudo certo, e acabou sendo convidado a participar de um grupo de MBCT.

O movimento de mindfulness continua a se expandir, e há grande otimismo em relação a sua capacidade de promover a saúde em um mundo tão assolado por estresse e depressão. Hoje, temos MBIs voltadas para crianças, jovens e adultos; MBIs aplicadas em empresas, escolas e no sistema de saúde. Mindfulness está se tornando uma opção cada vez mais popular e acessível para a promoção de autoconhecimento e saúde em diferentes contextos. As pesquisas, cada vez mais rigorosas e complexas, vêm desvendando o funcionamento de mindfulness em nosso cérebro, e os achados são fantásticos. Você sabia que essa prática pode fazer com que determinadas regiões do cérebro literalmente cresçam? Sim, descobrimos uma forma autêntica e validada cientificamente de fazer "musculação" com o cérebro.

Apesar de recente, a prática de mindfulness já é uma realidade para o público brasileiro. As MBIs, que surgiram no universo médico, hoje não se restringem ao tratamento de doenças e problemas mentais. Novas intervenções, voltadas para crianças e jovens, vêm se desenvolvendo velozmente. Hoje em dia, são mais de dez diferentes tipos de protocolos de mindfulness para escolas. O caso do Reino Unido exemplifica bem a situação. Por lá, o programa chamado *Dot-be* (.*B*) vem alcançando grande popularidade e tem recebido apoio de partidos políticos para que sua investigação seja ampliada. A expectativa é a de que, se iniciarmos o desenvolvimento de habilidades de regulação emocional em crianças e jovens, poderemos ter adultos capazes de contribuir com um futuro mais promissor e menos adoecido. A estratégia, nesse caso, é focar a prevenção, e não apenas o tratamento. Começando com as crianças, não precisaremos fazer tanto pelos adultos. É importante pensar que essa estratégia afeta também todo o sistema socioeconômico, já que é possível estimar uma redução de gastos de saúde pública com populações adultas adoecidas.

Este livro é um convite – e também um guia – para que você comece a entender o que é mindfulness e, principalmente, experimente adotar essa prática em sua vida. Venha e veja por si mesmo! Esperamos que aproveite a jornada!

CAPÍTULO 2

Mindfulness: Um Pequeno Milagre que Acontece Dentro do Seu Cérebro

Uma das grandes diferenças entre as intervenções baseadas em mindfulness e muitos programas de promoção de qualidade de vida é a constante pesquisa científica de seus mecanismos e efeitos. São mais de trinta anos de estudos utilizando os mais diversificados métodos de investigação. Por isso, não é correto, nem justo, colocarmos mindfulness no mesmo patamar de estratégias do tipo "nova era", nem sempre em sintonia com a linguagem e o método científico. No entanto, por conta de certa associação com as práticas de meditação, paira ainda uma aura de preconceito em determinados nichos científicos. Na verdade, é grande o desconhecimento por parte dessa comunidade a respeito das publicações sobre mindfulness.

Dos milhares de estudos publicados que apresentam os efeitos da prática, pouquíssimos são os que não apontam resultados positivos. Mais de 90% deles reconhecem seus benefícios. O aumento dos níveis de mindfulness afeta positivamente a saúde física e mental não apenas de adultos, mas também de crianças e jovens. Isso não significa que seja uma panaceia milagrosa. Essa seria uma percepção ingênua e, até mesmo, anticientífica da prática. Ignorar seus resultados seria, no entanto, ainda pior. Nos dias de hoje, as pesquisas sobre *mindfulness* seguem em ritmo acelerado, com uma metodologia cada vez mais bem estruturada.

É justamente essa aliança com a ciência que levou o Parlamento inglês a publicar um documento revelando a intenção do Reino Unido de se transformar em uma nação *mindful*. Para alguns, isso pode parecer um exagero ou excesso de otimismo, mas não estarão eles apenas seguindo as evidências de mais de trinta anos de pesquisas? Por que não investir recursos públicos em mindfulness, visando a promoção do bem-estar? A Organização Mundial da Saúde (OMS), dia após dia, vem alertando sobre os perigos decorrentes do aumento alarmante nos índices de estresse e depressão. No Reino Unido, o MBCT, desenvolvido em Oxford, já faz parte das políticas de saúde pública do país. É também lá que floresce o já mencionado *Dot-be*, um dos programas mais promissores de mindfulness para crianças e jovens.

Sendo assim, não causa surpresa que no lendário prédio do Parlamento inglês, onde está localizada a famosa torre do Big Ben, tenha havido uma reunião, nas salas da Câmara dos Comuns, para se debater o assunto. A mesa de participantes foi composta por políticos, empresários, líderes educacionais e até mesmo artistas que apoiavam a ampliação do suporte político para a expansão do mindfulness no país. Eles estavam ali para dialogar com um atento grupo de parlamentares sobre os benefícios dessa prática em seus campos de atuação, desde as artes, as escolas, o universo corporativo até o sistema prisional. Naquele dia, dois testemunhos foram bem impactantes. Segue o relato da experiência dessas duas pessoas, a quem atribuímos nomes fictícios para manter o anonimato.

A fossa da jovem Carlson

O primeiro testemunho de que temos registro, impressionou bastante, pois veio de uma jovem parlamentar, a Srta. Carlson, que acompanhava atentamente a reunião. Em determinado momento, quando um dos componentes da mesa falava sobre a promoção de autocuidado, ela levantou a mão e disse que gostaria de dar um depoimento. Havia aproximadamente um ano que vinha praticando mindfulness com um grupo do Parlamento (sim, os parlamentares ingleses mantêm um grupo de prática de mindfulness na própria instituição) e sentia seus benefícios. Relatou que, antes de começar a frequentar o grupo, vivia com uma sensação permanente de "estar na fossa", apesar de não entender bem o que acontecia.

Não tinha energia para fazer nada, não se animava com coisa alguma. Ainda assim, seguia sorrindo, pois achava que era isso que esperavam dela. Não achava socialmente adequado demonstrar tristeza. Tentara superar essa sensação forçando-se a ser mais otimista. Não adiantou. Consultou-se com psiquiatras, leu todo tipo de livros de autoajuda, buscou as mais diferentes formas de ginástica, mas a sensação de fossa – que ela não sabia explicar bem o que era – continuava. Seguia sorrindo, pois achava que seria deselegante passar um sentimento de tristeza para seus familiares e amigos de trabalho. Quando já não sabia mais o que fazer para se livrar daquele mal-estar, encontrou, por acaso, um convite para uma reunião do grupo de mindfulness afixado em uma sala do Parlamento. "Por que não tentar?", pensou, "Não tenho nada a perder." Depois de oito semanas de treinamento, por meio dos exercícios para "parar" e "olhar para dentro de si", acabou descobrindo um hábito mental profundamente arraigado – um certo vício automatizado – de pensar sempre de modo pessimista. Ela admitiu que os exercícios de mindfulness lhe proporcionaram, pela primeira vez, uma verdadeira chance de observar a si mesma. Sempre que parava para respirar e ficava em silêncio consigo vinha à tona o desastroso hábito de ver as coisas de maneira pessimista. Ela confessou que, no início, não ficou feliz com a descoberta, mas, pelo menos, se sentiu aliviada por poder atribuir novos nomes e perspectivas àquela persistente sensação. A partir daí, em vez de lutar contra esse padrão, pouco a pouco, começou a observá-lo com atenção e a acolhê-lo com alguma gentileza. Em mindfulness, chamamos essa atitude de "trazer as dificuldades para nosso colo".

Carlson deixou claro que *não* era nada fácil olhar sinceramente para si. No entanto, como aquela sensação estava ali havia muito tempo, por algum motivo alheio à sua vontade, talvez fosse importante entrar em contato com essa velha dor. Ela acabou descobrindo que a tal fossa não passava de um automatismo mental que a fazia interpretar todas as coisas por uma perspectiva eminentemente negativa, como se estivesse usando óculos com lentes cinza. Percebeu então que esse padrão mental afetava tudo o que fazia, até mesmo sua postura corporal e vida afetiva. Com a prática do mindfulness, sentiu-se melhor e achou que valeria a pena voltar a se consultar com um psiquiatra. Agora que conseguia descrever sua situação, sem querer esconder o que realmente sentia, o médico conseguiu ajudá-la. A partir de então, começou uma psicoterapia e continuou a frequentar o grupo de mindfulness. Segundo ela, aquela sensação de fossa deixou de ser algo tão terrível, passando a ser vista como uma companheira de viagem, que ela acolhia com amorosidade.

Carlson relatou que mindfulness ajudou-a a descobrir com o que estava lidando e, mais do que isso, a como tratar suas dificuldades de maneira realista e, dentro do possível, gentil. Ao se dar conta de que a tendência automática em ver tudo de modo pessimista seria sua companheira de viagem por muito tempo, ela pôde até rir de si mesma em alguns momentos. Lembrou que certa vez pegou-se pensando: "É claro que esse projeto vai dar errado." Então, começou a rir sozinha em sua sala, pois sabia que aquilo não representava realmente sua avaliação do projeto, mas simplesmente um antigo e danoso hábito em ação. O mais importante é que Carlson admitiu que a capacidade de rir de si mesma começou a fazer com que o pessimismo não encontrasse mais motivo para se manifestar. Ela conseguiu trazer alguma leveza para sua dor. Para ela, a prática de mindfulness foi libertadora e, mais do que isso, uma ferramenta fundamental no aprimoramento de sua prática política.

Tyron e o sino do professor

O segundo testemunho veio de um político responsável por aprimorar a política de segurança pública no Reino Unido. Ele contou um caso que o havia impressionado muito. Em maio de 2010, Benson Tyron, um jovem de 28 anos com histórico de abandono e violência, foi condenado pela justiça do Reino Unido por crime sexual. Apesar de não haver cometido nenhum tipo de violência física, Tyron não conseguia deixar de molestar verbalmente jovens senhoras em paradas de ônibus. Devido à recorrência de seus atos, acabou sendo preso. Após quase um ano recluso, Tyron ganhou, pela primeira vez, o benefício de uma saída condicional de trinta dias. Para isso, no entanto, ele deveria participar de um projeto intensivo de intervenções baseadas em mindfulness, adaptado para pessoas com comportamentos compulsivos de menor gravidade. Segundo os que acompanhavam seu comportamento na prisão, Tyron tinha plena consciência de que havia cometido um crime e desejava sinceramente melhorar. Ao mesmo tempo, confessava sua enorme dificuldade em controlar os próprios impulsos. Ele queria muito voltar para casa, mas tinha medo de sair da prisão. Precisava de ajuda. Assim, foi encaminhado ao programa de mindfulness pois ali teria a oportunidade de olhar com atenção e cuidado para essas dificuldades internas, em particular, para sua impulsividade.

Tyron passou pelo programa junto com outras pessoas e retornou à sociedade. Em um relato escrito, ele declarou que a parte mais difícil do treinamento foi aprender a olhar suas dificuldades com sinceridade e gentileza. Aos poucos, percebeu que abraçar suas dores poderia ser um remédio, que não estava condenado a viver em eterna fuga ou tortura.

Nesse processo, descobriu que muito do que fazia parecia resultar do fato de ter sofrido abuso na infância. em uma espécie de revanche, ele via seus abusadores em todas as suas vítimas. Ao final do relato, disse que agora utilizaria essa dor como uma espécie de mestra, e não mais como inimiga.

Depois de um mês fora, sem maiores intercorrências, Tyron retornou à prisão para cumprir o restante da pena. Um dos agentes do presídio perguntou-lhe como passara aquele período. Ele contou que, logo que saiu, uma coisa impressionante havia acontecido. Sentado em uma mureta, aguardava o ônibus que o levaria à casa dos pais. Próximo dali, uma jovem esperava solitariamente a chegada do seu coletivo. De repente, dois jovens se aproximaram e começaram a molestá-la verbalmente. Assustada, ela olhou para Tyron, pedindo ajuda. Ele contou que, nesse momento, não conseguiu se mover e foi tomado por uma raiva extrema dos molestadores. Viu-se pular da mureta e agredi-los fisicamente. Entretanto, no exato momento em que iria partir para a ação, sentiu que algo o travava. Ao mesmo tempo, escutou em sua mente o som do sininho de seu professor de mindfulness (muitos utilizam um pequeno sino para marcar o início e o final das práticas).

Tyron relatou que, enquanto escutava o som do sininho, um filme passava em sua cabeça. As cenas não eram nada bonitas. O corpo não se movia, mas o espaço em sua mente, ou seja, sua autoconsciência, aumentava, e o raciocínio se restabelecia. A impulsividade ainda estava presente, porém não mais sozinha, escravizando-lhe todo o organismo. Agora, o raciocínio também agia. Nesse intervalo de pouco mais de cinco segundos, não somente Tyron foi salvo de uma nova condenação, como também os dois jovens de alguns dias no hospital. Quando deu por si, a jovem havia se aproximado dele, buscando ajuda, e os molestadores afastaram. Ela agradeceu-lhe por ter ficado ali, ao seu lado, sem saber que o homem que a ajudara era, ele próprio, um molestador em recuperação.

Na reunião do Parlamento, depois de narrada a história de Tyron, foi apresentada uma estimativa do quanto foi poupado em gastos públicos por conta daqueles poucos segundos de mindfulness. Não foi preciso mobilizar ambulâncias nem policiais, não houve gastos com tribunais, nem com a aplicação de uma nova pena. Parece compreensível que o Reino Unido deseje se tornar uma nação *mindful*, não?

Que mágica a prática de mindfulness fez no cérebro e nos pensamentos de Carlson e de Tyron?

Até o momento, as muitas décadas de pesquisas nos mostram que a prática de mindfulness envolve diversos mecanismos fenomenológicos (subjetivos), cognitivos (funções executivas) e neurais (rede cerebral). Esses mecanismos apresentam funções variadas que explicam os efeitos dessa prática no organismo. Ao longo do tempo, aprendemos cada vez um pouco mais sobre seu funcionamento.

Em conjunto, esses mecanismos explicam por que mindfulness funciona como uma verdadeira musculação cerebral. Quando praticamos seus exercícios, ativamos uma vasta rede neural. Um estudo liderado por Vago e Silbersweig (2012) conseguiu mapear essa rede, demonstrando múltiplas implicações da prática em nosso cérebro. As ativações revelam a alocação de recursos em áreas responsáveis pelo senso de si mesmo, consciência corporal, regulação emocional e diversas funções executivas. Os autores do estudo também enfocaram os diferentes níveis de aprimoramento, ou seja, como o treinamento da atenção afetaria o senso de si que, por sua vez, teria implicações nos comportamentos sociais. Isso demonstra que os benefícios de mindfulness abarcam um amplo espectro, não se restringindo apenas a questões individuais. Logo, aqueles que convivem com praticantes de mindfulness também podem ser beneficiados. É por isso que, cada vez mais, estuda-se a relação entre mindfulness e compaixão, uma habilidade pró-social muito importante.

No início deste capítulo, no relato de Carlson, a parlamentar inglesa que começou a praticar mindfulness, percebe-se a grande mudança que ocorreu na "qualidade" do olhar que tinha a respeito de si mesma assim que deu início à prática. Certamente, durante o treinamento, houve um *upgrade* neurocognitivo, envolvendo processos de regulação da atenção em direção ao "senso de *self*". Os diferentes exercícios que são ensinados nos protocolos de mindfulness apresentam esta qualidade em comum: o treinamento dos processos atencionais. Isso significa que exercitamos a atenção a fim de que ela se volte para nosso corpo, pensamentos, emoções e o conjunto corpo-pensamentos-emoções. Também treinamos a relação entre como nossa atenção é capturada por estímulos internos (os pensamentos, por exemplo) e externos (sons, cheiros etc.). Logo, praticar mindfulness vale como se exercitar em uma grande academia de ginástica da atenção.

Nesse mundo tomado pela exigência de boa performance em tarefas variadas, iniciar um treinamento de mindfulness talvez seja, para muitos, a primeira oportunidade de exercitar a atenção na direção das percepções sobre si, seu mundo emocional e a relação disso tudo com o ambiente que o cerca (trabalho, família etc.). Infelizmente, ao longo de toda a nossa infância e vida escolar, nunca fomos treinados para isso. Tivemos aula de história, matemática, física, mas não de como poderíamos usar a atenção para cuidarmos de nós mesmos. Enquanto crescíamos e os desafios da vida aumentavam, nunca nos disseram que viver uma vida estressante, com sobrecarga de estímulos, poderia causar danos permanentes em nosso sistema cognitivo e emocional. Também nunca nos ensinaram que o contrário, ou seja, exercitar o sistema atencional, poderia nos ajudar a lidar de modo mais adequado com os múltiplos fatores do estresse.

Problemas no sistema atencional estão associados a uma série de psicopatologias (Cicchetti, & Cohen, 2006). Tanto que, em psicologia, é usual testarmos a performance de pacientes com diferentes transtornos mentais em tarefas atencionais computadorizadas. Uma pesquisa conduzida por Brown e Ryan (2003) demonstrou que indivíduos com uma atenção mais treinada não apenas apresentavam emoções mais positivas, mas, principalmente, maior capacidade em regular o próprio comportamento. Exercitar a atenção parece ser, de fato, um grande negócio. No próximo capítulo, falaremos um pouco mais sobre isso.

Diante da importância do sistema atencional, a boa notícia é que podemos treiná-lo e, consequentemente, aumentar nosso bem-estar. Não precisamos deixar nossa atenção como refém das inumeráveis demandas que nos cercam. As áreas cerebrais responsáveis pelo processamento da atenção não precisam ser como uma "ilha deserta", que é o que acontece, por questões evolutivas, quando somos bombardeados seguidamente por emoções intensas como raiva ou frustração. Nenhum sistema atencional de qualquer cérebro do mundo vive saudavelmente quando exposto todos os dias a horas e horas de aplicativos de celular, navegação por multiabas, estresses familiares, domésticos, profissionais e emocionais. Há uma sobrecarga natural e o sistema pifa, entra em curto-circuito. A consequência mais direta dessas falhas são problemas de saúde decorrentes de baixa imunidade, bem como a instalação de transtornos mentais/afetivos que decorrem de uma incapacidade cognitiva crônica para processar os excessos de informação (Paridon, & Kaufmann, 2010).

Com os exercícios de mindfulness, aprendemos a regulação atencional que conduz a benefícios muito específicos e amplos (Chambers, Lo, & Allen, 2008). Não fosse isso, não seria necessário escrever este livro. Bastaria sugerir que as pessoas se dedicassem a jogar xadrez, aprendessem a tocar um instrumento ou a dançar um ritmo novo. Essas e outras atividades trazem diversos benefícios e dependem de atenção, concentração e acurácia. Nenhuma delas, entretanto, atua como exercícios de atenção – interna e externa – do organismo na direção dele mesmo. São atividades com foco na performance, e não na observação de si. Como veremos ao longo deste livro, os exercícios de mindfulness envolvem o indivíduo com ele mesmo, em uma observação atenta e única de seu mundo interno e externo. Nessa prática, não se objetiva uma certa performance, não há algo que deva ser feito a fim de se atingir uma perfeição técnica com um fim preestabelecido. Não há um jogo a ser ganho. O mapa neurocognitivo desenhado por Vago e equipe, apresentado anteriormente, demonstra que, quando praticamos a regulação da atenção em *mindfulness*, estamos mobilizando um padrão único que envolve toda nossa rede neural, sem exceção. Sistemas motores, emocionais, cognitivos e pró-sociais entram em ação.

Um exercício clássico que vamos lhe ensinar é o chamado "*mindfulness* da respiração". Ao praticá-lo, pretende-se deslocar deliberadamente a atenção para o ato respiratório – inspiração e expiração. Racionalmente, sabemos que respiramos durante 24 horas por dia, mas raramente nossa atenção é dirigida para esse processo. Ela quase sempre é capturada pelo hiperestimulado mundo externo ou pelo universo de devaneios não detectados que há dentro de nós. Então, quando praticamos esse exercício, definimos uma "âncora atencional", no caso, a respiração. Assim, escolhemos repousar a atenção apenas ali e vemos o que acontece. Mais adiante, você terá a oportunidade de praticar esse exercício. Não tenha pressa.

É importante ressaltar que repousar (sustentar) a atenção não é algo fácil. E não é o mundo externo o grande escravizador da nossa atenção. Nosso cérebro possui uma rede padrão de funcionamento que, em geral, não está associada à execução de tarefas, como prestar atenção em algo, mas sim ao ato de devanear. Essa região cerebral é chamada de *default mode network*

(DMN) (Brewer *et al.*, 2011), que poderia ser traduzida como rede de modo padrão. Assim, quando escolhemos focar a atenção na respiração, o fazemos tendo como pano de fundo distrações e devaneios. Dessa forma, parte essencial dos exercícios de mindfulness é circular entre uma âncora atencional (no caso, a respiração) e as distrações (internas, como devaneios, e externas, como sons, imagens etc.).

Já que o devaneio é um modo padrão do cérebro, não há por que lutar contra ele. É preciso observá-lo e reconhecer sua ocorrência. Tecnicamente, a observação intencional de distrações ocorre no chamado monitoramento aberto. Voltaremos mais detalhadamente a esse processo nos capítulos seguintes, mas já podemos adiantar que mindfulness envolve não só esse monitoramento aberto, mas também a atenção focada. É o monitoramento aberto que permite a percepção do deslocamento da atenção. Quando detectamos que a atenção não está mais direcionada aonde escolhemos, somos instruídos a observar rapidamente o conteúdo da distração (uma forma, uma cor, um som, um pensamento etc.), sem nos engajarmos nela. Sem pressa, retornamos pacientemente para a âncora atencional preestabelecida (a respiração, a caminhada, o corpo). Esse ciclo, âncora atencional versus distrações, representa o próprio processo de regulação da atenção acontecendo. É nesse momento que sua "musculatura" atencional está fazendo ginástica (Mrazek, Franklin, Phillips, Baird, & Schooler, 2013).

Vale destacar que a âncora atencional pode ser até mesmo um ato metacognitivo, ou seja, a observação das distrações em funcionamento. Nesse caso, as distrações poderiam ser sons, sensações corporais etc. No entanto, dada a natureza mais complexa dessa prática, é pouco usual alguém iniciar o treinamento de mindfulness por esse caminho.

Começar a praticar os exercícios de regulação da atenção contidos nos programas de mindfulness significa lançar-se para dentro de si. Inicialmente, pode parecer algo sem propósito, já que tudo o que temos de fazer é brincar com o fato de que nos distraímos com frequência. Mas isso é um engano. A coisa é séria. Quando paramos para praticar um exercício de atenção, diferentes padrões de habituação somática e mental começam a entrar em ação. Essas habituações revelam muito a respeito dos automatismos presentes em nosso organismo, sejam eles funcionais ou disfuncionais. Quando estamos aprendendo qualquer exercício de mindfulness, primeiro aprendemos a parar (PARAR). Tentamos parar e nos aquietar, para então observar. As reações são muitas e diversas. Algumas pessoas simplesmente não conseguem ficar quietas, enquanto outras relaxam profundamente e até adormecem. É bem interessante observar os padrões que emergem em um simples exercício atencional. Diferentes padrões metacognitivos de devaneio também podem ser observados. Alguns devaneiam mais para o passado, outros para o futuro. Os devaneios de algumas pessoas contêm raciocínios e abstrações complexas; de outras, imagens relaxantes, como uma praia. Há quem consiga voltar rapidamente para a tarefa, ou seja, para a âncora atencional, enquanto outros têm imensa dificuldade em perceber que estão distraídos. Quase sempre, esses padrões apresentam para o praticante um microcosmo de seus hábitos. Assim, quem observa, em uma simples prática de mindfulness, padrões excessivos de rigidez, pode estar aprendendo algo sobre seu funcionamento habitual, tanto interno como externo.

As habituações de nosso organismo tendem a se espelhar nos exercícios. Portanto, com a prática de regulação da atenção, a musculação das funções executivas no cérebro, além dos ganhos cerebrais óbvios, há um ganho incomensurável que é o aumento progressivo da perspectiva de si mesmo (Ghasemipour, Robinson, & Ghorbani, 2013). Lembram-se? Foi o que aconteceu com Carlson, a jovem parlamentar, que conseguiu dar um nome a uma sensação de mal-estar que a afligia havia muito tempo. Ao reconhecer sua dificuldade, ela conseguiu cuidar melhor de si.

Mas como explicar o caso de Tyron, o detento inglês que evitou que um novo crime fosse cometido? Como explicar seu êxito? Os estudos mais recentes que investigam os mecanismos de mindfulness têm demonstrado como é importante treinar especificamente a atenção nos processos corporais (Kerr, Sacchet, Lazar, Moore, & Jones, 2013). Algo como treinar a atenção do corpo no próprio corpo. Em uma sociedade excessivamente tomada por distrações e devaneios, não é fácil aprendermos a utilizar o corpo objetivando aprendizagem. Costumamos tratá-lo, quase exclusivamente, com fins estéticos. As pesquisas sobre mindfulness demonstram que o desenvolvimento de habilidades de consciência corporal em diferentes níveis (propriocepção, interocepção e exterocepção) está diretamente associado a maiores níveis de percepção e bem-estar.

Todas as informações que chegam ao nosso cérebro são peremptoriamente processadas em termos corporais para, então, rapidamente receberem um "recheio" cognitivo. Portanto, desenvolver a habilidade de detectar essas primeiras informações somatossensoriais é fundamental para entendermos o que acontece com nossos pensamentos, emoções e, em particular, comportamentos. Em geral, uma informação somatossensorial é rapidamente subjugada por um pensamento que, por sua vez, pode ativar ou interpretar erroneamente um estado emocional. Assim, essa informação primeira pode ser facilmente distorcida, e por isso é tão importante seu reconhecimento.

No relato de Tyron, talvez o aspecto mais curioso seja o fato de que ele conseguiu inibir a ação que desejava mentalmente cometer. Aliás, em sua mente, ele cometeu a violência, a fim de salvar a senhora de uma situação de abuso. Na prática, no entanto, ele não moveu o corpo em nenhuma direção. Lembram-se do termo que ele utilizou? Ele disse que, apesar do ímpeto de se mover, sentiu-se "travado". Sua mente havia se movimentado, mas o corpo, não. Certamente, essa é uma habilidade central que emerge do treinamento de mindfulness – a inibição motora. Na realidade, todo o sistema inibitório cerebral, que envolve regiões frontais mediais e laterais, é exercitado (Farb, Anderson, & Segal, 2012; Russell, & Arcuri, 2015). Alguns autores denominam esse conjunto de regiões cerebrais de *Brain Braking System* (BBS).

É importante destacar que nossas ações no mundo se dão sob a forma explícita de comportamentos. Utilizamos a habilidade de inibição motora quando precisamos desviar de um obstáculo ou desacelerar um movimento já iniciado. No treinamento de mindfulness ou em algumas terapias somáticas, como *feldenkrais*, por exemplo, treinamos a habilidade de observar estados corporais internos e externos, no nível da pele e do movimento.

Certos estudos sugerem que é possível que esse tipo de treinamento da atenção em sensações corporais abasteça essas regiões cerebrais responsáveis pelo processamento inibitório (Russell, & Tatton-Ramos, 2014; Siegel, 2007), como se fosse uma potente bomba de gasolina injetando combustível em um carro. Quanto mais treinamos as habilidades de mindfulness no corpo, provavelmente mais teremos reflexos positivos em outras habilidades inibitórias de flexibilidade cognitiva, ou seja, no modo de pensar, e regulação emocional, popularmente conhecida como autocontrole emocional.

Treinar a atenção no corpo e, consequentemente, a inibição motora, desenvolve um amplo espectro de habilidades que se refletem na saúde e no comportamento no mundo. No caso de Tyron, é bem provável que viria daí a explicação para a tal "trava" que relatou sentir no corpo, que o inibiu, que o impediu de se dirigir para os agressores da jovem que esperava o ônibus.

Uma vez que já apontamos a importância do treinamento da regulação atencional e do corpo na prática de mindfulness, é preciso destacar outro ingrediente essencial: a aceitação psicológica. Sem esse elemento, não conseguiremos exercitar todas as habilidades que se podem conquistar com o mindfulness. Lembra-se do tripé, que, segundo a professora Shauna Shapiro, constitui a essência de mindfulness? Intenção, atenção e atitude (IAA). A intenção é a motivação básica para aprender. Há um propósito, uma direção. A importância da atenção foi bem explicitada nos parágrafos anteriores. Já a atitude é o elemento que, na definição de Langer, se dá implicitamente pela abertura à experiência, pela busca do novo, mas, particularmente, pela autogentileza, autocompaixão. Essa questão aparece em Kabat-Zinn no conceito de não julgamento da experiência. Já no MBCT de Williams, Seagal e Teasdale, a aceitação psicológica é percebida como um verdadeiro treino de autogentileza. O não julgar torna-se um exercício de aceitar. Sem esse elemento de atitude, como já dissemos, mindfulness perde sua especificidade, tornando-se menos específico e mais similar a outras formas de treinamentos somáticos e/ou mentais. Não basta estar motivado, saber o que se quer e treinar a atenção. É preciso exercitar a possibilidade de ser mais gentil consigo. Essa questão é fundamental em mindfulness e trabalharemos isso na prática nos capítulos finais deste livro.

Alguns autores chamam o treino de aceitação psicológica (atitude) de autocompaixão (Neff, 2011a). Em mindfulness, isso implica treinar uma atitude de não reatividade, de abertura, de encontro com aquilo que se apresenta na experiência consciente, seja algo agradável ou não. Diante de estímulos incômodos, nosso organismo apresenta uma tendência automática de evitação. Ninguém deseja sentir dor, medo, insegurança ou tristeza. Queremos evitar o que nossa experiência classifica como ruim. Esperamos fugir de tais situações. Ocorre que as pesquisas demonstram que esse padrão de evitação experiencial costuma não ser útil, podendo até mesmo amplificar o estímulo indesejado (Kashdan, Barrios, Forsyth, & Steger, 2006).

As experiências vividas por Carlson e Tyron mostram claramente a presença dessa habilidade de aceitar. No caso da parlamentar, o que efetivamente a ajudou ao descobrir sua tendência pessimista foi ir ao encontro dessa propensão, ou seja, explorar o hábito de cobrir todas as experiências com um manto de negativismo. Ninguém gosta de se dar conta de costumes ou sentimentos tidos como inadequados. Assim, muitas pessoas querem esconder ou mudar à força coisas que consideram (ou que a sociedade considera) como impróprias ou fraquezas. Na perspectiva de mindfulness, a instrução é ir na direção das dificuldades, evidentemente, com uma motivação aberta, paciente, curiosa e gentil. Não é fácil olhar para as próprias dificuldades, mas os resultados parecem ser mais benéficos do que a fuga ou a evitação.

Estudos envolvendo pacientes com dores crônicas ou com transtorno de estresse pós-traumático, duas condições em que a supressão ou a evitação experiencial são comuns e até esperadas, demonstram que o desenvolvimento da aceitação psicológica atua como uma estratégia mais adaptativa e funcional (de Boer, Steinhagen, Versteegen, Struys, & Sanderman, 2014). Evidências empíricas revelam que ir na direção das dificuldades, em vez de fugir delas, parece ser, de fato, um recurso mais benéfico e promotor de qualidade de vida. As pesquisas também sugerem que os benefícios do treino da autocompaixão podem se estender aos domínios sociais, não se restringindo às questões do bem-estar subjetivo (Lindsay, & Creswell, 2014). Um dos primeiros ganhos que o treino de autocompaixão pode propiciar é a motivação para o automelhoramento, componente crucial para o melhor funcionamento do indivíduo em seu meio social. Uma pesquisa conduzida entre quase mil americanos demonstrou que aqueles com escores mais elevados em uma escala de autocompaixão tinham maior habilidade para examinar as situações por outra perspectiva, menos estresse, maior capacidade de perdoar, maior senso de compaixão pela humanidade, mais possibilidade de empatia e de comportamento altruísta (Neff, 2011b).

Atualmente, todas as intervenções baseadas em mindfulness incluem, ao menos, uma semana exclusiva de treinamento de habilidades de autocompaixão. Isso demonstra como essa variável é fundamental para o desenvolvimento de mindfulness. Implicitamente, o treinamento de aceitação psicológica acontece ao longo de toda a prática, já que parte do treinamento de regulação atencional implica a retomada de perspectiva que, por sua vez, precisa ser feita com curiosidade, paciência e motivação gentil. É necessário algum esforço, mas esse não deve acontecer como se houvesse um chicote nas mãos. Entretanto, isso não significa que o praticante deva suprimir quaisquer reações de fuga ou agressividade em direção a si. O primeiro autocuidado é observar seus automatismos, e é possível que um deles seja o próprio hábito de julgar a si mesmo de maneira rígida, inflexível e intolerante. Caso se perceba essa propensão, é importante, antes de mais nada, observá-la. O que é possível fazer para trazer alguma gentileza a esse processo? Essa é a pergunta que o praticante deve se fazer, com paciência e motivação.

CAPÍTULO 3

Como Funciona a Atenção

Em nosso cérebro, no córtex pré-frontal, estão localizadas as chamadas funções executivas, que orientam nosso comportamento, assim facilitando a resolução de problemas simples e complexos. Essa área do cérebro é responsável por diversas outras, entre as quais: (1) atenção seletiva e sustentada, fundamental nos processos de controle voluntário da atenção; (2) memória de trabalho, que é um tipo de memória de curto prazo que atua como um sistema de armazenamento temporal da informação, nos permitindo aprender novas tarefas; (3) linguagem e (4) flexibilidade mental, que é a capacidade para adaptarmos nossas respostas a novos estímulos, possibilitando outros padrões de comportamento.

É nessa região do cérebro que as representações transitórias de informações relevantes às tarefas com as quais estamos envolvidos são processadas. Obviamente, tal processamento tem suas limitações. É um engodo a afirmação de que usamos apenas 10% (ou outras porcentagens bastante pobres) da capacidade de nosso cérebro. Hoje, graças à tecnologia das avaliações da ressonância magnética funcional, sabemos que usamos 100% do nosso cérebro. Ainda assim, o excesso de informação simultânea pode gerar uma sobrecarga de funcionamento executivo. Por isso, é preciso moderação ao nos expormos às exigências de uma realidade do tipo multitarefa.

Por meio de tecnologias de neuroimagem, podemos identificar as regiões do cérebro que são ativadas quando fazemos algo, por mais simples que seja, ou mesmo quando simplesmente pensamos em alguma coisa. Uma tarefa corriqueira como, por exemplo, sentar e levantar de uma cadeira, ou pronunciar algumas palavras, requer uma atividade intensa do cérebro. Até quando parece que não estamos fazendo nada, o cérebro está trabalhando (e muito!), gerando as condições para que possamos respirar, permanecer em pé, manter a atividade cardíaca em funcionamento e a memória em utilização, além de outras centenas de funções. Já sabemos muito bem que, mesmo durante o sono, nosso cérebro se mantém em plena atividade, não é verdade?

Logo, não há lógica evolutiva nessa "lenda" que prega a utilização limitada do cérebro. A natureza não desenvolveria e, muito menos, sustentaria um órgão com 90% de sua condição não utilizada, principalmente porque o cérebro consome cerca de 25% do oxigênio que respiramos. Mais adiante, na parte do livro dedicada à prática de mindfulness, não faça um esforço excessivo para se envolver com os exercícios, apenas mantenha a intenção de praticar. Se esta intenção estiver definida, seu cérebro estará sempre em pleno exercício, fazendo o melhor que pode com a condição natural que tem.

Por estar tão associada à atenção, a prática de mindfulness fortalece a capacidade de diferentes sistemas atencionais, de controle executivo e de manutenção da memória de trabalho. Um estudo demonstrou efeitos nessas funções depois de apenas quatro dias de práticas de vinte minutos (Zeidan, 2010). Sabemos que quanto mais tempo praticamos, mais benefícios poderemos alcançar.

Mas como funciona nosso sistema atencional? A atenção tem quatro distintas funções principais: *seletiva*, *sustentada*, *alternada* e *dividida* (Sternberg, 2000). A seguir, analisaremos cada uma delas.

Atenção seletiva

A atenção seletiva garante-nos a capacidade de selecionar estímulos ou informações importantes e ignorar o que seja irrelevante, em um determinado momento. As informações selecionadas parecem mais nítidas e intensas, e são escolhidas de acordo com nosso interesse, intenção e o significado que lhes atribuímos. Os estímulos são enviados ao cérebro pelos sentidos, podendo ser visuais, olfativos, sonoros, gustativos ou táteis. Como o cérebro é incapaz de assimilar todos os estímulos, acabamos utilizando a atenção seletiva como estratégia para peneirar o bombardeio de informações a que somos constantemente submetidos. É por isso que um grupo de pessoas, em um mesmo ambiente, notará estímulos distintos.

Segundo Sternberg (2000), a atenção abre caminho para os processos de memória. Somos mais capazes de memorizar a informação em que prestamos atenção do que aquela que ignoramos. Logo, para termos do que nos lembrar, precisamos estar atentos e conectados a um determinado estímulo da forma mais intensa possível. Assim, para se recordar do almoço de ontem, por exemplo, você precisaria ter estado realmente de corpo e alma na realização da tarefa de almoçar.

Embora a prática de mindfulness seja um convite a prestar atenção naquilo que se manifesta na realidade presente, é preciso entender que jamais daremos conta de estar atentos a tudo que nos cerca. Por exemplo, se estamos praticando mindfulness focando distintas partes do nosso corpo, em um ambiente cheio de estímulos, manteremos o máximo de atenção possível na observação do corpo e na nossa experiência (pensamentos, emoções e sensações), sem nos darmos conta da grande quantidade de estímulos que estão ao nosso redor. Isso ocorre graças à atenção seletiva.

Experimentos têm sido realizados para evidenciar o conceito de cegueira inatencional, sobre o qual já falamos anteriormente. Esse conceito diz respeito a um fenômeno de anulação temporária da percepção de determinados estímulos, em variados contextos (Simons, 2000). Quando algo muda de maneira inesperada, ainda que diante de nosso foco central de visão, devido a nossa falta de atenção, deixamos de notar detalhes absurdos.

Caso tenha interesse, pesquise o assunto na internet. Há vídeos com experimentos muito curiosos e divertidos.

Em um desses experimentos psicológicos, pede-se que se assista a um vídeo em que pessoas arremessam uma bola de basquete umas para as outras. O objetivo é contar quantas vezes a bola é lançada entre pessoas que vestem camisas de uma mesma cor. Ao longo do filme, surge alguém fantasiado de gorila e caminha entre as pessoas que jogam bola. Ao final da exibição, uma constatação surpreendente: no grupo de pessoas que assistiu ao filme, apenas metade notará a presença do gorila. Por que isso aconteceu? Porque elas estavam demasiadamente concentradas em contar os arremessos da bola. Isso ocorre devido à atenção seletiva que propicia uma espécie de visão em túnel, excluindo o que se passa em seu entorno.

É o que também sucede em algumas pegadinhas da TV. Por exemplo, alguém pede uma informação a um transeunte na rua. Enquanto ele responde, passam entre os dois homens carregando algo volumoso, que impede por alguns instantes que quem fez a pergunta e quem estava respondendo se vejam. Nesse breve instante, a pessoa que solicitou a informação é substituída por outra. A metade dos que foram abordados na rua não percebe a troca.

Neste exato momento, sua atenção está voltada para as palavras que está lendo. Enquanto lê esta frase, você não dá nenhuma atenção à cor da parede da sala em que se encontra ou onde seus pés estão repousados, até nós o despertarmos para isso. É bem provável que não estivesse prestando atenção em nenhuma dessas coisas.

Segundo o pesquisador Daniel Simons, a atenção é limitada, por isso temos de escolher em que focar. Só podemos realmente focar em uma coisa a cada momento. Assim, um grande volume de informações em nosso entorno simplesmente não passa por nossa consciência porque não temos recursos para alocá-las. Não dá para notar tudo. Quando alguém nos pergunta surpreso: "Mas como você não percebeu aquilo?", a resposta é que não notamos por estarmos com a cabeça nas nuvens ou com outro foco de interesse.

Atenção sustentada

É a habilidade de permanecer atento a um estímulo, a um determinado foco atencional. Por exemplo, concentrar-se unicamente na respiração por um período de tempo. Nesse tipo de atenção, ao se detectar o aparecimento de outro estímulo, é preciso comutar o foco e voltar para aquilo em que estávamos nos propondo a prestar atenção. Assim, "ancoramos" a atenção.

Essa capacidade de sustentar a atenção sobre o estímulo escolhido por um período de tempo é o que chamamos de concentração. Muitas pessoas procuram mindfulness em busca dessa habilidade, mas ela não ocorre sozinha. A atenção sustentada só é possível em comunhão com uma capacidade de perceber a exigência seletiva da atenção. Eu só posso e preciso sustentar aquilo que, naturalmente, tem a capacidade se modificar.

Atenção alternada

É a capacidade de focarmos a atenção ora em um estímulo, ora em outro, ou seja, de alternarmos a atenção. É uma função complexa, pois depende da memória de trabalho e do controle inibitório, ou seja, de lembrar-se de permanecer com o estímulo escolhido. No caso das práticas de mindfulness, pode ser, por exemplo, prestar atenção nos sons e nos pensamentos; quer dizer, ora nos sons ao redor, ora nos pensamentos que estão passando pela mente. Logo, a atenção intencionalmente se alterna entre um estímulo e outro e ainda consegue inibir o envolvimento com as distrações.

Um exemplo: estamos trabalhando em uma tarefa que exige mais concentração e, a todo momento, somos chamados ao telefone. Há uma demanda de ora estarmos atendendo o telefone, ora realizando a tarefa. Isso exige que nos recordemos de voltar ao trabalho, que coloquemos um freio em nossas ações, para não sermos capturados por um ou outro estímulo além do necessário.

Atenção dividida

É a capacidade de dividirmos nossa atenção entre mais de dois estímulos simultaneamente, coordenando e executando várias tarefas. Apesar de ser possível realizar concomitantemente duas ou mais atividades, há um impacto negativo tanto na rapidez como na performance. A execução simultânea de duas tarefas pode ser otimizada se ao menos uma delas for mais automatizada.

Graças a essa qualidade da atenção, conseguimos, por exemplo, dirigir ouvindo o rádio, comendo e ainda conversando com a pessoa que está de carona. É dessa possibilidade que deriva o termo multitarefa (*multitasking*). No entanto, essa suposta habilidade nos rouba eficiência, porque trocamos constantemente o foco daquilo que está ocupando nossa memória de trabalho. Essas frequentes interrupções acarretam perda de tempo e de energia. No livro *Foco*, Daniel Goleman, a maior autoridade em inteligência emocional, observa que são necessários de dez a quinze minutos para se recuperar o foco total.

Esse padrão de funcionamento na vida e, principalmente, no trabalho pode afetar negativamente a regulação emocional levando ao estresse, além de influenciar a produtividade. Aquele funcionário que faz mil coisas ao mesmo tempo, sem parar um instante sequer, definitivamente não está trabalhando de modo otimizado. Com certeza poderia ser melhor aproveitado.

Em mindfulness, utilizamos todo o aparato atencional. Necessitamos da capacidade de permanecer concentrados em um objeto por longos períodos, o que conseguimos com a atenção sustentada (Parasuraman, 1998; Posner, & Rothbart, 1992). No entanto, também precisamos mudar o foco de atenção entre objetos, a denominada comutação da atenção (Posner, 1980), e inibir o processamento elaborativo secundário (proliferação de pensamentos e de emoções) por meio da inibição cognitiva (Williams, Mathews, & MacLeod, 1996).

Falamos sobre isso no capítulo anterior, mas precisamos aprofundar o entendimento desses processos. A autorregulação da atenção promovida em mindfulness envolve a atenção focada, utilizada inicialmente para estabilizar a atenção e, em seguida, com o avançar da prática, segue para uma qualidade de atenção chamada de monitoramento aberto (Lutz, 2008). Nele, treinamos uma espécie de "não seleção deliberada" de foco, com a observação pura dos estímulos que surgem no campo atencional. Não há engajamento em um determinado estímulo, mas uma ampla atenção em tudo que surge. Se aparece um pensamento, eu o observo, mas não me engajo nele. Se é uma sensação corporal, eu a observo, mas não me engajo nela. É como prestar atenção diante de um mar de estímulos que surgem e desaparecem, incessantemente. Essa é a qualidade de atenção puramente mindfulness.

É importante destacar que há algumas informações equivocadas sobre como praticar mindfulness. Muitas pessoas buscam a prática para desenvolver concentração e foco, mas esse não é seu propósito maior. Geralmente, os exercícios de atenção focada, concentrada, são o ponto de partida para qualquer prática de mindfulness (Lutz *et al.*, 2008; Vago, & Silbersweig, 2012). Em outros contextos que envolvem o treino da atenção, como em algumas práticas de meditação, há diferentes ênfases. No caso da meditação vipassana, geralmente se começa enfatizando a concentração, e os exercícios se iniciam com o foco em uma região do corpo. Na meditação budista tibetana *shamata impura*, mantém-se a atenção sustentada em um objeto externo. Já na meditação transcendental, fixa-se a atenção em um mantra. Logo, nesses casos, para desenvolver a concentração, é escolhido um único objeto, um único foco. Existem centenas de outras possibilidades nas tradições meditativas, mas a atenção sustentada sempre é utilizada.

Na prática de mindfulness da respiração, por exemplo, sustentamos a atenção no processo respiratório e monitoramos constantemente a concentração, de modo a perceber a desatenção (Tops *et al.*, 2014) com o objetivo de estabilizar a mente. Nessa prática, precisamos alcançar uma atenção que sustente seu foco na respiração por uma quantidade considerável de tempo, momento a momento, percebendo seu movimento (inspiração e expiração) e suas nuanças (temperatura, velocidade, odor etc.). Esse treino de concentração exercita e prepara a nossa capacidade para um tipo de consciência com foco mais amplo, chamado de monitoramento aberto.

Alternativamente, podemos nos concentrar na sensação do ar que passa através das narinas, mas, ao nos concentrarmos na respiração, notamos que outras percepções continuam a aparecer: sons, sensações no corpo, emoções e pensamentos. Basta observar esses fenômenos à medida que surgem no campo da consciência e depois voltar para a sensação da respiração. A atenção é mantida nela, o objeto de concentração, enquanto pensamentos, sensações e emoções são deixados em um plano de fundo. Como já dissemos, esse exercício prepara o praticante para a etapa seguinte, o monitoramento aberto. Ocorre, então, o desenvolvimento de uma visão mais clara sobre os fenômenos mentais (pensamentos, sensações e emoções), que são observados a cada momento, sem qualquer julgamento. Essa é a proposta do mindfulness.

No monitoramento aberto, o objeto que é o foco da prática (em nosso exemplo, a respiração) é chamado de objeto primário ou âncora. Já o objeto secundário seria qualquer outro fenômeno que surgisse em nosso campo de percepção, através dos sentidos (sons, sensações táteis, cheiros) ou da mente (pensamento, sentimentos). O praticante de mindfulness é, assim, convidado a prestar atenção na respiração (objeto primário) e, paralelamente, estar atento a tudo que surgir, se surgir. Se um pensamento ou sensação (objeto secundário) capturar sua atenção, a pessoa o notará com curiosidade por um momento, deixando que permaneça o tempo que demandar e passe. O monitoramento aberto, portanto, é a observação de tudo o que emerge em nosso campo de consciência. Em mindfulness, buscamos desenvolver essa capacidade de nos tornarmos meros observadores dos fenômenos que surgem nas distintas experiências.

Distração

Na tradição contemplativa indiana, é comum comparar os processos mentais com a atividade de um macaco que pula de galho em galho. Nesse cenário, o macaco simbolizaria a mente agitada e distraída. Por vezes, ela ainda é comparada a um macaco bêbado picado por um escorpião, pulando de galho em galho com o rabo pegando fogo. Uma imagem frenética, não é mesmo? No entanto, quanto de verdade não há nela. Essa metáfora representa as manifestações que podem tanto atrapalhar a prática de mindfulness, como também, dependendo da relação com a condição da mente, servir de meros objetos de observação. Na tradição psicológica, William James já chamava atenção para o processamento mental como um fluxo contínuo e incessante. Juntando psicologia e sabedoria indiana, poderíamos dizer que a mente é um fluxo incessante e frenético de macacos pulando de galho em galho.

Essa condição mental de distração, ou seja, de não permanecermos envolvidos com uma tarefa durante o tempo que desejamos, dá total liberdade à fábrica de pensamentos (fantasias, imaginação, lembranças, preocupações, planejamentos). Você já reparou que a distração acontece com mais frequência durante a realização de tarefas que não demandam, intensamente, nossa atenção ou interesse, como, por exemplo, lavar louça ou tomar banho? Quanto mais automatizada a execução de uma atividade, maior a probabilidade de nos distrairmos, porque simplesmente não precisamos nos lembrar de como realizá-las. E o contrário também ocorre. Ficamos mais atentos diante de situações novas. Se você tiver, por exemplo, de se equilibrar em uma ponte estreita para cruzar um rio carregando um pertence de grande valor, dificilmente se distrairá.

As situações automatizadas, muitas vezes, são vividas de modo tão desatento que nem nos lembramos do que fizemos. Quantas vezes você já acordou, vestiu-se, tomou café e dirigiu até o trabalho sem nem mesmo notar que estava realizando essas tarefas? Isso ocorre porque você estava envolvido com outros pensamentos mais importantes ou mais interessantes, conforme seu julgamento. O problema passa então a ser: por onde andava sua mente, já que não estava ligada na realidade vivida?

Não há nenhum problema em pensar em outra coisa quando se está fazendo, por exemplo, exercícios de musculação ou qualquer outra tarefa, desde que essa seja a intenção. Pode-se pensar nessa ou naquela questão, se esse era o foco ou a intenção. A crítica se refere a pensamentos aleatórios, desconexos; macaco pulando de galho em galho, sem rumo. E essa é nossa condição mais frequente. Precisamos saber para onde a mente vagou e com o que ela se envolveu para podermos decidir se nos engajamos ou não nesse fluxo de pensamentos. Assim, podemos dar um passo para trás e nos livrarmos de sofrimentos desnecessários (experiências secundárias). Quantos pequenos acidentes ocorrem dentro de casa, no trabalho ou na rua simplesmente por estarmos distraídos? O que dizer, então, do trânsito? Segundo estudo do doutor Cédric Galéra (2012), a distração é bem elevada enquanto se está dirigindo, possibilitando um risco três vezes maior de acidentes.

Essa dispersão da mente é um elemento importante para entendermos como o cérebro produz fluxos de pensamentos de forma espontânea, irrestrita e, ao que tudo indica, incontrolável, mesmo quando estamos supostamente descansando. Por intermédio da ressonância magnética funcional, sabe-se que o pretenso estado de repouso é, na verdade, um processo ativo com participação de certas regiões do cérebro. Como já mencionamos antes, a *default mode network* (DMN) é uma rede cerebral específica que mantém a atividade no córtex frontal e parietal em pleno funcionamento quando o indivíduo não está focado em algum estímulo. Isso permite que o cérebro permaneça em vigília, emitindo um fluxo constante de pensamentos. Surgem, assim, os devaneios, a fantasia, o sonhar acordado, com uma série de pensamentos autorreferenciais, desde conjecturas acerca do futuro até memórias do passado (Gusnard e Raichle *et al.*, 2001). É essa rede que se ativa quando nos distraímos enquanto estamos praticando mindfulness. Logo, não há nada de errado com sua cabeça quando isso ocorre. É apenas uma condição funcional do cérebro.

No caso de praticantes de meditação, os estudos indicam que eles conseguem desligar essa rede de modo padrão, não só quando estão meditando, como também enquanto estão vivenciando as atividades de seu cotidiano, desenvolvendo, dessa forma, uma alteração no modo de funcionamento do cérebro. Ao se comparar resultados de ressonância magnética funcional de meditadores e não meditadores, constata-se que o desempenho dos primeiros é superior na capacidade de sair mais rapidamente de uma distração e de desligar essa rede de modo padrão (Pagnoni *et al.*, 2008). Parece que estão vivendo em um modo realmente mais integrado de experiência (Taylor *et al.*, 2013).

Por isso insistimos que, na prática de exercícios de mindfulness, é importante não brigar consigo ao se perceber distrações. É preciso apenas voltar, com paciência, perseverança e gentileza, para o foco atencional, porque é da condição do cérebro essa característica de devanear. Vale destacar que, em um cérebro jovem e saudável, a atividade da DMN diminui rapidamente quando a pessoa se engaja em uma atividade, enquanto em pessoas idosas e, principalmente, em indivíduos com doença de Alzheimer ou esquizofrenia, o contrário ocorre.

A neurociência cognitiva já pesquisa há algum tempo essa interligação das diferentes redes do cérebro, por meio da qual uma atividade é capaz de suprimir outra. Se você, ao ler esta página, estiver, ao mesmo tempo, pensando no próximo final de semana, é quase impossível apreender o conteúdo do que está lendo, não é mesmo? Mas não se alarme. Com isso, não queremos dizer que você não possa mais imaginar, viajar, divagar. É claro que pode. Aliás, não somente pode, como deve, pois muitas atividades de divagação podem ser úteis para o cotidiano. A questão é que você precisa estar atento a esse processo. É necessário que ele seja intencional. O problema é quando a mente viaja por conta própria, sem que seja esse seu desejo. E não é nada difícil isso acontecer. Planejar, refletir, imaginar para criar, desde que de modo deliberado, não é estar no piloto automático, e sim em ação atenta. Mas, cuidado. Não se trata, também, de controlar o devaneio, pois isso não tem lógica. O cérebro entra em devaneio por questões diversas de contingenciamento de energia. Trata-se, sim, de manter uma atenção serena e permanente ao processamento da rede padrão. Nem sempre teremos essa habilidade ou condição, mas é por isso que treinamos mindfulness.

Nas práticas de mindfulness, notaremos que nossa atenção flutua entre estar explorando atentamente as experiências e os momentos de distração. É importante perceber a distração, para que possamos nos desengajar dela. Quando isso acontece, é um momento muito importante. Assim, em vez de se frustrar porque notou que estava devaneando, alegre-se, porque esse é um instante mindfulness. Afinal, você acordou de novo.

Saindo da automatização

Sempre que nos deparamos com um estímulo novo, nossa atenção é mobilizada por um tempo maior. Após algumas repetições, ele perde sua capacidade de nos mobilizar como antes. É o que chamamos de habituação. Depois de aprendermos qualquer tarefa, nosso comportamento torna-se automático. Você se lembra da primeira vez que andou de bicicleta? Parecia algo tão difícil, não é verdade? Equilibrar-se, pedalar, frear e ainda olhar para o ambiente em volta... quantas coisas simultaneamente! Mas, depois de se habituar, você era capaz de fazer isso de olhos fechados. Assim, uma atividade que, de início, nos parece uma aventura, com o tempo, passa a ser algo que executamos sem atenção, conseguindo nos envolver com outras tarefas paralelamente, como refletir ou ouvir música, por exemplo. Logo, é natural que, à medida que nos habituamos a um determinado estímulo, ele vá recebendo cada vez menos atenção.

É por isso que normalmente não percebemos detalhes do cotidiano, como o barulho da rua, a sensação do contato da pele com a roupa e outros tantos fatos que não demandam atenção. Dedicamos, sim, uma grande atenção aos estímulos novos. Sob o ponto de vista evolutivo, quando percebemos que um estímulo não gera perigo, ele automaticamente passa a ser ignorado. No entanto, basta que um novo apareça para que nossa atenção se volte para ele e fiquemos alertas.

O cérebro humano automatiza seu funcionamento, reduzindo, assim, a probabilidade de erros, economizando energia e realizando algumas tarefas em segundo plano para tentar otimizar o tempo. No dia a dia, repetimos os mesmos trajetos, nos relacionamos com as mesmas pessoas, seguimos rotinas e rituais, fazemos muita coisa sem refletir. Costumamos automatizar até os momentos mais prazerosos de nossa vida, como degustar uma refeição deliciosa, curtir o banho depois de um dia estressante, desfrutar das manifestações de afeto de pessoas queridas. Até mesmo a atividade sexual é por vezes vivida dessa forma automática. Com isso, abandonamos a vivência da riqueza dos detalhes que diferenciam as experiências a cada instante e proporcionam essa real conexão com a realidade presente. Se por um lado a capacidade de agir no piloto automático garante vantagens, ela também cria uma vulnerabilidade às distrações que podem causar sofrimento.

Nas práticas de mindfulness, estamos treinando maneiras de sair desse processo repetitivo e robotizado. A mente aprende rapidinho a prestar atenção na respiração, no corpo, no movimento e nos demais exercícios, mas a automatização também vem para a prática. Afinal, muitas práticas são monótonas, simples e repetitivas, e é justamente isso que queremos desenvolver: a possibilidade de estarmos realmente atentos àquilo que estamos fazendo, percebendo nossa experiência, tendo o cuidado para não automatizar até a prática, para podermos evitar, assim, a automatização instantânea das coisas. Mantendo a curiosidade ativa, atitude essencial de mindfulness, conseguimos nos conectar com as sutis diferenças reveladas a cada instante. Afinal, uma mordida em uma maçã nunca é igual à outra.

O novo inconsciente?

A imagem de um iceberg cabe bem para ilustrar a concepção da mente humana. Nessa metáfora, a parte da superfície equivale à consciência; a parte submersa, ao inconsciente. É importante enfatizar que não estamos nos referindo ao modelo de inconsciente freudiano, pois o conceito psicanalítico não tem a ver com o da neurociência, de que tratamos aqui.

Para a neurociência contemporânea, a maior parte da atividade do sistema cérebro-mente é, de fato, inconsciente. Para entender esse processo, no entanto, é preciso reformular esse conceito. Em 1987, em um artigo na revista *Science*, o psicólogo John Kihlstrom denominou esse "novo" inconsciente de "inconsciente cognitivo", argumentando que o funcionamento da mente envolve processos inconscientes e conteúdos conscientes.

No livro *The New Unconscious* [O Novo Inconsciente, em tradução livre], Hassin, Uleman e Bargh relatam que o cérebro efetua um processamento de informações envolvendo operações complexas, cujo resultado pode se transformar em conteúdo consciente. No entanto, não estamos conscientes do processamento em si, somente do resultado final, porque não temos acesso às operações que originam esse conteúdo. Isso sugere que todos os principais processos mentais podem operar automaticamente. Na prática de mindfulness, é possível notar que surgem lembranças e insights, mas não nos detemos neles, perguntando: "De onde vem isso?", "O que significa?", "Como minha mente produziu essas coisas?"

Identificamos as experiências que ocorrem no campo da consciência com a tranquilidade de saber que vieram de um processamento implícito, do qual não temos domínio.

Neste capítulo, aprendemos que: (1) usamos a capacidade máxima de nosso cérebro; (2) nossa atenção tem nuanças peculiares que podem ser treinadas a nosso favor; (3) nos distraímos muito, perdendo qualidade de vida, tempo e energia; (4) automatizamos tudo, descartando a riqueza dos detalhes das experiências do cotidiano. Então, definitivamente, está na hora de praticarmos mindfulness! Utilize esse antídoto antes que precise dele como um remédio.

A partir de agora, convém levarmos em consideração alguns pontos importantes para planejarmos, da melhor forma possível, a execução de nossas práticas.

CAPÍTULO 4

Planejando: Orientações Gerais e Posturas para as Práticas Formais de Mindfulness

Existem práticas formais e informais de mindfulness. Neste capítulo, abordaremos mais especificamente as posturas para as formais. É importante, no entanto, lembrar que o mindfulness pode ser praticado informalmente no dia a dia, enquanto você caminha na calçada, bebe um café ou toma banho, por exemplo. Basicamente, você pode praticar a qualquer momento, em qualquer lugar, em qualquer posição. A prática de mindfulness é absolutamente inclusiva e funcional. Por isso, é uma ferramenta maravilhosa de autoconhecimento e promoção de qualidade de vida. Para aproveitarmos essas práticas informais precisamos, contudo, de uma base sólida de práticas formais. Sem elas, o efeito das práticas informais pode ser um tanto limitado. Em cada um dos capítulos seguintes você aprenderá, ao menos, uma prática formal.

Na busca de uma postura para as práticas formais de mindfulness, deve-se levar em conta alguns aspectos: (1) o corpo deve sentir o mínimo de esforço muscular possível, ou seja, deve estar confortável; (2) esse conforto é um misto entre o mínimo de relaxamento e o máximo de esforço muscular gerador de tensão. É como uma corda de violão afinada, nem muito tensa, nem muito frouxa; (3) a postura deve oferecer suporte a um estado de alerta e vigília, e não de sonolência ou torpor.

Seguindo essas dicas, não há restrições de qualquer natureza em relação à postura. É importante ressaltar que, se está lidando com problemas de saúde ou dor crônica, será necessário adaptar a postura à sua necessidade. Nunca adote uma posição que lhe cause dor, particularmente se tiver problemas ortopédicos ou de circulação. O autocuidado vem em primeiro lugar, sempre. Para algumas pessoas, a melhor postura para praticar será deitada; para outras, sentada em uma cadeira, almofada ou banquinho próprio para meditação. Há quem vá achar mais confortável ajoelhar-se ou sentar-se de pernas cruzadas no chão. Algumas práticas formais podem ser feitas até mesmo em pé, desde que o corpo tenha sustentação e estabilidade. Às vezes, você pode precisar alterar sua postura enquanto pratica, especialmente se tiver uma condição em que o corpo requeira um movimento regular. Não há qualquer problema em mudar de posição no meio da prática, desde que aproveite a oportunidade para perceber o movimento da atenção. É sempre importante ter em mente a seguinte questão: preciso *mesmo* me movimentar agora?

De qualquer maneira, no contexto em que treinamos mindfulness – o campo científico da saúde –, não perseguimos qualquer tipo de rigidez ou imobilidade em relação à postura. Do mesmo modo, não nos sentamos para praticar, necessariamente, com a mesma intenção que um budista. Não há uma implicação sagrada, no sentido religioso, na prática de mindfulness. Ela é totalmente secular, baseada no autocuidado, e você (e não nós!) é a pessoa mais indicada para estabelecer a melhor intenção e postura para sua prática. Esteja atento e se cuide.

Algumas opções de postura

Sentar e equilibrar a pélvis

A chave para encontrar uma postura sentada confortável é o ângulo da pélvis. É ela que alicerça toda a parte superior do corpo, e seu ângulo afeta o alinhamento da coluna, do pescoço e da cabeça.

Passamos muito tempo sentados e vamos adquirindo o mau hábito de nos curvarmos, fazendo com que a parte inferior da coluna perca sua curvatura natural, deixando os ombros arredondados e a cabeça se sobressaindo à frente da coluna. O pior de tudo é a tensão que acabamos por produzir no pescoço. Se conseguir encontrar uma postura em que a pélvis permaneça equilibrada e ereta, a coluna irá acompanhar a curva em "S" natural de seu desenho. Teste, experimente, tente encontrar esse encaixe. Sinta no seu corpo.

Essa postura permite que a cabeça descanse levemente na parte superior da coluna, e a parte de trás do pescoço se alongue e relaxe, com o queixo ligeiramente curvado para dentro, ao longo da base do crânio, promovendo naturalmente, assim, um senso de abertura e de espaço. A pélvis equilibrada também possibilita que as pernas se acomodem em direção ao chão, criando o mínimo possível de tensão nos músculos maiores das coxas e dos quadris.

Uma boa maneira de descobrir se sua pélvis está ereta é incliná-la para trás e para frente algumas vezes, procurando o ponto de descanso e equilíbrio no meio. Você também pode colocar as mãos sob as nádegas enquanto estiver sentado e sentir os ísquios (aquelas pontas ósseas no fundo das nádegas). Quando a pélvis está equilibrada, a maior parte do peso fica exatamente em cima desses ossos, em vez de nas nádegas ou na região pubiana. Também é importante descansar as mãos da maneira mais cômoda que puder encontrar para evitar o desconforto do peso nos ombros durante a prática. Permita que seu queixo se recolha ligeiramente, e o olhar se volte gentilmente para baixo, com os olhos abertos ou fechados. A coluna deve assumir sua curvatura natural. Assim, a cabeça e os ombros se assentam confortavelmente sobre ela. Veja a imagem:

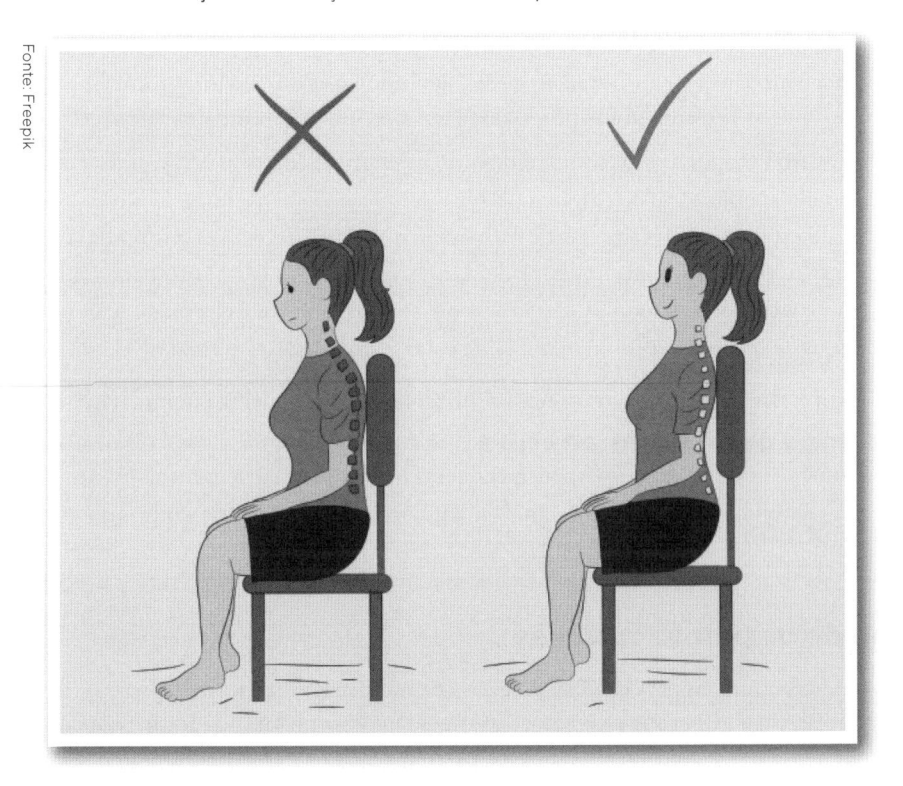

Sentado em uma cadeira

Se você decidir sentar-se em uma cadeira, o melhor é escolher uma que tenha encosto reto, como uma cadeira de jantar. Se suas costas forem bastante fortes, isso pode ajudá-lo a se sentar um pouco mais à frente na cadeira, deixando a coluna vertebral livre para seguir suas curvas naturais. Se forem mais frágeis, coloque uma almofada atrás para lhe dar apoio, mantendo a coluna ereta, ou simplesmente se encoste na cadeira. Se tem incômodos cervicais, pode ser interessante aproximar a cadeira de uma parede e utilizá-la para apoiar a cabeça. Nesse caso, melhor ainda é usar uma pequena almofada para colocar na nuca. Lembre-se: se tiver dores constantes ao ficar nessa posição, interrompa a prática e procure seu médico.

Depois dessa primeira parte, certifique-se de que seus pés estão apoiados no chão. Caso não estejam, coloque uma almofada ou travesseiro sob eles, para que façam contato firme e estável com o solo. É bem provável que pessoas de menor estatura precisem desse apoio. Existem blocos feitos de material EVA que podem ser utilizados para dar sustentação aos pés.

Ajoelhado no chão

Se você resolver ajoelhar-se no chão, utilize sempre uma superfície acolchoada, que dê suporte aos joelhos e quadril. Algumas pessoas com problemas na coluna sentem-se mais confortáveis nessa posição para praticar. Talvez seja mais fácil ajustar a pélvis, ficando-se em uma postura mais equilibrada e ereta, quando as coxas estão em um ângulo menos agudo do que os noventa graus produzidos aos nos sentar em uma cadeira.

Por outro lado, essa posição pode ocasionar algum incômodo nos joelhos e tornozelos. Opte por ela apenas se tiver absoluta certeza de que não se machucará. Nesse caso, não se esqueça de estabelecer a altura certa. Se você for muito alto, sua pélvis tende a se inclinar para frente, deixando a parte inferior das costas curvada; se for muito baixo, a bacia pode rolar para trás, arredondando as costas e os ombros. Ambos os extremos criam uma postura inadequada que pode produzir dor nas costas e uma sensação geral de tensão.

Se você sentir alguma tensão nos tornozelos quando ajoelhar, tente apoiá-los em superfícies fofas para levar essa tensão para fora das articulações. Talvez precise da supervisão de uma pessoa com maior experiência nessa postura para orientar sua prática. Portanto, se nunca ficou nessa posição, peça ajuda a alguém mais experiente, como um professor de meditação.

Sentado de pernas cruzadas

Devido a experiências prévias com práticas contemplativas, algumas pessoas podem preferir sentar-se com as pernas cruzadas. Conhecida como postura de lótus (*padmásana*), nela o praticante cruza as pernas e coloca os pés em cima das coxas. Esta não é uma posição recomendada para quem não tem prática, pois requer certo grau de flexibilidade nos quadris, nos joelhos, nos pés e nas coxas.

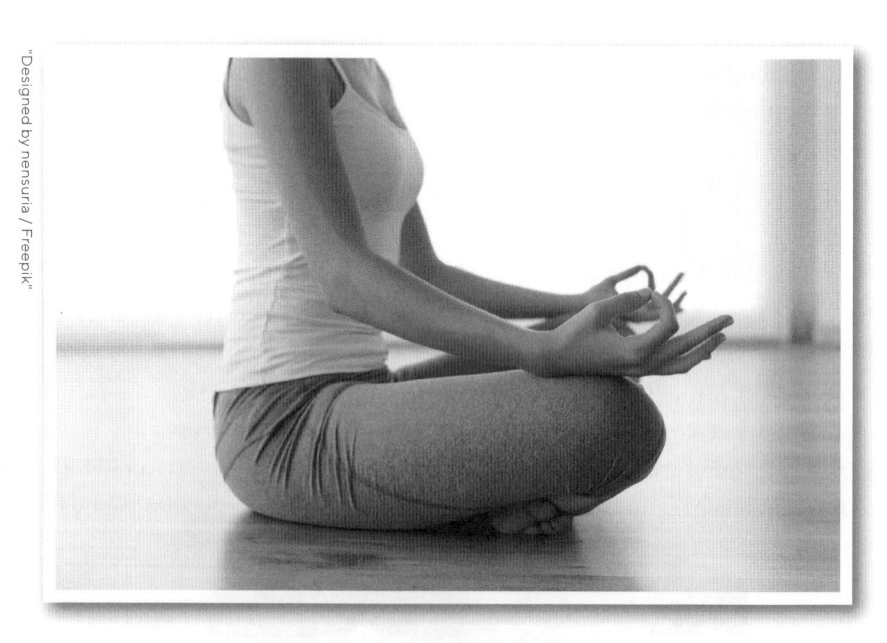

"Designed by nensuria / Freepik"

Na realidade, em mindfulness, não precisamos adotar essa postura, como acontece muitas vezes nas meditações religiosas. Aliás, como na nossa cultura não existe o costume de nos sentarmos no chão, nosso corpo não está acostumado com o esforço dispendido para ficar nessa posição. Quando nos acomodamos no chão de pernas cruzadas, forçamos as articulações dos joelhos e de diferentes regiões da coluna. Corremos, assim, um risco desnecessário de sofrer alguma lesão.

Logo, não há a menor necessidade de sentar no chão para praticar mindfulness, porém, a utilização dessa posição não é proibida. Caso a escolha, é importante dar suporte adequado para as pernas e joelhos. Procure ajustar o cruzamento das pernas conforme seu grau de flexibilidade. Pode-se preencher o espaço entre as coxas e o chão com almofadas, ou simplesmente não colocar os pés em cima das coxas. Recomendamos sentar-se na pontinha de uma almofada, de modo que o desenho da coluna se ajuste naturalmente.

No entanto, vale um alerta: essa postura não é aconselhável para quem sofre de dores crônicas e outras condições patológicas musculoesqueléticas.

Deitado

Algumas pessoas preferem praticá-lo deitadas. Não há nenhum empecilho, mas é preciso manter a atenção, pois essa posição pode informar ao corpo que é hora de dormir ou cochilar. Para alguns, pode ser difícil manter-se atento deitado, mas, para outros, essa pode ser a postura mais adequada. Cada organismo é um universo diferente. Logo, se realmente quiser praticar deitado, escolha um local confortável, como a cama ou o sofá, ou mesmo o chão, utilizando um colchonete ou tapete de yoga. Fique à vontade para colocar uma almofada sob a cabeça e utilizar uma manta para se cobrir, porque sua temperatura pode baixar um pouquinho.

Os braços devem permanecer esticados ao longo do corpo, com as palmas das mãos voltadas para cima ou sobre a barriga, se for mais confortável. Afaste as pernas uma da outra o suficiente para sentir que o corpo está bem acomodado. Certifique-se de que ele está alinhado, especialmente, o pescoço e a cabeça. Experimente colocar uma almofada abaixo dos joelhos ou flexionar as pernas, unindo-os, para que a lombar fique bem posicionada, se necessário.

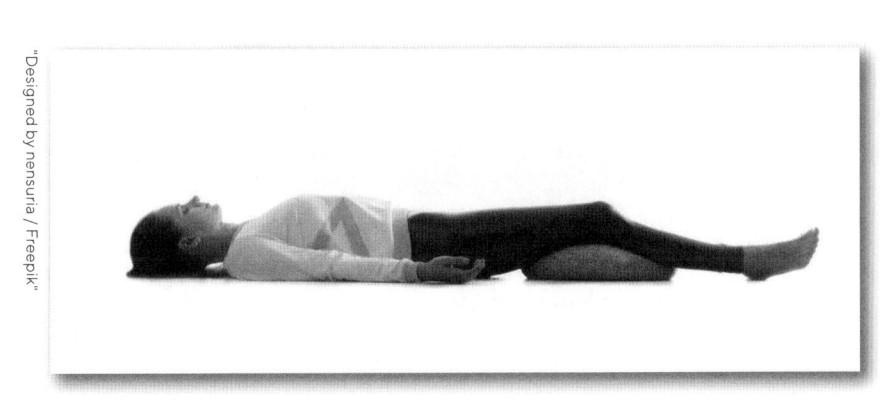

"Designed by nensuria / Freepik"

Em pé

Também é possível praticar o mindfulness em pé. Por exemplo, se você estiver com muito sono, poderá ficar de pé para fazer seu escaneamento corporal, mindfulness da respiração ou qualquer outra prática formal, desde que mantenha a postura correta da coluna. Mais adiante, abordaremos a caminhada em mindfulness, que é uma prática formal, e também os movimentos utilizando a técnica. Como já dissemos, uma das riquezas de mindfulness é seu caráter inclusivo; há muitas maneiras de praticar. A figura apresenta quais as posturas que sobrecarregam a sua coluna e qual a posição ativa e correta. (Bad = Prejudicial = X e Right = Correta = V).

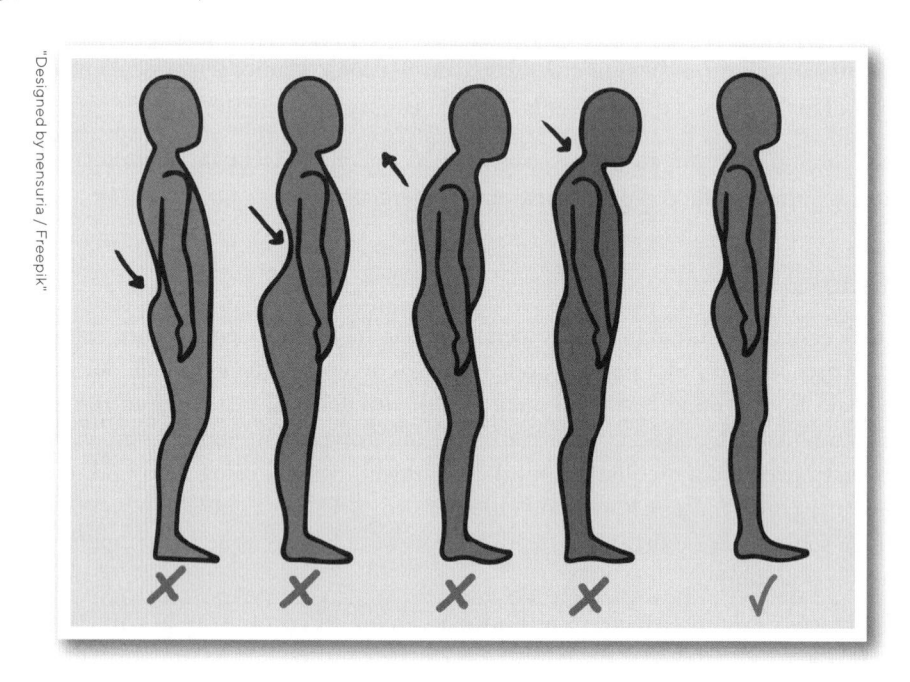

"Designed by nensuria / Freepik"

Lembre-se da "postura interna"

Além da posição física e externa, é importante estabelecermos uma postura interna. Então, depois de encontrar uma postura estável para o corpo, busque encontrar um estado de abertura interna à prática. Um recurso que ajuda é fazer algumas respirações profundas, inspirar e expirar vagarosamente pelo nariz, para relaxar um pouco a tensão. Permita-se soltar o peso do corpo, afundá-lo na superfície que o ampara, soltando as pernas, o tronco, o corpo como um todo, em uma intenção de receptividade à prática que vai realizar. Sinta o contato firme com o solo, descontraia-se e se entregue. Tentou fazer isso enquanto lia? Que bom! É esse o espírito da coisa!

Outra dica é girar os ombros para trás, sentindo uma maior expansão no peito. Se conseguirmos estabelecer uma base sólida de consciência corporal, será mais fácil aquietar um pouco o fluxo de pensamentos. As tradições contemplativas utilizam uma metáfora interessante para as posturas: o corpo firme e estável é como uma montanha; a mente aberta, como o céu; o coração, como o mar, onde fluem as ondas emocionais. Uma bela forma de tornar nossa prática mais poética, não acha?

Condições psicológicas e a prática de mindfulness

Tome cuidado! O programa de oito semanas de mindfulness não é recomendado para participantes que apresentem sintomas que possam se tornar riscos emocionais, como sentimentos intensos e frequentes de tristeza, raiva, ansiedade ou medo, porque eles podem parecer ou se tornar mais fortes à medida que a prática se desenvolver, já que prestar atenção de maneira consciente – talvez pela primeira vez – pode extravasar emoções. Além disso, o mindfulness também não é recomendado para pessoas com histórias de traumas, abusos, perdas recentes significativas, grandes mudanças na vida ou abuso e dependência de substâncias. A prática oferece o risco de que os participantes façam descobertas sobre si mesmos que podem não gostar, por serem desafiados e se encontrarem diante do desconhecido. Embora a aprendizagem experiencial seja frequentemente não linear; os sintomas dos participantes podem, às vezes, piorar, particularmente nas primeiras semanas do programa. Mesmo com a prática regular, os participantes podem sentir que "nada está acontecendo". Isso é normal e um aspecto típico de qualquer processo de aprendizado, mas que se torna arriscado para participantes sintomáticos (Santorelli, Florence, & Lynn, 2017).

Os autores, baseados em suas experiências com alunos de grupos de mindfulness e com participantes de suas pesquisas, observam e confirmam que a existência de efeitos adversos das práticas de mindfulness depende das condições de saúde física e psicológica dos praticantes. Na tese intitulada "Viabilidade e Eficácia Preliminar de uma Intervenção Baseada em Mindfulness nos Sintomas de *Burnout* em Profissionais da Atenção Primária à Saúde: Estudo controlado", de Sopezki (2018), algumas reações desagradáveis observadas após as práticas formais de mindfulness foram: intenso desconforto emocional, culminando em crises de choro, intensa manifestação de raiva e sensação de forte ansiedade, medo e desconfortos físicos, como tensão muscular, dores de cabeça e tontura. Inclusive no grupo comparativo, que era um grupo de relaxamento, alguns participantes disseram sentir tontura devido aos exercícios respiratórios.

Embora os efeitos desconfortáveis provenientes das práticas de mindfulness tenham sido transitórios, é importante que o leitor saiba que, dependendo de como está o seu corpo e suas condições de saúde psicológica, quando for convidado a se observar, ou seja, colocar uma "lupa" naquilo que já está presente (conscientemente ou não), poderá encontrar essas surpresas desagradáveis. Morgan, Simpson e Smith (2014) justificam que isso acontece devido à dificuldade comum dos participantes de grupos de mindfulness encararem e permanecerem com o desconforto – que faz parte da prática e da vida.

Acreditamos que você, leitor, seja a pessoa mais adequada para avaliar se a sua condição de saúde atual comporta qualquer convite a permanecer com o desconforto que surgir em qualquer prática. Mas mantenha a curiosidade acesa, afinal, se uma série de desconfortos segue frequentemente surgindo, e você tem dificuldades de lidar com isso, talvez existam outros tipos de práticas ou de cuidados que estejam mais adequados às suas necessidades do momento. Nesses casos, o ideal seria buscar cuidado psicológico. O psicólogo poderá trabalhar com mindfulness na psicoterapia de maneira complementar, prudente e ajustada à sua demanda. Neste livro, buscando atenuar algum desconforto que não consiga tolerar, incluímos faixas que envolvem relaxamento.

Aaron Beck (2013, 2015), pai da Psicologia Cognitiva, destaca que o mindfulness é uma ferramenta bastante antiga e que serve de estratégia dentro do modelo teórico geral da terapia, desde que atenda às necessidades específicas dos pacientes, com base na conceitualização de cada caso. Beck reconhece que as técnicas de mindfulness envolvendo mudança de foco podem ajudar os pacientes a se distanciarem de pensamentos ruminativos e disfuncionais em situações de desconforto, mas chama a atenção para o uso adequado dessas técnicas, de modo a não reforçar comportamentos de esquiva (ou seja: não fugir constantemente do desconforto emocional), porque essa mudança de foco da atenção não estaria a serviço de ajudar os pacientes a modificar seu comportamento para que corresponda a seus objetivos e valores.

Repare que o desconforto é incluído na prática de mindfulness, e esse tema será explorado nos demais capítulos deste livro.

PARTE 2

PLANO DE AÇÃO EM 8 SEMANAS

Semana 1
Saindo do Piloto Automático e Sentindo o "Gosto" do Mindfulness

Até o momento, refletimos teoricamente sobre o que é mindfulness, como funciona e apresentamos algumas dicas para sua prática. No entanto, mindfulness é uma habilidade que precisa ser cultivada pela experiência direta. Não se trata apenas de observar, mas sim da maneira pela qual atentamos ao que está acontecendo a cada momento. O mindfulness é uma abordagem ativa e somente faz sentido na prática diária. Logo, não adianta manter um envolvimento puramente intelectual com o assunto. Pode parecer difícil entender essa diferença, então preparamos um programa para colocá-lo em ação.

Reflita sobre as duas situações que seguem:

1. Você está com as malas no carro, pronto para uma viagem por uma rota que planejou ao longo de meses. Começa a dirigir animado, atento e curioso, explorando cada paisagem que encontra, notando a mudança de vegetação à medida que avança, observando os animais, o céu, os cheiros dos lugares por onde passa e curtindo a música que está tocando. Logo, você está desfrutando da riqueza de cada momento, pois é a primeira vez que os vivencia.
2. Você está no carro dirigindo por um caminho familiar, talvez aquele que pega para ir ao trabalho todos os dias. Ao chegar lá, um colega comenta sobre um prédio que finalmente ficou pronto naquela rua, e você se dá conta de que nunca notara o prédio antes, ou qualquer outra coisa no caminho, pois dirigia totalmente no piloto automático, preocupado, pensando em tudo o que precisava fazer naquele dia.

Claro que, nessas duas situações, você estava prestando atenção no trânsito, pois isso é necessário para chegar com segurança a seu destino. No entanto, ao longo da vida, precisamos prestar atenção em tudo que estamos fazendo. Quantas vezes você deve ter ouvido algum familiar ou professor dizer: "Preste atenção!" Eles sabiam muito bem por que estavam insistindo nisso! O que muda entre essas duas situações não é sua atenção no trânsito, mas sim a qualidade da atenção que está dando a cada um dos momentos.

A segunda situação ilustra bem o que acontece durante grande parte do nosso dia (e das nossas vidas). Vivemos e experimentamos a realidade de maneira automática, limitada, sem aproveitarmos o que realmente está acontecendo. Isso ocorre, na maioria das vezes, por dois motivos: primeiro, porque estamos constantemente envolvidos em pensamentos sobre o passado ou preocupações em relação ao futuro, ainda que ligados a coisas corriqueiras como, por exemplo, o que vamos almoçar hoje, que roupa vestiremos, por que dissemos determinada coisa etc. O segundo motivo é que temos a tendência de julgar nossas experiências antes de passarmos por elas, ou enquanto estamos passando, e acabamos ficando presos naquilo que achamos sobre tal experiência, em vez de simplesmente experienciá-la.

Isso acontece porque queremos sempre encontrar respostas e somos cobrados a fazer algo para chegar a algum resultado. Ao longo da vida, nossa mente foi sendo condicionada a funcionar assim, e o problema é que esse automatismo não nos permite ver outras possibilidades ou experimentar novas formas de ser.

Assim, vamos nos condicionando a ter sempre o mesmo tipo de resposta perante as situações da vida, porque acreditamos em nossos pensamentos e não enxergamos que podemos ser flexíveis e nos abrir para observar as situações de uma nova maneira. Esse engajamento com nossos pensamentos, por sua vez, fortalece cada vez mais nossas crenças e julgamentos sobre nossa experiência. Dessa maneira, vamos ficando presos a padrões de pensamentos e a comportamentos que favorecem a continuidade ou o agravamento de quadros de estresse, depressão e ansiedade, podendo torná-los crônicos ou recorrentes.

Isso acontece porque queremos resolver tudo de maneira racional. No entanto, ao agir assim, sem nos darmos conta, já estamos nos envolvendo com novos pensamentos e preocupações que trazem alterações de humor, como irritação, medo ou ansiedade, gerando novos pensamentos, e assim sucessivamente. Não percebemos também que esses pensamentos, muitas vezes, são responsáveis pela forma como estamos nos sentindo e que os próximos pensamentos que surgem são baseados não na realidade dos fatos, mas sim em uma pressuposição da nossa própria mente. É o que chamamos de espiral ruminativa ou espiral de sofrimento.

Viver nesse piloto automático, além de não nos permitir ver que estamos sofrendo por nos envolvermos demasiadamente com nossos pensamentos, também nos impede de viver mais intensamente as boas experiências que temos a cada dia, pois estamos sempre preocupados demais com o que iremos fazer depois. É exatamente em relação a esses dois aspectos que mindfulness mais tem a nos oferecer. Quando nos abrimos a nossas experiências com uma atenção curiosa e sem julgamento prévio, conseguimos desfrutar delas de um modo que não ocorria antes, o que nos ajuda a valorizar mais os pequenos prazeres que vivenciamos a cada momento. Percebemos também que nossos pensamentos, emoções e sensações corporais são eventos fugazes e que temos a escolha de nos engajarmos neles ou não. Identificamos que os pensamentos nem sempre correspondem à verdade ou são uma representação correta de nós mesmos; são apenas mais um evento criado pela mente. Aprendemos a ver mais claramente nossos padrões mentais e a reconhecer quando estamos ficando preocupados, tristes ou ansiosos. A partir dessa percepção, somos capazes de fazer uma pausa antes de nos entregarmos à espiral ruminativa e observá-la, em vez de nos deixarmos simplesmente ser engolidos por ela. Isso tudo nos ajuda a quebrar a associação que antes fazíamos entre humor negativo e os pensamentos negativos que geralmente o acompanhavam. Vamos desenvolvendo a habilidade de permitir que essas emoções e pensamentos desafiadores venham e vão, sem ter a necessidade de resolvê-los ou evitá-los. Aprendemos a entrar em contato com o momento presente, sem sermos levados a ruminações sobre o passado ou preocupações sobre o futuro (Williams, & Kuyken, 2012).

Todos esses benefícios acontecem à medida que praticamos e cultivamos a habilidade de nos observar. Vamos lá?

Para dar início a essa caminhada, vamos começar com um exercício que se utiliza de uma atividade que realizamos todos os dias – comer!

Para fazer esse exercício, você vai precisar de pelo menos uns dez minutos. Veja se terá esse tempo disponível antes de iniciá-lo. Se não, deixe para realizá-lo em outro momento. Também será necessário um punhado de uvas-passas. Caso não as tenha em casa, pode utilizar qualquer outra fruta seca ou castanhas. O importante é que seja algo bem simples. Sugerimos apenas que não troque por outro alimento somente por não gostar de uvas-passas. Como dissemos anteriormente, trabalhar a curiosidade e a mente de principiante é o ponto-chave nesse processo. Escolha um local em que possa se sentar confortavelmente e em que não haja o risco de ser interrompido. Permita-se fazer pausas entre um comando e outro, realmente experimentando cada etapa. Vamos começar?

Comendo uma uva-passa com mindfulness

Esta atividade, envolve algumas etapas. Nós as descreveremos aqui separadamente, mas você pode envolver todos os seus sentidos ao mesmo tempo ao se entregar a essa experiência.

Prática da uva-passa
(Áudio de apoio 1)

> Quando estiver pronto, comece a observar seu corpo como um todo, deitado ou na posição escolhida. Note seu peso, a sensação da pressão gerada pelo contato do corpo com a superfície, sua temperatura. Deixe a gravidade atuar sobre você, como se a cada respiração seu corpo afundasse um pouco mais e fosse ficando mais integrado à superfície que o recebe.
>
> Para começar, pegue algumas uvas-passas na mão e as observe. No seu tempo, veja as que lhe chamam mais a atenção e escolha uma delas. Atente-se bem para o que o levou a fazer essa escolha. Traga curiosidade e uma postura de abertura interna para esse objeto. Segure-o entre o indicador e o polegar, ou coloque-o sobre a palma da mão. Imagine que você é um extraterrestre que está vendo isso pela primeira vez e precisa descrevê-lo para seus conterrâneos.
>
> Agora que a uva-passa está na sua mão, explore visualmente cada detalhe. Observe a cor, se tem tonalidades diferentes, mais escuras ou mais claras. Note se existe brilho, se há partes opacas. Observe as reentrâncias, o formato – talvez você queira olhá-la contra a luz. Veja o que percebe. Pode ser que existam partes mais transparentes, outras, com uma cor mais sólida. Vá explorando, momento a momento.
>
> Talvez surjam alguns pensamentos enquanto você realiza essa prática. "Para que estou fazendo isso?", "Pareço um estúpido olhando assim para uma uva-passa." São reflexões que podem lhe

passar pela mente. Não se preocupe, é natural que isso ocorra. Da melhor maneira possível, procure apenas identificá-las como pensamentos e deixe-as passar, retornando novamente à uva-passa.

Se quiser, você pode fechar os olhos e explorar a uva-passa pelo tato. Sinta a textura, note se é macia ou dura, se existem partes mais firmes que outras. Observe se esse objeto é grudento ou não. Talvez haja partes com mais textura, outras mais lisas. Explore-as com seu tato, experimente rolar essa uva-passa entre os dedos, avalie seu peso.

Já parou para ouvir esse objeto? Talvez ele emita até mesmo um som quando você o aproximar do ouvido e pressioná-lo. Note a presença ou ausência do som. Você pode também levar a uva-passa até o nariz e perceber seu cheiro. Observe se esse cheiro provoca alguma reação no seu corpo, como aumento de salivação ou, quem sabe, até certa repulsa. Note se o cheiro é doce, esteja atento às suas características. Talvez ele lhe traga algum pensamento, ou mesmo lembranças. Apenas os identifique como pensamentos, retornando à observação do cheiro desse objeto, de maneira aberta e curiosa.

Quando estiver pronto, traga gentilmente a uva-passa até a boca e vá explorando as sensações ao passá-la ao redor dos lábios. Qual a sua textura? Observe se surge algum impulso de comê-la ou se livrar dela. Note como é o convite de agora colocá-la dentro da boca, sobre a língua, por enquanto, sem mordê-la. Procure explorá-la. Qual o seu peso? Há alguma mudança em sua textura enquanto está sobre a língua? Rolando-a pela boca, mucosa, palato, constate se há um aumento na salivação. Quando quiser, coloque-a entre os molares e dê uma leve mordida. Repare no que acontece. A salivação aumenta? Há alguma alteração no gosto? A textura da uva-passa se modifica? Talvez haja agora dois pedaços de uva-passa dentro da sua boca. Veja se surge alguma resistência a mastigá-los ou se deseja continuar a mastigação para logo engoli-los. Notando as nuances de cada momento, vá mastigando lentamente, ainda sem engolir. Examine com curiosidade e atenção todas as sensações que surgem à medida que você mastiga essa uva-passa. Agora que está se preparando para engolir, observe também de onde surge essa intenção. Ao engoli-la, perceba-a passando pela garganta, esôfago, descendo até onde conseguir notar. Traga curiosidade para esse processo. Note se existe algum gosto ou sensação remanescente em sua boca, se a língua ainda procura por pedacinhos da uva-passa. Observe também como está seu corpo após essa experiência.

Se seus olhos ainda estiverem fechados, permita que se abram e retorne à sua leitura.

Nesse momento, caso ainda tenha tempo, pode repetir o exercício com outra uva-passa se quiser. Note como é trazer curiosidade para algo que acabou de fazer. Observe também a tendência da mente de comparar suas experiências, fazer julgamentos sobre elas ou alimentar a expectativa de que a segunda vez em que se faz algo possa ser melhor, mais fácil e mais interessante que a primeira.

Ao longo desse aprendizado, sugerimos a utilização de um caderninho, que funcionará como seu "diário de mindfulness". Procure descrever suas experiências para além dos rótulos iniciais que damos, como "boa", ruim", "agradável" ou "desagradável". Traga detalhes como "senti o gosto se modificando desde o momento que coloquei a uva-passa na boca, após dar a primeira mordida, senti um gosto mais intenso na parte de trás e lateral da língua...". Anote nele suas experiências a cada prática. Além de ajudar a construir o aprendizado aos poucos, em longo prazo, lhe dará uma perspectiva de como a maneira de se aproximar de suas experiências se modificou. Em longo prazo, a ideia é que você se torne mais íntimo das suas próprias experiências, estando disponível de uma maneira que não estava antes. Se quiser tentar, já pode anotar suas observações sobre essa primeira prática. Caso não queira escrever, apenas pergunte a si mesmo:

1. Como foi minha experiência? O que experimentei no exercício?
2. Que sensações físicas observei? Que textura, cheiro e gosto percebi?
3. Senti alguma emoção? Qual? Onde ela se manifestava em meu corpo?
4. O que aconteceu com minha mente durante o exercício? Tive pensamentos, memórias, expectativas? Fiz algum julgamento?
5. A forma como experimentei essa uva-passa é similar ao modo que geralmente como?
6. A maneira como a experimentei é semelhante ao modo como vivencio outros aspectos da minha vida?
7. O que pude aprender com esse exercício?
8. O que ele tem a ver com redução de estresse?

Muitas vezes, a experiência de outras pessoas pode nos ajudar a compreender nossa própria experiência. Veja como alguns participantes de nossos grupos responderam a essas perguntas:

Alan: "Apesar de gostar de uvas-passas e comê-las todos os dias, geralmente pego um monte e coloco na boca, sem realmente explorar o sabor. Nunca tinha notado como uma uva-passa pode ser tão saborosa. Pude perceber uma explosão de sabores ao dar apenas uma mordida e me senti satisfeito com apenas uma única uva-passa."

Camila: "Não gosto de uva-passa e, quando recebi uma, já comecei a imaginar que teria de comê-la. Isso foi me deixando ansiosa. Mesmo assim, decidi fazer o exercício como estava sendo orientada. Percebi então que, mesmo não gostando do sabor, comer a uva-passa não foi tão ruim quanto eu esperava... Foi uma surpresa para mim, conseguir comer sem cuspir imediatamente."

Roberta: "Quando cheirei a uva-passa, imediatamente lembrei-me do Natal. Comecei a recordar como foi bom o último que passei em família. Lembrei das comidas que preparamos para celebrar a data e de como gostei de estar com meus irmãos e descansar um pouco. Quando voltei ao exercício, já tinha comido a uva-passa..."

Cleusa: "Fiquei emocionada ao fazer esse exercício, porque refleti sobre como tenho vivido minha vida. Quanta coisa tenho deixado passar, sem aproveitar o que os momentos bons me trazem. Não presto atenção no que faço no dia a dia e fico sempre com a sensação de que nem vi o tempo passar."

Sílvio: "Senti vontade de comer logo, como se fosse uma ansiedade mesmo. Quando fui perguntado se eu notava isso também na minha vida diária, me toquei que sim. Ajo assim com tudo na minha vida, como se nunca tivesse tempo para fazer as coisas com calma. Isso me deixa muito estressado."

Ao ler esses depoimentos, podemos refletir sobre algumas coisas que essa prática nos ensina:

1. Ao trazer consciência, abertura e curiosidade para nossas experiências, podemos vivenciá-las em toda a sua riqueza, por mais simples que sejam, o que as torna mais interessante. Podemos, assim, perceber como estamos vivendo no piloto automático, sempre esperando por algo grandioso e deixando de aproveitar os pequenos prazeres que temos a cada momento da vida.

2. Muitas vezes, nossa mente procura nos prevenir de vivenciar certas experiências, pois facilmente embarcamos em nossos pensamentos e acreditamos que as experiências serão sempre as mesmas. Conforme mostra o relato de Camila, não é bem assim.

3. Podemos perceber o quanto a mente naturalmente escapa para lugares e pensamentos que não estávamos planejando, voltando facilmente para o modo automático com que fazemos as coisas. Não há nada de errado nisso, é o que as mentes geralmente fazem. Aqui, estamos aprendendo a perceber quando a mente se distrai e como, de maneira gentil, podemos trazê-la de volta.

4. Se a postura de abertura e curiosidade de experimentar uma simples uva-passa pode transformar nossa experiência de comer, podemos refletir que outros momentos da nossa vida, inclusive os de estresse ou desconforto, também podem ser transformados se trouxermos para a experiência gentileza e curiosidade. Podemos perceber as dicas que nossos corpos nos dão quando estamos passando por certas circunstâncias e explorá-las também com curiosidade, vendo o que acontece e descobrindo diferentes maneiras de nos relacionarmos com as situações.

Como pudemos perceber com esse exercício, normalmente estamos no piloto automático quando comemos, muito preocupados com o que vamos fazer depois, ou simplesmente distraídos ou perdidos em nossos pensamentos, o que traz estresse desnecessário para nossa vida. Você consegue identificar outras atividades do dia a dia que também faz no piloto automático e como tende a se sentir nessas ocasiões? Talvez se lembre de algum momento em que estava dirigindo ou caminhando para determinado destino que não o habitual e acabou pegando a rota errada porque esqueceu que não estava indo para o lugar de sempre; ou de quando estava conversando com alguém e, no final da conversa, não fazia a menor ideia do que a pessoa acabara de lhe dizer; ou mesmo das muitas vezes em que se dirigiu a um cômodo da sua casa para pegar algo e, ao chegar lá, simplesmente não se lembrava mais do que tinha ido fazer ali. São todos exemplos de como nosso modo de funcionamento é automático, robotizado e totalmente dirigido pelo hábito.

O piloto automático nos impede de ver as coisas como realmente são, fazendo com que percamos o contato com a realidade, deixando, assim, de aproveitar e vivenciar a vida. Além disso, quando estamos nesse estado, não nos permitimos entrar em contato com nós mesmos e desconhecemos quem e como somos. Tudo isso faz com que tenhamos dificuldade de mudar: mudar nossa maneira de nos relacionarmos conosco, com os outros e com a vida, e modificar padrões habituais de pensamento e comportamento.

Hábitos somente são hábitos porque foram reforçados ao longo do tempo, sendo incorporados em uma aprendizagem lenta por um sistema de memória conservador e processual, que reflete o conhecimento acumulado ao longo de repetidas ocorrências de comportamentos. Para mudá-los, é necessário que criemos novos caminhos e que os reforcemos também. Existem estudos que mostram que a principal maneira de mudar nossos hábitos é manter uma atenção vigilante, que nos permita identificar conscientemente em que estamos pensando e como estamos agindo a cada momento. Por esse motivo, é sempre importante nos lembrarmos da nossa intenção ao nos engajarmos nesses exercícios e de como é fundamental adotar uma prática aplicada (Quinn, Pascoe, Wood, & Neal, 2010).

Que tal, nesta semana, prestar atenção, com curiosidade e abertura, em outras atividades do seu dia que geralmente realiza de modo desatento? Observe-se, por exemplo, ao tomar banho, lavar a louça, escovar os dentes, trocar de roupa, preparar o café, tirar o lixo. Afinal, essa é a sua realidade presente e, se não estiver ali, onde estará? Talvez seja mais fácil escolher uma atividade e prestar atenção nela todos os dias da semana. Como fazer isso? Exatamente como fizemos com a uva-passa. Por exemplo, digamos que você escolha lavar a louça. Ao realizar essa tarefa, leve sua atenção para o momento. Observe as sensações que a esponja provoca ao encostar na sua pele, note a temperatura da água, a textura e o cheiro do sabão ou do detergente. Perceba a tendência da sua mente de se distrair e se perder em pensamentos. Quando isso acontecer, traga gentilmente a atenção novamente para o ato de lavar a louça. Atente para as cores das vasilhas, para os movimentos de seus músculos.

Se quiser, registre diariamente suas observações no caderninho, relatando como foi sua experiência. Como vivemos frequentemente no piloto automático, às vezes é difícil nos lembrarmos de prestar atenção nas nossas atividades. O uso do diário pode nos ajudar nesse processo, fazendo com que estejamos mais atentos e curiosos ao realizar as tarefas. Observe-se bem. Existe alguma diferença entre fazer essa atividade com atenção, abertura e curiosidade e a maneira como a realiza normalmente no dia a dia? Registre o que você nota.

O exercício da uva-passa mostrou-nos que é possível trazer atenção e vivenciar de maneira diferente atividades diárias, nos dando conta de coisas que geralmente não notamos. Que tal agora refletirmos um pouco sobre nosso corpo, cujos sinais tantas vezes ignoramos?

O papel das sensações corporais como mensageiras do autoconhecimento

A maioria de nós não nota, mas o corpo tem o papel fundamental de funcionar como um termômetro emocional. Quem nunca disse que sentiu um "aperto no estômago", a "cabeça pesada" ou um "frio na barriga"? Essas expressões revelam quanto nossos corpos estão envolvidos nas situações que vivemos e como nos dão dicas quando sentimos qualquer tipo de emoção. No entanto, nesses momentos, estamos geralmente ocupados demais pensando ou tentando resolver o que estamos sentindo, e não nos atentamos ao corpo.

Pensamos estar conscientes, porque percebemos que algo não está bem, talvez por sentirmos alguma dor ou tensão. No entanto, não nos colocamos em uma postura curiosa, consciente e aberta para realmente viver o que está acontecendo. Por que não aceitar o que já está ali e apenas vivenciar a situação com equilíbrio, em vez de ficar julgando se é agradável, desagradável ou nem uma coisa nem outra? Será que podemos trazer a mesma curiosidade e abertura a cada uma dessas sensações?

Essa verdadeira presença em nossos corpos nos ajuda a perceber e vivenciar o que está realmente acontecendo no momento presente, evitando que a mente seja levada a outros lugares e embarque em diferentes pensamentos, como é seu padrão habitual. Que tal um exemplo para ilustrar mais claramente esse processo? Em um dia de trabalho em que estava bastante atarefada, Bianca começou a sentir dor de cabeça. Logo vieram pensamentos como "Justo hoje que meu dia está cheio", "Não posso ter enxaqueca, senão não conseguirei finalizar o trabalho", "Não estou conseguindo raciocinar com essa dor insuportável", "Ai, agora começou a me dar náuseas". Com esses pensamentos, Bianca sentiu-se preocupada e ansiosa com tudo o que ainda precisava fazer naquele dia. Notou que a dor de cabeça só piorava.

Esse exemplo nos mostra que muitas vezes as sensações são seguidas por pensamentos que, por sua vez, trazem emoções que fortalecem as sensações físicas. No entanto, simplesmente pensamos que veio tudo junto e não conseguimos olhar para a situação como resultado de um processo cadenciado. E se Bianca tivesse percebido que a dor de cabeça motivou uma série de pensamentos que, por sua vez, trouxeram preocupações, ansiedade e mais dor de cabeça? O que teria sido diferente? Talvez ela pudesse apenas ter observado que estava com dor de cabeça e procurado notar, de "dentro" da dor, como ela se manifestava naquele momento. Agindo assim, talvez tivesse sido capaz de interromper a espiral de sofrimento antes de ser envolvida por ela.

Logo, o que queremos mostrar com esse exemplo não é simplesmente a importância de prestar atenção na dor, pois certamente Bianca já estava bastante consciente dela. O que queremos destacar é a necessidade de dar uma atenção diferente a nossas sensações, uma atenção curiosa, aberta e gentil. Uma atenção que funcione como um convite, dando permissão para que o que já está presente realmente esteja presente. Uma atenção que não nos mantenha no pensamento de como percebemos nosso corpo, mas sim que explore as sensações e as reações que temos.

Ao trazermos essa forma diferente de atenção para as experiências vividas, nos damos conta de que as sensações do nosso corpo também são eventos passageiros. Ainda que sejam desagradáveis, aprendemos que conseguimos estar na presença delas, sem necessariamente alimentá-las com pensamentos negativos que vão trazendo também emoções desafiadoras. Passamos da posição de ter de resolver nossas sensações- para a de tentar conviver com elas de uma maneira diferente, já que não podemos controlá-las.

Sabemos, no entanto, que, apesar de parecer simples, muitas vezes não nos lembramos de trazer essa atitude para nossas experiências. A boa notícia é que podemos começar a fazer isso a qualquer momento, já que nosso corpo está sempre presente.

Uma dica importante é saber que há uma diferença entre pensar sobre o corpo e entrar em contato com ele de uma maneira diferente. Pensar sobre nosso corpo seria, por exemplo, pensar na forma dos nossos pés, no quanto eles são parecidos ou diferentes dos pés de nossos pais, no tamanho deles, no formato das unhas etc. Vivenciar as sensações do corpo seria notar o contato do pé com o chão, perceber a temperatura em que eles estão naquele momento, sentir o contato entre os dedos, a pressão dos calcanhares sobre o chão.

Nos programas de mindfulness, existe uma prática que nos ajuda a estabelecer esse contato diferenciado com o corpo. Ela é chamada de escaneamento corporal e é um pouco mais longa que a da uva-passa. Se não tiver tempo disponível agora, volte a ela depois. Para começar, procure um lugar em que possa ficar por alguns minutos sem ser interrompido. Geralmente o escaneamento corporal é feito com a pessoa deitada com as costas para baixo em um local em que tenha apoio para todo o corpo (pode ser uma cama, um sofá ou um tapete). No entanto, se você se sentir mais confortável sentado ou de pé, não tem problema. O importante é encontrar uma postura que sustente sua prática e seu estado de alerta. Caso sinta necessidade, pode usar algum apoio sob os joelhos ou pernas para não forçar a lombar.

Vamos experimentá-la?

Escaneamento corporal
(Áudios de apoio 2, 3 ou 4)

Quando estiver pronto, comece a observar seu corpo como um todo, deitado ou na posição escolhida. Note seu peso, a sensação da pressão gerada pelo contato do corpo com a superfície, sua temperatura. Deixe a gravidade atuar sobre você, como se a cada respiração seu corpo afundasse um pouco mais e fosse ficando mais integrado à superfície que o recebe.

Nesse momento, pode ser útil relembrar a intenção que temos ao fazer esta prática, que é a de estar alerta e aberto para experienciar nosso corpo e suas sensações, da maneira como elas estão se manifestando neste exato instante. A intenção não é mudar como está se sentindo, nem ficar mais calmo ou relaxado. Esteja aberto a apenas vivenciar o que está presente no seu corpo neste momento, qualquer que seja sua experiência.

Tendo relembrado essa intenção, vá notando as sensações trazidas pela respiração. O movimento suave do abdome, inflando e desinflando à medida que o ar entra e sai de seu corpo. Perceba a pele se esticando e relaxando com a inspiração e a expiração.

Quando estiver pronto, leve o foco da atenção lá para baixo, para a perna esquerda, notando as sensações do pé esquerdo, mais especificamente dos dedos do pé esquerdo. Traga para a experiência um senso de presença intencional, o interesse de estar presente nas sensações dos dedos do pé esquerdo. Vivencie as sensações existentes, talvez notando o contato entre os dedos, o frio ou o calor que possam estar experimentando. Se não notar nenhuma sensação, não há problema algum. Apenas observe isso também e esteja presente, vivenciando as sensações dos dedos do pé esquerdo.

Na próxima inspiração, se for útil para você, sinta o ar entrando pelos pulmões e descendo pelo corpo, passando pela perna esquerda até chegar aos dedos do pé esquerdo. Permaneça alguns instantes nessa sensação, deixando a respiração chegar até os dedos do pé esquerdo.

Agora, expanda a consciência para as sensações presentes na sola do pé esquerdo. Sinta sua temperatura, o ar passando por ela. Note também o peito e o calcanhar do pé esquerdo. Talvez perceba a sensação de toque e pressão do calcanhar em contato com a superfície em que está apoiado.

Usando agora a respiração para estar presente nas sensações da perna esquerda, sinta o contato da panturrilha com sua roupa ou com a superfície em que ela toca. Note também a canela, com curiosidade e acolhimento a quaisquer sensações que estejam presentes.

Dessa mesma maneira, continue a escanear cada parte de seu corpo, dedicando tempo para cada uma delas. Joelho esquerdo, coxa esquerda e assim sucessivamente. Então, desça para o pé direito, perna direita (panturrilha, canela), joelho direito, coxa direita, chegando aos quadris. Quais as sensações de toda a região pélvica? Virilha, genitália, nádegas... Note também as costas, abdome, peito, ombros... Dedique atenção, abertura e curiosidade a cada uma delas. Chegando aos ombros, direcione a respiração e a atenção às mãos. Perceba os dedos, o contato entre eles, sua temperatura, a presença do ar. Observe também a palma das mãos, o dorso, punhos, braços, cotovelos, antebraços, chegando aos ombros novamente. Direcione a atenção para o pescoço, cabeça, orelhas, face (queixo, lábios, língua, mandíbula, maxilar, bochechas, nariz, olhos, músculos ao redor dos olhos, pálpebras, sobrancelhas, testa) e para a cabeça como um todo.

Durante este exercício, caso note algum desconforto, veja se consegue respirar com ele, assim como fez com as outras sensações, apenas permitindo que ele esteja presente e explorando a sensação com curiosidade.

Inevitavelmente sua mente se distrairá, e não há nada de errado nisso. É o que as mentes sempre fazem. Sempre que notar que ela se distraiu, perceba para onde ela foi e gentilmente a traga de volta para a parte do seu corpo à qual tenha decidido prestar atenção. Faça isso quantas vezes forem necessárias. Notar que a mente se distraiu e trazê-la de volta também faz parte da prática.

Observe a sensação do seu corpo como um todo novamente, habitando o corpo de dentro, sentindo-o. Permaneça aí por alguns instantes e, quando estiver pronto, comece gentilmente a se movimentar, trazendo a atenção para o ambiente em que se encontra e procurando manter essa sensação de presença e consciência ao se dedicar às suas próximas atividades.

É natural que você sinta certa sonolência durante essa prática. Pode ser até que caia no sono. Caso isso ocorra, nas próximas vezes em que for realizá-la, tente algumas estratégias, como deixar os olhos abertos, usar algo para apoiar o braço para cima ou mesmo realizar a prática sentado ou de pé.

Se já terminou a prática, é hora de perguntar a si mesmo sobre a experiência que viveu. Lembre-se de que fazer anotações no diário é sempre uma boa ideia.

1. Como foi sua experiência?
2. Quais sensações físicas notou?
3. Teve sensações sutis, intensas ou ambas?
4. Não percebeu sensação alguma em nenhuma parte do corpo? Como reagiu a isso?
5. Notou se surgiram pensamentos ou emoções relacionados às sensações que estava observando, ou à falta delas? Como se relacionou com eles?
6. Sentir o corpo, em vez de pensar sobre ele, foi de alguma maneira diferente para você?
7. Notou algum detalhe sobre seu corpo que estava distante de sua consciência?
8. Dar esse tipo de atenção ao corpo é familiar para você?

O que podemos aprender a partir da vivência direta das partes do nosso corpo? Ao pensar sobre o corpo, mantemos uma ideia a respeito dele, ideia esta que, na maioria das vezes, vem repleta de concepções, julgamentos e histórias. Em mindfulness, tentamos observar "de dentro" do corpo. É quando sentimos nosso corpo que podemos realmente conhecê-lo, saber como ele de fato é ou como está naquele momento. Com isso, aprendemos como ele nos dá dicas de como estamos nos sentindo a cada instante. Logo, em vez de observar mentalmente o corpo, procure senti-lo. Nessa prática, no lugar de nos envolvermos em pensamentos e tagarelices mentais sobre o corpo, aprendemos a identificar aquilo de que realmente precisamos a cada momento. Identificamos sensações que antes passavam despercebidas; aprendemos a fazer escolhas que nos sirvam melhor. Descobrimos uma nova relação com o corpo, o aceitamos como é e lhe somos gratos por isso. Dessa maneira, também passamos a nos relacionar com nossa vida de forma diferente.

Um ponto importante frequentemente levantado após essa prática é a questão do relaxamento. Afinal, o escaneamento corporal é um relaxamento? Essa é uma pergunta interessante. Apesar de não termos essa intenção com a prática, uma vez que não pretendemos mudar nada, muitas pessoas relatam sentir relaxamento após sua realização. Por que isso acontece?

Embora existam estudos que comprovem uma ativação similar do sistema parassimpático em pessoas que praticam relaxamento e mindfulness, há uma diferença fundamental entre as duas práticas: no relaxamento, há o foco intencional de atingi-lo durante o exercício. Por outro lado, a prática de mindfulness encoraja uma atenção curiosa às experiências do momento presente e tem, na verdade, mostrado uma melhora nas habilidades de controle de atenção dos participantes (Jain *et al.*, 2007; Sauer *et al.*, 2012).

De acordo com Mark Williams e colaboradores, o que pode acontecer é que, apesar de não estarmos tentando relaxar, o simples fato de treinarmos direcionar a atenção para uma única âncora, neste caso, nosso corpo, já promove um descanso importante, uma vez que a mente está acostumada a sempre estar em mil locais através do pensamento. Ou seja, à medida que abro mão de todo o resto para vivenciar apenas as sensações do meu corpo em um instante, estou ensinando à minha mente que ela pode aprender outro modo de funcionamento que não seja exclusivamente direcionado a resultados ou à resolução de problemas. Na prática de mindfulness, não há uma agenda prévia, objetivos a serem alcançados, não há aonde chegar. A questão é apenas notar o que já está presente (Williams, Teasdale, Segal, & Kabat-Zinn, 2007).

Apesar de o relaxamento frequentemente ocorrer com essa prática, o fato de relaxar não é um sinal de que o exercício "funcionou". Vale lembrar que a intenção é apenas estar presente e curioso em relação ao que estamos vivenciando. Portanto, ter a expectativa de relaxamento pode, na verdade, prejudicar o bom aprendizado de mindfulness. Isso porque esperar resultados fortalece o hábito da mente de ter de atingir um objetivo com determinada prática, em vez de apenas deixar-se estar presente. Logo, se sentir relaxamento, traga curiosidade para o momento e o observe com abertura, assim como fazemos em relação a outras sensações. Não tente reter esse estado de relaxamento, procure apenas vivenciá-lo, pois ele também inevitavelmente passará.

Perceber esse processo, na verdade, nos traz um grande aprendizado. Quando paramos de tentar atingir bons sentimentos, eles naturalmente acontecem e estamos prontos para vivenciá-los. Ao notar e perceber isso, aprendemos algo ainda mais valioso: que já temos a capacidade e a possibilidade de encontrar paz e felicidade apenas estando em nossa presença, nos percebendo.

Dores do corpo ou da mente?

Durante a prática do escaneamento corporal, desconfortos também podem ser sentidos. Assim como temos mais facilidade de notar a agitação da mente quando paramos, também podemos perceber dores ou desconfortos no corpo de que antes não nos tínhamos dado conta. Quando observamos isso, nossa tendência inicial é pensar que algo está errado ou que não estamos fazendo a prática corretamente. Isso é natural. Afinal, quem de nós quer sofrer? Nossa mente mais uma vez está tentando racionalizar ou exercer o controle sobre nossas experiências.

Toleramos muito mal as dores da vida. No entanto, cada um de nós convive ou conviverá com algum grau de dor, física ou emocional, em algum momento. Mas, afinal, o que é o sofrimento?

Para começar a refletir sobre isso, vamos conceber o sofrimento como qualquer experiência de aversão diante de algo que não aconteça conforme nossa expectativa. Pensando assim, dentro de um espectro de gravidade, podemos imaginar desde algo muito simples, como despertar pela manhã cansado, estar preso no trânsito ou atrasado, até estados de saúde avassaladores.

Quando sentimos alguma dor, física ou emocional, a resposta automática é tentar evitá-la, resistir a ela, proteger-se contra essa experiência. Essa é uma reação perfeitamente natural, pois os organismos se direcionam na busca de bem-estar e alívio para seu sofrimento. Afinal, ninguém quer sofrer, não é mesmo? No entanto, ao agir assim, involuntariamente estamos criando ainda mais sofrimento. É algo paradoxal, mesmo. É irônico que as tentativas de supressão, de controle ou de esquiva de experiências desagradáveis facilitem a ruminação mental e levem ao aumento do envolvimento da nossa mente com esses conteúdos e experiências dolorosas. O treino de mindfulness ajuda a amenizar esses processos de gerar mais sofrimento desnecessariamente.

Se você acha que pode evitar pensamentos, controlar a mente para não ver ou não acessar certas imagens, lembranças, ideias, faça o seguinte teste: não pense em um gato preto. Conseguiu não pensar ao ler isso? Difícil, não? O termo autocontrole, quando utilizado na psicologia ou no campo de mindfulness, não se refere a repressão, supressão, esquiva ou evitação do que acontece em nosso mundo interno. No senso comum, às vezes, essa palavra é muito mal-empregada. Na verdade, não podemos controlar, mas sim regular nossa atenção, desengajando-a do que não importa no momento e deixando-a repousar naquilo que intencionalmente desejamos. Nesse exemplo, então, seria como reconhecer que pensamos no gato preto, mas não lutar contra isso, permitir que essa imagem esteja presente enquanto mantemos a atenção na respiração, por exemplo. A imagem, invariavelmente sumirá em algum momento, mas sem um gasto de energia desnecessário, tentando controlar o incontrolável.

O mesmo se aplica às nossas dificuldades e pensamentos em momentos de sofrimento. Podemos facilmente embarcar em uma espiral crescente de sofrimento se não notarmos que a mente está se perdendo em elaborações cognitivas secundárias da vivência da dor, tornando-a bem pior e mais difícil de lidar. Porém, se pudermos aprender a permanecer também com os momentos dolorosos, vivenciando seu real tamanho, e não aquele que lhe atribuímos em nossas cabeças, poderemos reduzir o estresse dessa experiência difícil e desafiadora que é enfrentar dores emocionais e físicas. Desenvolveremos, assim, um senso de maior flexibilidade psicológica e de clareza do que está, de fato, acontecendo, em vez de gastar tempo e energia. Por falar em controle da mente: não pense em um gato preto. Conseguiu não pensar?

Tente realizar o seguinte exercício, proposto pela professora de mindfulness Vidyamala Burch, idealizadora do programa *Breathworks*:

1. Cerre o punho, apertando bem a mão e tensionando o braço;
2. Por alguns instantes, observe as sensações nessa região;
3. Note como está sua respiração. Talvez ela tenha "congelado", parado um pouco ou se tornado mais curta;
4. Vá soltando a mão.

Agora, execute a mesma tarefa de cerrar o punho e contrair o braço, mas procure respirar, incluindo essa sensação de tensão, notando a respiração, buscando relaxá-la. Consegue perceber que a sensação no pulso e no braço relaxa ligeiramente?

Esse exercício ensina como podemos usar a respiração para quebrar um pouco desse ciclo de tensão e dor, desfazendo o hábito de segurar a respiração ao sentirmos um incômodo, o que, na verdade, causa mais tensão. Ao conseguirmos fazer isso, reduziremos muito do sofrimento, embora a dor continue do tamanho que tem naquele momento.

Hayes, Pankey e Gregg (2002) ensinam-nos que, ao utilizar a esquiva experiencial, processo de evitar certos pensamentos, emoções ou sensações físicas na busca de obter sucesso no "sentir-se bem", estamos, na verdade, nos afastando desse objetivo. Ao enfatizar o "bem" e não o "sentir-se", acabamos evitando, em curto prazo, o "sentir-se mal", mas perdemos o contato com aspectos aversivos, desconfortáveis e importantes da vida e, por consequência, com a possibilidade de aprender a lidar com eles, permanecemos imaturos emocionalmente.

Nossa forma de agir na prática de mindfulness é permitir, com uma atitude compassiva, que as sensações, emoções ou pensamentos surjam e passem, momento a momento, porque nada é permanente. A prática de mindfulness promove ainda o desenvolvimento de uma visão em maior perspectiva das vivências, atribuindo-lhes o tamanho que realmente têm.

Um conceito importante, para que possamos operacionalizar o que está sendo dito, é o de que toda experiência difícil pode ser dividida em dois momentos distintos. No primeiro, vivenciamos a chamada experiência primária, ou direta, que são as dores reais, emocionais ou no corpo. Elas nos trazem um incômodo inicial, roubando-nos a sensação de equilíbrio ou bem-estar geral. No segundo momento, surge a experiência secundária, ou sofrimento secundário. É a manifestação de resistência a essas dores, nosso esforço para nos livrarmos delas o quanto antes. Com isso, provocamos ainda mais reações nas dimensões física, mental e emocional. À medida que julgamos nossa experiência, temos uma percepção cada vez mais catastrófica da situação.

Lembra-se do exemplo de Bianca? Ela notou que estava com dor de cabeça, uma dor incômoda, e logo vieram pensamentos que a deixaram preocupada e ansiosa. Com isso, a dor só aumentou. Nesse exemplo, fica claro o que chamamos de experiência primária e secundária. A dor de cabeça inicial, o incômodo sensorial que ela lhe trazia, é o que chamamos de experiência primária. A experiência secundária, ou sofrimento secundário, é tudo o que se segue: os pensamentos aflitivos, a ansiedade, a preocupação, que mostram a relação que Bianca estabeleceu com aquela dor inicial, que era sua real experiência no momento.

Se simplesmente aceitarmos de maneira passiva o sofrimento secundário, passaremos por incômodos desnecessários. O importante é conseguir discernir entre aquilo que devo aceitar no momento tal como realmente é, porque não tenho possibilidades de modificar (experiência primária), e aquilo em que posso intervir (experiência secundária). De qualquer forma, o primeiro passo é aceitar, ou seja, reconhecer. Depois, é claro, procurar aliviar o que nos incomoda da melhor maneira possível.

Ao entendermos como produzimos o sofrimento, percebemos que ele está na relação que estabelecemos com a dor. Assim, no caso de dores crônicas, por exemplo, desistir da meta de controlá-las é essencial para a recuperação. Aprendendo a observar o ir e vir das experiências agradáveis e desagradáveis, entenderemos que a dor está fora do nosso controle, assim como as mudanças climáticas. Com isso, seremos capazes de cultivar uma atitude de aceitação desse constante fluxo, e não de omissão ou resignação.

Podemos suavizar a resistência em relação às experiências desagradáveis, inspirando e expirando suavemente, com a sensação de que estamos deixando a resistência ir embora. Questione-se: como eu trataria uma pessoa muito amada nessa situação dolorosa? Que tal se tratar da mesma forma?

Vale lembrar que também podemos entrar em espirais de sofrimento mesmo que não haja qualquer dor física ou emocional. Dependendo da maneira pela qual interpretamos a realidade, podemos nos perder em um labirinto de pensamentos enlouquecidos, não é verdade? Imagine a seguinte cena: ao passar casualmente por uma determinada rua, você vê seu(sua) namorado(a) ou esposo(a) conversando animadamente com uma pessoa muito bonita. Os dois estão sorridentes e se mostram muito envolvidos no bate-papo. Realidade: você está vendo a pessoa amada conversando com um estranho. Loucura: tudo aquilo que você pode enxergar através de suas lentes cor-de-rosa, ou verdes, ou cinzas! É preciso voltar-se para o momento presente, voltar-se para a realidade, podendo ver com clareza o fato, a cena, a situação, sem lentes que interfiram na realidade, distorcendo-a e nos fazendo sofrer à toa.

Semana 2
O (Re)Conhecimento da Respiração e os Desafios da Prática

"Agora, como se desenvolve e se conquista a plena atenção da inspiração e da expiração, e então se traz a completa consciência do corpo, das sensações, das atividades mentais e o modo como as coisas se fazem presentes e ausentes de si mesmo?"

"Sempre com plena atenção, inspirando;
com atenção plena, expirando."

"Enquanto se inspira longo, compreende-se:
'Eu inspiro longo'
Enquanto se expira longo, compreende-se:
'Eu expiro longo'."

"Enquanto se inspira curto, compreende-se:
'Eu inspiro curto'
Enquanto se expira curto, compreende-se:
'Eu expiro curto'."

"Treina-se a si mesmo: 'Sensível a todo o corpo,
Eu inspiro, eu expiro'."

"Treina-se a si mesmo: 'Sensível às sensações, percepções e sentimentos,
Eu inspiro, eu expiro'."

"Treina-se a si mesmo: 'Sensível às atividades mentais,
Eu inspiro, eu expiro'."

"Treina-se a si mesmo: 'Sensível à impermanência e mudança,
Eu inspiro, eu expiro'."

Do Anapanasati Sutta, "Discurso sobre a completa consciência da respiração" (c. 500 A.C.) Discurso – Majjhima Nikaya número 118 (MN 118). O MN faz parte do Sutta Pitaka do Tipitaka

Na segunda semana de práticas, usamos a respiração como âncora para nos mantermos conectados à realidade do momento presente. Começamos este capítulo citando um texto muito antigo em que Sidarta Gautama (Buda) ensinou a meditar usando a respiração como âncora atencional. Ao lermos este trecho, podemos trazer à tona algumas coisas importantes sobre a respiração. A primeira delas refere-se ao fato de a respiração ser usada há milênios, em diferentes tradições contemplativas, como uma forma de se desenvolver a atenção e a consciência de estados mentais. Nesse trecho, vemos como a orientação de se manter atento à respiração pode ser útil para voltarmos a nossa atenção a um centro estável quando nos perdemos, ao mesmo tempo que passa a ideia de que toda a realidade acontece também enquanto respiramos, "sensível à impermanência e à mudança, eu inspiro, eu expiro". Há muita sabedoria nesse simples texto. Se pararmos para pensar, de fato, a nossa respiração é um lembrete de que tudo acontece neste momento e, por meio dela, que sempre está no momento presente, podemos nos conectar conosco mesmos a cada instante.

Outro ponto de extrema importância sobre a respiração é que ela se altera à medida que nossos estados físico e emocional também se alteram. Dessa maneira, se nos dispomos a reconhecer nossa respiração a cada momento, podemos escolher como nos comportar, de maneira que nos seja mais útil naquele momento. Assim, antes de partirmos para a prática de mindfulness na respiração, vamos primeiramente prestar atenção ao modo como estamos respirando agora.

Atenção à respiração

> Faça uma pequena pausa e apenas observe como está sua respiração neste momento. Procure ter consciência da sua próxima respiração. Onde você a nota de maneira mais evidente? No peito, no abdome, nas narinas? O que mais consegue observar?
>
> **1.** Observe a respiração: Deitado ou sentado, coloque uma das mãos no peito e a outra no abdome. Feche os olhos e sintonize-se com a respiração, sem alterá-la. Observe qual é a parte do corpo que mais se move quando você respira, se a barriga ou o peito. Se notar que o peito está se movendo mais do que o abdome é porque sua respiração está um pouco rasa e alta. Logo falaremos sobre isso.
>
> **2.** Mãos no abdome: Coloque as mãos no abdome e deixe-o se mover livremente, conforme o diafragma se expande e se achata, relaxando novamente em cada ciclo de respiração. Permita que isso ocorra sem esforço, apenas deixando a respiração acontecer sem interferir, para que ela possa encontrar o próprio ritmo. Abandone o julgamento de ideias, a avaliação de certo ou errado, e integre-se ao que está acontecendo, com receptividade. Veja se você consegue sentir os músculos abdominais cedendo, distendendo-se sob suas mãos. Às vezes, é difícil dizer se a respiração está relaxada, então experimente encher bem o abdome e segurar por algumas respirações, depois solte, esvazie completamente na expiração. Talvez você perceba que deseja fazer uma inspiração mais profunda. Se precisar, deixe que o ar flua livremente pelo corpo e

siga o fluxo com atenção. Permita que cada exalação chegue ao fim sem esforço e que a próxima inspiração cresça naturalmente.

3. Explorando a respiração pelo corpo todo: Agora passe a notar a presença da respiração nas demais partes do corpo. Perceba a entrada e a saída do ar pelas narinas. Observe se há diferença de temperatura do ar ao entrar e sair, se alguma narina está mais obstruída do que a outra. Constate a sutil presença do ar chegando aos seios da face, na parte interna da boca e no fundo da garganta, percebendo o espaço por onde ele passa.

Agora, perceba o peito. Sinta o ar fluir por ele. Observe como ele se expande na inspiração e se retrai delicadamente na expiração. Deixe o ar fluir, entrando pelas narinas e enchendo o peito, saindo pelas narinas e esvaziando o peito. Note a coluna, começando com a consciência do sacro e do cóccix, na parte inferior. Gradualmente, vá levando sua atenção da base para o alto da coluna, vértebra por vértebra, da lombar à cervical, até o ponto onde o pescoço encontra a nuca. Veja se consegue perceber um leve movimento ondulatório e os pulmões enchendo e esvaziando.

Tome consciência de seus ombros. É perceptível algum movimento nessa região imposto pela inalação e exalação do ar? Note seu sutil movimento na inalação, que começa no esterno, osso à frente do peito, e flui pelas clavículas até as articulações. Observe como os braços fazem uma leve rotação para o exterior nas articulações dos ombros durante a inspiração e depois retornam à mesma posição na expiração.

Leve sua atenção para a região pélvica, notando qualquer movimento que ecoe do diafragma e de outros músculos para essa região. Observe como o assoalho pélvico se amplia e se abre na inspiração, retraindo-se na expiração.

Vamos expandir ainda mais essa reflexão, reconhecendo o corpo respirando como um todo. Observe a respiração fluir por todas as partes que puder notar, sem interferir no seu ritmo. Por alguns instantes, perceba o corpo se expandindo na inspiração e esvaziando-se na expiração.

Respiração diafragmática, um refúgio no próprio corpo

No treino de mindfulness, simplificamos nossa experiência, trazendo a atenção de volta para a respiração várias vezes durante o dia, para assim aprendermos a navegar melhor nos mares da vida. Afinal, como diz Kabat-Zinn, se não podemos controlar as ondas, podemos aprender a surfar.

A respiração molda-se à ocasião que vivenciamos no momento presente. Logo, se estamos exaustos, se estamos nos exercitando ou dormindo, a respiração apresentará diferentes nuances. Nascemos com a capacidade natural de respirar de forma profunda e diafragmática. Observe um bebê respirando em repouso: a barriguinha dele sobe e desce. Na yoga, esse tipo de respiração é chamado de *adhama pranayama*. *Adhama* significa inferior; de forma sucinta, podemos dizer que *pranayama* se refere a técnicas respiratórias que visam expandir e equilibrar a energia vital. No nosso mundo ocidental, chamamos essa respiração de diafragmática ou abdominal.

Na respiração diafragmática, quando o ar é inspirado, o diafragma, que funciona como uma membrana, contrai-se e desce, expandindo e comprimindo o abdome. Por sua vez, os músculos torácicos contraem-se e empurram o tórax para cima e para fora. Esses movimentos aumentam as dimensões da cavidade torácica, permitindo que os pulmões se expandam e inspirem o ar ambiente.

Quando o ar é expirado, os músculos torácicos e o diafragma relaxam, diminuindo o volume intratorácico, o que conduz à compressão dos pulmões e à consequente expulsão do ar. É por isso que, quando você está respirando de forma consciente, sem inibir o movimento do diafragma, a barriga aumenta de tamanho na inspiração e relaxa, esvaziando-se na expiração. Não considere esses parágrafos como simplesmente uma confusão anatômica e fisiológica. O importante é observar o próprio corpo para melhor entender o funcionamento da respiração.

Quando o diafragma é capaz de se mover livremente, ocorre uma suave massagem rítmica dos órgãos, e todos eles se banham em sangue novo, fluido e rico em oxigênio. É por meio dessa técnica que conseguimos aumentar significantemente a capacidade volumétrica dos nossos pulmões em mais do que o dobro. Desse modo, todo o corpo é mais oxigenado, inclusive o cérebro. Essa respiração estimula ainda todo o nosso corpo a funcionar de maneira otimizada e pode produzir um efeito profundo sobre nossa sensação de bem-estar e de saúde.

Quando a forma abdominal de respirar vai sendo substituída pela torácica, que deixa a respiração curta e rápida, pode-se perceber uma menor oxigenação do organismo, assim como o aumento de desconforto emocional e físico. Respirar de maneira rápida causa mudanças fisiológicas, como, por exemplo, acelerar os batimentos cardíacos.

Infelizmente, com o tempo, por conta do estresse, da tensão e da correria do dia a dia, passamos a respirar expandindo mais a região torácica e os pulmões do que a região do diafragma. Com um pouco de treino, é fácil reaprender a usar esse tipo de respiração, até que se automatize novamente.

Uma das principais práticas de mindfulness na vida diária é aprender a levar a respiração para o que você está vivenciando. É possível utilizar a respiração para soltar a tensão e se perceber mais, estando atento à sua inspiração com uma atitude de aceitação e, gentilmente, suavizando as barreiras da resistência em sua expiração.

Quando temos dor ou qualquer outra sensação desagradável em alguma parte do corpo, a resposta automática é tentar resistir e se proteger contra ela. Para isso, costumamos tensionar ainda mais o corpo e a respiração, tornando-a curta e entrando em um ciclo vicioso de sensações ruins.

Se aprendermos a respirar no meio de situações desagradáveis nesse mundo frenético, poderemos interromper esse ciclo e, gradualmente, reduzir a tensão, relaxando o corpo, o que também vai gerar um efeito mental de relaxamento. A sensação desagradável do momento pode não se alterar, mas as camadas de tensão e de resistência que acrescentamos às situações (experiência secundária) podem começar a ser dissolvidas, levando a uma suavização da experiência global de sofrimento.

Agora que você está bem informado sobre a importância de respirar adequadamente, que tal exercitar um pouco? Depois de ler as instruções que seguem, faça uma pausa de um minuto e pratique. Caso precise de uma ajudinha extra, assista aos vídeos *Mindfulness e a Respiração Diafragmática* e depois *Exercícios Respiratórios: Mindfulness com Relaxamento*, no canal do YouTube da Dra. Daniela Sopezki.

1. Deite-se ou sente-se de modo confortável, mas, se preferir, fique em pé.

2. Ponha uma das mãos no abdome.

3. Se desejar, feche os olhos e acompanhe a respiração. Inspire pelo nariz, enchendo os pulmões de ar e levando o ar até o abdome, acompanhando sua movimentação. Convide a mente a retornar à respiração toda vez que se distrair.

4. Se quiser, ao terminar de inspirar, retenha o ar por um ou dois segundos, para perceber sua presença na barriga e nos pulmões. Expire, soltando totalmente o ar.

Esteja atento ao realizar esse exercício respiratório para que haja pouco movimento no peito e mais na barriga. Repita pelo menos dez vezes a respiração ou, se puder oferecer essa gentileza ao seu corpo, pratique por três minutos. Se perceber uma sensação de tontura, fique tranquilo, porque é normal e logo passa. Isso acontece porque o cérebro recebe mais oxigênio do que está habituado. O ideal é que você vá adaptando o ritmo da forma que lhe seja mais confortável.

Na verdade, ainda que não utilize a respiração diafragmática, o simples ato de levar a atenção à respiração e de mantê-la aí por alguns minutos proporciona um efeito relaxante. Como já comentamos antes, trazer a mente para um foco e deixar o turbilhão de pensamentos de lado proporciona naturalmente uma ativação do sistema nervoso parassimpático. Então, antes de começarmos a praticar a meditação mindfulness na respiração, vamos observar nosso corpo para identificar onde ela se faz presente.

Mindfulness na respiração

Existem várias maneiras de treinarmos mindfulness na respiração. Sugerimos começar com uma breve concentração e depois ampliar o foco atencional para notar o que surge no campo da consciência de modo mais amplo, em todo o corpo.

Exercício 1: Atenção focada (concentrada) na respiração
(Áudio de apoio: 5)

Vá contando de um a dez ao final de cada ciclo respiratório, recomeçando quando concluir o ciclo, conforme descrito a seguir. Inspire, expire e conte "um", inspire, expire e conte "dois", até chegar a "dez". Em seguida, reinicie novamente em "um".

Ao perceber que, durante a contagem, a mente se distrai com qualquer estímulo, externo ou interno, recomece a contar a partir do um. Não importa quantas vezes seja necessário repetir isso. Volte sempre a se concentrar na respiração, utilizando a contagem, com gentileza. Você já sabe que se distrair é comum, seja paciente com você mesmo.

Se preferir, você pode inverter o momento da contagem. Então, primeiro conte e depois inspire e expire. Ou ainda pode contar "um" na inspiração e "dois" na expiração, seguindo sempre até dez. Procure deixar a respiração em seu ritmo natural guiar a contagem, tentando evitar o contrário, ou seja, que a contagem guiando o ritmo das respirações. Lembre-se que é mindfulness na respiração, e não na contagem. Não visualize o número, foque a sensação da respiração, trazendo aquela exploração curiosa e divertida, típica das crianças, ao fazer isso.

Exercício 2: Mindfulness na respiração
(Áudio de apoio: 6 e 7)

Adote a postura que considerar mais confortável. Embora seja melhor ficar sentado, escolha a posição que mais se ajuste a você neste momento. Com a mente atenta e alerta, mantenha o corpo entregue à superfície na qual repousa. Se preferir, feche os olhos. Isso ajuda a reduzir a distração do ambiente externo.

Gradualmente, vá prestando atenção nas sensações no seu corpo nos lugares onde a respiração se revela. Em que parte a respiração é mais intensamente sentida?

Observe sua experiência nesse momento, permitindo deixar acontecer o que surgir no seu campo da consciência à medida que respira, sem julgamentos ou expectativas a respeito do que deveria estar ocorrendo. Apenas respire com atenção, abertura e curiosidade.

Gentilmente vá levando a atenção para a região do nariz. Note o que se revela aí. Depois, mova a atenção para toda a região do torso, incluindo o peito e a barriga. Veja se consegue sentir o abdome expandir-se quando inspira e encolher quando expira. Consegue identificar as sensações nas partes laterais? Na cintura? E na parte de trás do corpo? Aos poucos, habite seu corpo um pouco mais profundamente, com um senso de curiosidade gentil a respeito de tudo o que experimenta enquanto respira.

Veja se consegue desenvolver uma atenção mais precisa a respeito dos movimentos e sensações provocados pela respiração conforme acontecem em seu corpo, momento a momento. Permita que sua consciência seja receptiva à medida que acompanha suavemente o processo da respiração, inclusive reconhecendo qualquer dor ou desconforto que possa vir a sentir.

Agora, tome consciência do que acontece física, emocional e mentalmente à medida que respira. Veja se é possível mudar de perspectiva e simplesmente observar as manifestações da sua mente e do seu corpo, sem reagir a nada. Deixe as experiências surgirem e passarem: pensamentos como nuvens passageiras, emoções como ondas do mar, indo e vindo, fluindo constantemente.

Volte a utilizar os movimentos e as sensações da respiração como uma âncora para a mente, percebendo uma respiração após a outra, acompanhando todo o percurso de entrada e saída do ar. Toda vez que sua mente divagar nos pensamentos que proliferam, e isso vai acontecer, apenas note para onde ela foi, retomando a atenção para ancorá-la na respiração. Faça isso quantas vezes forem necessárias. Certifique-se de que está sendo paciente e gentil consigo mesmo, ainda que tenha de repetir o processo inúmeras vezes.

Ao encerrar a prática, movimente-se delicadamente. Ouça os sons do ambiente e abra os olhos devagar. Perceba o contato do corpo com a superfície que o ampara, a temperatura e os demais estímulos que puder notar ao seu redor.

Agora que concluiu esse exercício, anote suas experiências em seu diário:

1. O que notei nessa prática?
2. Quais foram as sensações físicas que percebi ao entrar em contato com essa atenção especial e receptiva em relação à minha respiração?
3. Tomei consciência de que estava sentindo alguma emoção?
4. Como minha mente se comportou durante esse exercício? Tive algum pensamento? Como reagi a ele? Com irritação ou gentileza?
5. O que pude aprender de diferente com esse exercício a respeito das sensações em meu corpo e sobre a respiração e seus efeitos?
6. Em que partes do corpo a presença da respiração foi menos sentida ou nem chegou a ser percebida?

Na nossa experiência profissional, temos visto uma variedade de experiências que decorrem dessa prática. Há desde experiências muito gratificantes e de conforto por se encontrar na respiração um recanto para estabilizar a mente até vivências de angústia ao notar a presença do ar entrando e saindo do corpo. Não há absolutamente nada de errado com o que você experimentar. Se estivesse em um grupo em que as pessoas dividissem suas vivências nessa prática, perceberia a riqueza do universo interno humano, com cada indivíduo experimentando e notando algo diferente. Seja lá qual for a experiência que você teve, ela já passou e foi única. Em cada prática há uma nova possibilidade.

Muitas pessoas encontram uma forma de se perceber sensivelmente apenas levando a atenção para o comportamento da respiração, já que ela reflete nosso estado metabólico e emocional. Dessa forma, aprendem a fazer ajustes sutis para reencontrar seu equilíbrio. À medida que vamos entrando na respiração com atenção, ela se ajusta, porque abandonamos o controle e a tensão.

Há quem relaxe simplesmente devido a esse refinamento do foco, enquanto outras pessoas ficam muito agitadas e frustradas ao se deparar com o "fantástico mundo da imaginação" de suas cabeças agitadas e distraídas nesse momento de vida. Não há problema algum, brigar com isso torna tudo muito pior. É importante notar essa agitação e trazer curiosidade para ela. Não seria interessante ter a oportunidade de se observar ansioso, já que na maioria das vezes fugimos dessa experiência? Assim, terá aprendido um pouquinho mais sobre você mesmo.

Muitas pessoas utilizam a respiração diafragmática como sua âncora para se centrar na realidade presente e atingir um estado de relaxamento. Não há nada de errado em usar essa respiração ao longo do dia, principalmente se ela estiver a serviço de nos libertar de respostas automatizadas ou impulsivas. O mais importante é que você tenha se familiarizado com observar sua respiração do jeito que ela se manifesta para poder fazer uma escolha sábia de como agir a partir daí. Poder fazer essa pausa antes de reagir é um grande passo, mas não costumamos fazer sugestões de como se acalmar em mindfulness. Confiamos que, com a prática continuada, cada um descobre uma forma criativa para desenvolver mais a regulação emocional. Se você encontrar na respiração o seu refúgio, talvez queira fazer alguns experimentos de como pode se utilizar desse recurso. Lembre-se: esteja atento à sua inspiração, com uma atitude de aceitação para, gentilmente, suavizar as barreiras da resistência em sua expiração.

Desafios na prática (e em nossas vidas)

Agora que já se dedicou a algumas práticas, certamente você enfrentou certas dificuldades. Não desanime por conta disso. Independentemente do grau de experiência, tais dificuldades parecem se repetir e se manifestar há milhares de anos. Enfrentar obstáculos é uma experiência universal de todos aqueles que tentam se dedicar a esse tipo de prática. O importante é lembrar que desafios também acontecem na nossa vida diária. Cabe a nós trazer curiosidade a eles quando ocorrem durante as práticas para que sejamos capazes de identificá-los em diferentes momentos da vida, tendo, assim, maior flexibilidade de pensamento, de comportamento e, consequentemente, maior liberdade e possibilidade de escolhas.

Além disso, é importante também observar esses desafios, pois isso nos ajuda a desmistificar nossa prática e a abrir mão de julgamentos, ou seja, a deixar de pensar nela em termos de "certa" ou "errada", "boa" ou "ruim". A boa prática é aquela em que estamos realmente abertos e curiosos em relação a qualquer experiência, esteja nossa mente concentrada ou distraída, o corpo sonolento ou inquieto. Portanto, cada vez que encontrar um desses desafios durante a prática, lembre-se dessa nossa conversa. Em vez de desistir da prática, de julgá-la ou de resistir aos desafios como uma tentativa de eliminá-los, acolha--os. Note como se manifestam, faça deles mais um objeto da sua observação, assim como faz com as sensações corporais ou com a respiração. Dessa maneira, eles não passarão de novas oportunidades de exploração de si mesmo. "Como sou eu perante esse desafio? Inquieto, sonolento, agitado..."

A seguir, uma breve descrição de cada um desses desafios:

1. Aversão

A aversão é o primeiro desses desafios. Pode surgir como alguma irritação, raiva ou ressentimento, entre vários outros sentimentos que podem aparecer durante a prática. Ela nada mais é do que não aceitar que a experiência seja como ela realmente é naquele momento, ou seja, não querer que a mente esteja agitada, não querer sentir algum desconforto que, às vezes, já estava até presente ou não querer se sentir da maneira como está se sentindo naquele instante. Isso fica muito claro quando estamos praticando e surge algum desconforto físico. Nossa tendência natural é querer nos livrar desse desconforto. Então, sem a menor consciência, simplesmente reagimos a ele e automaticamente alteramos a postura, sem sequer entrar em contato com o desconforto ou explorá-lo.

2. Desejo ou avidez

Se a aversão é não querer que as coisas sejam como são, o desejo, ou a avidez, representa o querer que elas sejam de outra maneira, não do jeito como estão agora. Pode ser tão sutil quanto o desejo de nos sentirmos relaxados ou em paz ou de atingirmos algum outro resultado com a prática, ou pode ser evidente como uma vontade quase compulsiva de comer um doce, por exemplo.

Assim como ocorre com a aversão, o problema de sentir desejo ou avidez é que tendemos a julgar a prática como boa ou ruim, considerando o fato de nos sentirmos relaxados e concentrados, ou inquietos e agitados. Além disso, ao querermos atingir algo com a prática ou sentir alguma coisa especial, nos afastamos da nossa real experiência no momento, caindo novamente no modo automático de funcionamento da mente.

3. Inquietude e agitação

Esse desafio pode se manifestar de diferentes maneiras. Podemos tanto percebê-lo no corpo, como uma inquietação, uma dificuldade de encontrar uma postura ou uma necessidade de se movimentar, quanto identificá-lo como uma agitação mental (muitos pensamentos, planejamentos, ruminações, devaneios...). Assim como fazemos com as outras coisas que observamos durante a prática, é importante examinarmos com curiosidade esse estado de inquietação corporal ou agitação mental. Nossa tendência natural é interromper a prática, mas por que não observarmos essa sensação por alguns instantes? Poderemos aprender muito sobre nossa maneira de nos relacionarmos com as situações da vida diária se trouxermos curiosidade e abertura para esses momentos em que estamos inquietos e agitados. É fundamental notar como isso se manifesta em nosso corpo e como reagimos a esse desafio se tentarmos controlar ou interromper esse estado.

4. Sonolência e torpor

Muito frequente, esse desafio pode se manifestar como uma sonolência, uma sensação de letargia, torpor ou mesmo uma lentidão mental. Por vezes, é uma simples reação ao fato de termos feito uma pausa em nossa rotina agitada, parando por alguns instantes. No entanto, sempre que isso ocorrer, é importante trazer curiosidade para tal sensação. Como é se sentir sonolento? Onde posso perceber a sonolência em meu corpo? Qual é minha reação ao me perceber assim? Surgem pensamentos? Como me sinto emocionalmente?

Apesar de sempre se poder trazer curiosidade para esse estado de sonolência, caso ele continue acontecendo com muita frequência, tente praticar de olhos abertos ou adote uma postura sentada, alerta e ereta. Talvez isso o ajude a manter-se mais atento.

5. Dúvida

A dúvida muitas vezes surge na prática como um questionamento sobre sua utilidade ou propósito. Pode também revelar a incerteza de se estar praticando de modo "certo" ou "errado" ou mesmo sobre a "capacidade" de se fazer determinado exercício. Pode simplesmente denotar uma insegurança com relação a si mesmo.

Ela aparece em último lugar nesta lista não por ser a menos importante, mas por constituir, na maioria das vezes, uma reação aos desafios anteriores. A dúvida muitas vezes se revela na forma de julgamentos sobre as práticas ou autojulgamentos sobre nossa capacidade de nos engajarmos ou de praticar de maneira correta.

Ao trazer curiosidade para a dúvida, especialmente quando ela se manifesta na forma de julgamento ou autojulgamento, podemos reconhecê-la como um pensamento e simplesmente deixá-la passar, não sendo necessário nos envolvermos com ela. Lembre-se de que estamos treinando essas habilidades durante as práticas para que estejamos atentos e sejamos capazes de identificar essas dificuldades também em nossa vida diária.

Diante de todos esses desafios, é extremamente importante e útil notarmos nossa tendência de reagir a eles, reação que pode se manifestar na forma de um pensamento, uma emoção ou mesmo um comportamento, pois, muitas vezes, essa reação automática acontece também em nossas vidas e perdemos a chance de aprendermos a fazer escolhas mais conscientes.

Agora que você já sabe que tais desafios são comuns a todos os meditadores, prepare-se para mais uma semana de práticas, buscando lidar com eles da melhor maneira possível, já que inevitavelmente se farão presentes. Quando você começa uma dieta, encontra desafios; quando inicia o estudo de um assunto novo e complexo, encontra desafios; se decide começar a se exercitar, também encontrará desafios. Logo, só temos duas opções: notá-los e aprender a conviver com eles ou desistir. Esperamos que você escolha a primeira opção, pois entendemos que, ao lidar com os desafios da prática, aprenderemos também a lidar com os desafios da vida.

Semana 3
Aprofundando as Experiências no Corpo e na "Fábrica dos Pensamentos"

❋

Tanto na tradição científica quanto na budista, os processos somatossensoriais são fundamentais para o desenvolvimento correto da prática. Você já deve ter percebido que, em mindfulness, damos bastante atenção ao corpo. No *Sattipathana Sutta,* texto budista sobre métodos de clareza atencional para atingir o Nirvana, todas as instruções começam com a atenção no corpo, desde a observação da postura até a contemplação de um corpo em decomposição, passando pela atenção à respiração (Nhất Hạnh, Laity, Neumann, & Nhất Hãnh, 2006). Entretanto, os sutras são textos sacros, cujo grande objetivo é espiritual, ou seja, para além da promoção de bem-estar. No mindfulness contemporâneo e secular, as expectativas são mais simples, assim como os pressupostos são diferentes. Começamos a praticar mindfulness no corpo simplesmente porque as informações somatossensoriais são o primeiro canal de comunicação de nosso cérebro com o mundo, interno e externo. Por exemplo, neste exato momento, dentro de seu cérebro, o tálamo, região do diencéfalo, registra incessantemente todos os *inputs* somatossensoriais que vêm do seu corpo. Assim, mesmo que você não estivesse prestando atenção na sola dos seus pés, as informações que chegam ali (temperatura, textura, toque, peso etc.) estão sendo registradas.

A cada novo estudo, a neurociência contemporânea reforça a informação de que o corpo e a aprendizagem motora talvez sejam a verdadeira razão para o desenvolvimento de nossos cérebros. Em uma série de pesquisas, Wolpert, Diedrichsen e Flanagan (2011) demonstraram que, se não precisássemos nos movimentar, não precisaríamos de um cérebro tão poderoso. O corpo e, em particular, a coordenação motora são o grande motivador para o desenvolvimento do nosso cérebro. Antonio Damásio, um dos mais importantes neurocientistas da atualidade, deixa claro que somos o que somos devido, principalmente, à capacidade de nos movermos (Damásio, 2012). Foi porque desenvolvemos a capacidade de nos deslocarmos que nossas operações cognitivas também se complexificaram, ou seja, todo o organismo se complexifica a partir do movimento. Obviamente isso tem profundas implicações na organização cerebral.

Nossos cérebros são máquinas complexas, prontas para colocar o "veículo" – nosso corpo – em movimento. E aí entramos em um terreno muito importante. É com o corpo que nos comportamos. Nossas ações acontecem, em grande parte, do corpo para fora – alcançamos coisas e pessoas, afastamos coisas e pessoas, andamos na direção daquilo que queremos e na direção contrária do que não queremos. Estamos sempre em movimento. Mesmo quando o movimento não é aparente, ele está implícito. Nós nos movimentamos no mundo interno do corpo e da mente. O mais interessante é que muitos "pensamentos" são registrados sob a forma de sensações corporais. Isso não nos deve surpreender, já que somos um sistema único e interligado. Utilizamos o termo "mente" ou "pensamentos" apenas porque temos muita dificuldade em localizar algumas experiências no corpo. Além disso, vivemos essas experiências de maneira tão intensa que elas parecem, de fato, existir. É como se os pensamentos pairassem sobre nossas cabeças, como nuvenzinhas. Na verdade, tudo isso tem um correlato somático. Pensamentos e emoções também acontecem no corpo. Quando começamos a praticar mindfulness, passamos a dirigir a atenção aos milhões de estímulos que atingem nosso corpo, segundo a segundo. No entanto, como a atenção não é capaz de processar todos esses estímulos ao mesmo tempo, escolhemos focá-la em algumas sensações. Lembram quando falamos sobre as sensações na sola dos pés? Vamos experimentar?

> Não importa onde seus pés estão. Sem mexê-los, tente direcionar a atenção para a sola do esquerdo. Deixe a atenção percorrer todo o seu corpo, até que ela chegue à sola do seu pé esquerdo. Como está a temperatura aí? Quente? Fria? Nem quente nem fria? Observe. Como é a textura dessa parte de seu corpo? Áspera, lisa, ou nem uma coisa nem outra? Observe. Apenas observe. Não tente criar uma sensação. Simplesmente registre o que surge. Se não surgir nenhuma percepção, se você não conseguir sentir nada, tente mais um pouco. Foque a atenção nessa região, mas sem se esforçar demais. Apenas repouse a atenção ali. Tente fazer o mesmo com a sola do pé direito. Será que é possível focar a atenção unicamente nessa região por um minuto, sem se distrair? Vamos tentar?
>
> E então, já passou um minuto? Que tal a experiência? É difícil não se distrair, não é mesmo? Este é um breve exercício de mindfulness envolvendo a atenção focada em sensações do corpo. Não é tão complexo como alguns que já praticamos, mas serve como uma experiência básica, capaz de mostrar que é possível direcionar deliberadamente a atenção para uma parte do corpo e como é difícil sustentar essa atenção em um único ponto.

Você percebeu que não se movimentou durante o exercício? Ficou parado todo o tempo, não é mesmo? Propusemos focar a atenção em uma região do corpo, pois é no corpo que estamos presentes a cada momento. As solas dos pés sempre estão conosco no instante presente, mas os pensamentos, não. Eles podem estar no passado ou no futuro. Nossos corpos se constituem de partes bem específicas e existem diferentes regiões do cérebro dedicadas a cada uma dessas partes. Logo, por questões adaptativas, o cérebro dedica maior atenção a algumas regiões. Por exemplo, o mapeamento dos nossos lábios e das nossas mãos no córtex somatossensorial é maior, mais detalhado e refinado do que dos joelhos ou da testa. O chamado Homúnculo de Penfield é até hoje reproduzido nas universidades para demonstrar de que maneira nosso cérebro mapeia informações corporais.

Um estudo da Universidade Brown, nos Estados Unidos, intitulado "Mindfulness começa com o corpo" (Kerr, Sacchet, Lazar, Moore, & Jones, 2013), foi um marco na demonstração empírica da importância das práticas corporais para o desenvolvimento das habilidades de mindfulness. Bastante complexa, essa pesquisa envolveu diversos elementos neurocientíficos, mas, em resumo, os autores sugeriram que, quando focamos a atenção no corpo, aumentamos a capacidade de detecção de distrações e devaneios. Ampliamos, assim, o "volume" da atenção. Essa habilidade de ancorar a atenção no corpo, segundo os autores, é fundamental nas fases iniciais do treinamento. Sem ela, podemos prejudicar o potencial de regulação cognitiva e de bem-estar que almejamos ter.

Costumamos dizer a nossos alunos de mindfulness que não podemos começar a praticar sem antes aprendermos a diminuir a velocidade, pausar e parar para observar o que acontece no corpo. Por isso, o primeiro passo para exercitar mindfulness no corpo é, simplesmente, parar. Quando paramos, ampliamos nossa capacidade de focar a atenção onde queremos. No entanto, nos dias de hoje, com o excesso de estimulação exterior, principalmente por conta da tecnologia, temos dificuldade de parar. Estamos sempre envolvidos com abas de Internet e com o menu interminável das telas dos smartphones. Quando nos permitimos sentar no sofá para relaxar, logo ligamos a TV ou utilizamos algum aplicativo que nos oferece uma dezena de séries diferentes para assistirmos. Assim, se dificilmente paramos "de verdade", ainda mais difícil é pararmos para observar o que acontece em nosso corpo. Só respondemos ao corpo quando ele "grita". Se temos fome, comemos. Se temos necessidades fisiológicas, vamos ao banheiro. Nada vai além disso.

Para praticar mindfulness com eficiência, precisamos aprender a parar e notar o corpo. Precisamos fazer uma pausa para dizer a nosso cérebro que vamos praticar mindfulness. Essa pausa pode ser de apenas dez segundos. Por exemplo, você está lendo este livro agora, e pode estar com atenção plena na leitura ou simplesmente passando os olhos pelas páginas, mas com "a cabeça em outro lugar". Neste exato momento, você pode parar, sabia? Que tal experimentar? Vamos ajudá-lo.

> Pare. Pause. Observe o que acontece no seu corpo neste momento. Como está a musculatura do seu rosto? Tensa? Relaxada? Como estão sua mandíbula e seu maxilar? Rígidos? Relaxe-os, se for o caso. E sua testa? Está franzida? Tensa? Relaxe-a. Sinta também, se possível, como estão os seus ombros. E o pescoço?
>
> Solte a respiração. Não a tranque no abdome e no peitoral. Apenas solte-a. Naturalize a respiração.
>
> Como está a sensação nas pernas? E no abdome? É possível sentir algo dentro do estômago agora? E dentro do peito? Observe.
>
> Apenas sinta o corpo em funcionamento. Músculos, circulação sanguínea, respiração, os pontos de contato do corpo com objetos e outras partes do próprio corpo. Observe.

E seus pensamentos, como estão? Acelerados? Distraídos? Focados? Relaxados? Apenas observe. Não tente criar nada.

É possível perceber alguma emoção no corpo? Raiva? Tristeza? Alegria? Medo? Apenas observe. Se nada surgir ou for perceptível, tudo bem. Siga observando.

Agora você pode atentar para os três sistemas em funcionamento: corpo, pensamentos e emoções. O que surge? O que você registra? Leve um tempo apenas observando. Não tenha pressa. Respire e observe.

Aos poucos, finalize esta breve prática de pausa. Se quiser, pode encerrá-la com três respirações. Inspire e expire. Repita isso mais duas vezes. Ótimo. Agora redirecione lentamente sua atenção para o local onde está.

Viu como é possível *parar*? Decidimos parar e realmente paramos. Aliás, não apenas paramos, mas também prestamos atenção. Estamos progredindo em nossa prática.

Uma maneira de treinarmos mais adequadamente nossa atenção no corpo é fazer do próprio corpo um instrumento completo de atenção. Para isso, o primeiro passo é conseguir colocar o corpo *inteiro* em uma postura atenta. Talvez seja interessante voltar ao capítulo sobre posturas se já tiver esquecido as dicas que demos lá. Basicamente, podemos prestar atenção no corpo em qualquer posição – deitados, sentados ou de pé. No começo, recomendamos que pratique sentado em uma cadeira. Pode haver certa dificuldade caso se deite, já que geralmente usamos essa posição para dormir ou descansar. Deitar na cama, então, não é nada aconselhável nesse primeiro momento, particularmente se sua cama for daquelas fofinhas e superconfortáveis. O excesso de conforto pode impedir que depositemos nossa atenção no corpo. Você pode relaxar demais e até adormecer. Em pé, o desafio é grande, pois temos de lidar com o equilíbrio e o excesso de peso nos pés, e pode haver alguma sobrecarga nos tornozelos. Por isso, a posição sentada é a mais recomendável nesse primeiro momento. O mais indicado é escolher uma cadeira com um conforto intermediário, nem muito dura, nem muito fofa. Uma cadeira muito dura pode machucá-lo; uma muito fofa, relaxá-lo a ponto de causar certa sonolência. Contudo, como nem sempre é possível encontrar essa cadeira ideal, o importante é estar bem atento a essas questões. No Capítulo 4, apresentamos sugestões de práticas em várias posturas. Agora, trabalharemos a atenção na postura quando o corpo está parado e notaremos que, mesmo assim, há muito movimento nele (e também na mente).

Prestar atenção no corpo também é fundamental para nossa saúde. Vale lembrar que muitas pessoas têm lesões na coluna. Algumas nem sabem que apresentam esse problema. Por isso, se você costuma sentir dor nas costas ou em qualquer outro membro, é importante consultar-se com um ortopedista antes de começar a praticar mindfulness. Isso é essencial pois, em alguns exercícios, podemos ficar até quase uma hora sentados, sem usar o encosto da cadeira. E aqui vai uma regra geral para praticar mindfulness: autocuidado em primeiro lugar! Nunca exija do seu corpo mais do que ele pode lhe oferecer. Quando sentamos para praticar, não estamos em um campeonato de imobilidade. Podemos (e devemos) ajustar nossa posição quantas vezes forem necessárias.

Estamos alertando quanto a isso pois iremos aprofundar cada vez mais a prática da atenção gentil em relação à postura do corpo. Em mindfulness, não fazemos isso por motivos estéticos ou ortopédicos, mas sim para exercitarmos nossos processos atencionais somáticos. Poderíamos dizer que os benefícios ortopédicos são um bônus da prática. Não há como treinar mindfulness no corpo sem estar atentos à sua postura.

Vamos fazer agora, sentados e com bastante atenção, o exercício de observação que realizamos no acima. Lembre-se de colocar a coluna em uma posição confortável, respeitando sua curvatura natural. É interessante, no início, praticar diante de um espelho ou com um amigo, de modo que você tenha algum feedback imediato de sua postura. O ideal é praticar com um professor de mindfulness. Hoje em dia, com a popularização da prática, você pode encontrar um instrutor em sua cidade.

Vamos, então, fazer a PAUSA e colocar ATENÇÃO na postura. Deixe seu corpo em uma posição atenta e repita o exercício do quadro acima. Perceba como é um desafio grande prestar atenção no corpo. Quando fazemos esse tipo de exercício, nosso cérebro realiza uma verdadeira ginástica que envolve não apenas as funções executivas pré-frontais, mas também grandes regiões do córtex motor, responsáveis pelo mapeamento das sensações externas e internas do corpo. Uma forma mais refinada desse exercício, que é uma verdadeira porta de entrada para a prática de mindfulness, é uma atividade chamada de FOFBOC – abreviação do inglês para F*eet on F*loor, *Bum on Chair* ("Pés no chão, bumbum na cadeira", em tradução livre). No FOFBOC, seguimos dez passos:

1. PARAMOS e dirigimos nossa atenção para o corpo.

2. CHECAMOS a postura, deixando o corpo em uma posição atenta, sem nos machucarmos. Lembre-se de que cada corpo é de um jeito, portanto, cuide-se.

3. SOLTAMOS A RESPIRAÇÃO até que ela se naturalize. Inspiramos e expiramos.

4. DIRIGIMOS NOSSA ATENÇÃO para a sola dos pés esquerdo e direito, explorando com curiosidade as sensações nessas áreas.

5. PRESTAMOS ATENÇÃO às sensações debaixo das coxas e das nádegas, procurando sentir, no corpo, os pontos de sustentação e pressão.

6. DIRIGIMOS A ATENÇÃO aos pontos de contato do corpo que permitem sua sustentação – os pés no chão e o bumbum na cadeira.

7. SENTIMOS que o corpo é como uma montanha em um vale: permanece vivo, sereno e atento independentemente das mudanças. Com chuva, sol ou neve, a montanha segue atenta e impávida, apenas observando. Assim como a montanha, devemos simplesmente observar.

8. Quando a ATENÇÃO SE DESVIAR das sensações do corpo (sola dos pés e bumbum na cadeira) – e isso vai acontecer, você querendo ou não –, apenas observe que ela se desviou e a leve de volta para a sola dos pés e o bumbum. Renove a curiosidade e a intenção de praticar.

9. Sua ATENÇÃO se DESVIARÁ várias vezes, e isso é normal. Sempre que perceber que a atenção não está mais no corpo, tenha paciência, seja generoso e traga-a de volta. Renove a curiosidade.

10. Ao final de alguns minutos (três, para uma prática introdutória), sem nenhuma pressa, comece a finalizar o exercício. Utilize três respirações para marcar o final da prática.

Apesar de a ideia da montanha sugerir imobilidade – não costumamos ver montanhas perambulando por aí – lembramos que, na prática de mindfulness, não é necessário ficar imóvel. Especialmente no começo, é importante movimentar-se para descobrir qual é a posição ideal entre conforto e atenção. Logo, você pode se ajeitar na cadeira sempre que sentir necessidade. No entanto, é fundamental observar se a vontade de movimentação vem de uma necessidade do corpo ou da mera inquietação mental. Caso observe que essa necessidade de se mover decorre apenas de uma inquietação, veja se é possível permanecer imóvel por um pouco mais de tempo. De qualquer forma, se esse for o caso, você já descobriu algo precioso a seu respeito, não é mesmo? Quem está ansioso tem mais dificuldade em permanecer imóvel, mesmo quando não há dores ou necessidade de se movimentar. Por outro lado, pessoas que já têm um temperamento sereno e plácido podem enfrentar outros desafios, como torpor, desinteresse ou indiferença. Já quem gosta de buscar sensações espirituais ou de relaxamento pode se sentir atraído pela imobilidade e entrar em um processo de *daydreaming* (sonhar acordado). Somos muito diferentes uns dos outros, por isso é tão essencial aguçar a curiosidade a respeito de si mesmo nos momentos de PAUSA. Quando você pausa, para e observa seu corpo, sua mente e suas emoções, o que surge? Observe com curiosidade. É nesse momento que propensões e hábitos se revelam, e é isso mesmo que queremos observar. Que hábitos são esses? Que propensões são essas? É preciso bastante gentileza e paciência nesse processo, pois é neste momento que observamos coisas que julgamos legais e boas em nossa experiência, como também aquelas ruins e difíceis de lidar. Em mindfulness, tratamos todas essas questões da mesma forma. Somos simplesmente observadores de nós mesmos.

Executar o FOFBOC diariamente é uma excelente opção para iniciar a prática de mindfulness. A qualquer momento do dia, faça uma pausa e dirija a atenção para os pontos de apoio do corpo. Mantenha a atenção ali por alguns momentos, estando atento aos devaneios, que naturalmente ocorrerão. Ao perceber um devaneio, retorne aos pontos de contato do corpo. Siga assim, diligente e pacientemente, observando o vaivém da atenção, realizando uma verdadeira "musculação atencional".

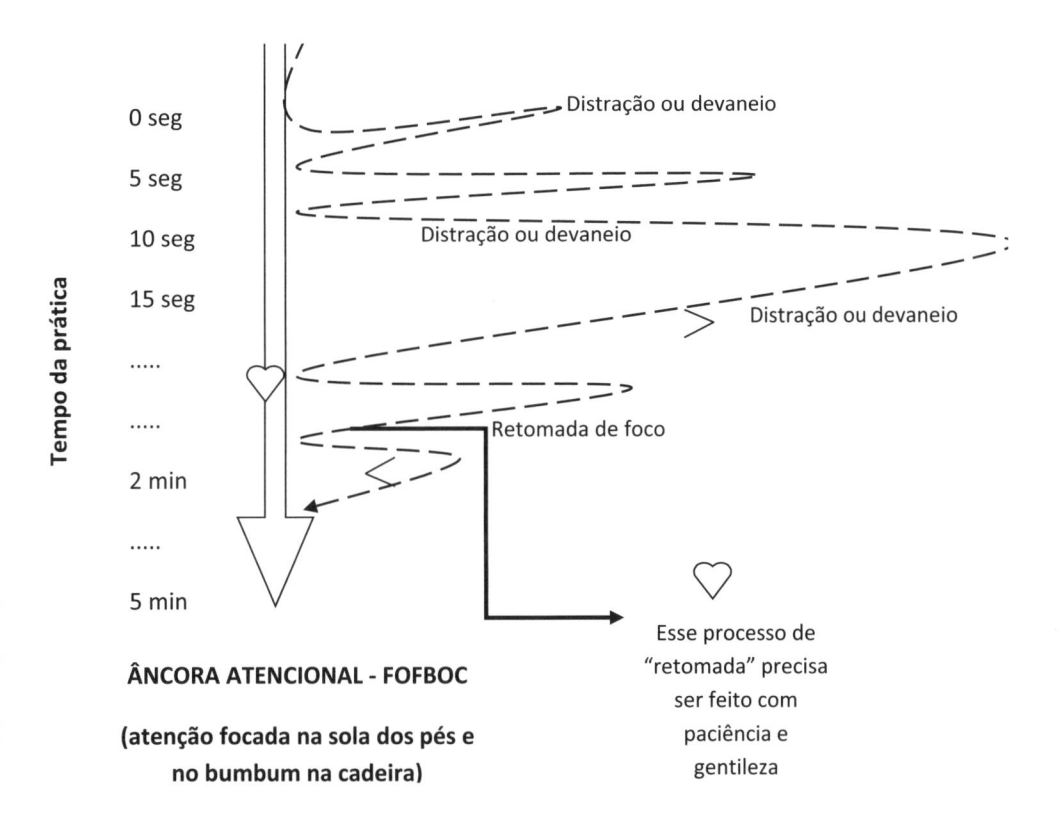

```
Tempo da prática

0 seg ─────────→ Distração ou devaneio
5 seg
10 seg ─────── Distração ou devaneio
15 seg
               ─────── Distração ou devaneio
.....
.....   Retomada de foco
2 min
.....
5 min

ÂNCORA ATENCIONAL - FOFBOC

(atenção focada na sola dos pés e
no bumbum na cadeira)

Esse processo de
"retomada" precisa
ser feito com
paciência e
gentileza
```

Na imagem acima, utilizamos as sensações de contato do corpo (pés no chão e bumbum na cadeira) como âncora atencional, mas poderíamos ter utilizado outros elementos, tais como a respiração. No entanto, reiteramos a ideia de que o importante é iniciar o desenvolvimento da prática de mindfulness focando a atenção no corpo e nos movimentos. Nessas práticas corporais, não utilizamos elementos externos, "descolados" do corpo, como sons ou imagens. As pesquisas indicam que é preferível começar a praticar de modo bastante "encarnado" ou, como dizem os neurocientistas cognitivos, *embodied*. Seguindo o desenho acima, você pode aplicar a mesma lógica a qualquer sensação corporal ou conjunto de movimentos. Pode, por exemplo, estabelecer a caminhada, ou seja, seu corpo em movimento, como âncora atencional. Pode também focar as milhares de sensações que existem nos músculos do seu rosto, como uma espécie de "miniescaneamento corporal". Esse exercício faz parte do protocolo criado no King's College de Londres, o *Body in Mind Training*. Vamos experimentá-lo? Seguiremos quinze passos nesse miniescaneamento corporal.

1. PARE. Estabeleça a intenção de parar por alguns segundos para praticar mindfulness. Você pode fazer isso sentado, em pé ou deitado.

2. Observe, de modo geral, como estão seu corpo, seus pensamentos e suas emoções.

3. Respeitando seu tempo, sem qualquer pressa, dirija sua atenção para os ombros. Sinta como está a musculatura ao redor deles. Rígida? Tensa? Relaxada? Se perceber muita tensão, veja se é possível relaxar um pouco.

4. Pouco a pouco, inclua a região do pescoço, em toda a sua circunferência: frente, laterais e parte de trás. Movimente-o um pouco, sem pressa, para soltar qualquer tensão nessa área.

5. Agora, vamos incluir em nossa atenção o queixo e a mandíbula. Como estão as coisas por aí? Você está contraindo a mandíbula? Observe. Veja se é possível soltá-la um pouco.

6. Chegou a vez do lábio inferior, seus cantos, as partes mais secas e as mais molhadas. Passamos, então, ao lábio superior, explorando também suas bordas laterais e verticais. É possível sentir o local exato onde lábio superior e inferior se tocam? Procure perceber o ponto em que os lábios deixam de ser secos, adentram a boca e se tornam molhados.

7. Inclua as sensações fora e dentro da boca.

8. Agora, sem pressa, vamos focar a atenção também no nariz, começando por observar o ar entrando e saindo das narinas. É possível senti-lo tocar a parte interna das narinas? É possível perceber o ar passando por trás de nossa língua? Sinta-o.

9. Aos poucos, dirija a atenção para a região das bochechas, até as orelhas.

10. Agora, vamos dirigir a atenção aos olhos, primeiro ao olho esquerdo, observando pálpebras, globo ocular, sensação de secura ou umidade e cílios. Devagar, faça o mesmo com o olho direito, de modo a perceber as sensações em ambos. Pisque normalmente.

11. Vamos focar a testa. Como ela está agora? Franzida? Tensa? Relaxada? Observe. Se notar alguma tensão, tente aliviá-la um pouco, soltando as micromusculaturas dessa região.

12. Aos poucos, inclua no foco da atenção todo o couro cabeludo, do final da testa até a nuca e também as partes laterais.

13. Sinta, como nunca antes, todo o seu rosto. Um rosto inteiro. Detenha-se nas sensações da pele, dos músculos, da corrente sanguínea em todo ele. Tente ficar em repouso, com a atenção focada no rosto por dois minutos.

Incluindo movimentos do rosto

14. Com as sensações do rosto bem "vivas", comece a movimentá-lo aos poucos, como se estivesse fazendo caretas, percebendo como os músculos e a pele parecem se "descolar" dos ossos. Sinta cada músculo da face e sua relação com os movimentos do rosto. Experimente abrir e fechar a boca, sentindo a mandíbula; abrir e fechar os olhos, sentindo todos os músculos dessa região; sinta os ossos da área das bochechas, tocando os músculos e a pele. Explore.

15. Devagar, conclua a prática. Finalize o processo com três respirações.

E então? Como foi a experiência? Curiosa? Leve algum tempo antes de retomar a leitura, não tenha pressa. Durante esse exercício, procuramos repousar, estabilizar a atenção em sensações somáticas e motoras. Quando fazemos isso, mobilizamos recursos neurais importantíssimos para nosso bem-estar. Utilizamos uma função executiva da atenção, aliada ao nosso córtex motor, tanto de mapeamento somatossensorial quanto de execução de movimentos. Essas regiões do nosso cérebro estavam em plena "musculação", e é isso mesmo o que almejamos.

Podemos ampliar a potência desse monitoramento da atenção no corpo com exercícios em que treinamos o repousar a atenção em sensações corporais. A partir desses treinos, podemos incluir respostas corporais mais complexas, baseadas na movimentação. O exercício de caminhada meditativa, que faremos no próximo capítulo, é um bom exemplo. Na realidade, todo e qualquer movimento pode ser realizado com a intenção de mindfulness, desde pegar um copo de café até executar um complexo passo de balé. Trata-se de escolher repousar a atenção no corpo em movimento. Você pode fazer exercícios de yoga sem estar atento ao que faz, mas, quando os realiza com atenção plena a cada movimento, deposita uma atenção *mindful* à prática. O mesmo pode ser dito em relação a outras atividades, até mesmo lavar a louça. É possível executar essa tarefa sem atenção, com a mente devaneando, ou estar atento aos músculos do braço envolvidos em cada movimento, à sensação da água na pele das mãos e dos braços, ao movimento do quadril para ajustar sua postura a cada prato que leva ao escorredor. É uma verdadeira ginástica atencional. Por isso, é recomendável que se delimite um início, um meio e um fim de uma atividade de mindfulness concentrada no corpo. Escolha dedicar cinco, dez ou até vinte minutos para isso. Mindfulness precisa ser cultivado progressivamente. Algumas práticas, como *tai chi*, *qigong* e *feldenkrains* trazem naturalmente essa noção de atenção plena aos movimentos.

Um exercício que envolve movimentos e que também faz parte do *Body in Mind Training* é o chamado "Nado de costas". A prática recebeu tal nome porque procura simular com os braços os movimentos dessa modalidade de natação.

Que tal experimentar esse novo desafio? Lembre-se de que você tem como suporte os áudios para praticar os movimentos de mindfulness.

Nado de costas
(Áudios de apoio: 8 ao 12)

1. Para praticar este exercício, é preciso que você fique de pé, ou então sentado em uma cadeira, com bastante espaço à sua frente, dos lados e atrás.

2. Definida a posição de sua preferência, ajuste a coluna para que ela fique ereta. Ao mesmo tempo, solte a respiração e permita que ombros, cotovelos e mãos relaxem. Repouse as mãos sobre o colo, sem fazer nenhum esforço.

3. A coluna deve estar ereta, mas sem um rigor excessivo; a respiração deve se manter natural e os ombros, relaxados. Respire. Enquanto respira, ajuste a coluna.

4. Agora, vamos iniciar o movimento de nado de costas. Começaremos apenas com o braço direito. Eleve-o aos poucos, vagarosamente, como se estivesse em câmera lenta. Aja como se

estivesse nadando de costas, ou seja, inicie o movimento embaixo e suba lentamente o braço em direção ao teto.

5. Se estiver prendendo a respiração, veja se consegue soltá-la.

6. Perceba o esforço muscular necessário para fazer o braço se mover. Onde começa o movimento? No ombro ou nas mãos? Não pense sobre isso. Em vez de pensar, tente SENTIR no corpo. Faça o movimento bem lentamente. Se perceber qualquer precipitação, desacelere-o.

7. Ao chegar com o braço no alto, solte a respiração. É hora de começar a descida. Tente agir vagarosamente. Que músculo faz o braço descer? Em qual deles se inicia o movimento? Comece a descer e descubra, no seu corpo, quais os tendões e músculos que fazem com que o movimento se desacelere. O que a mente faz quando os músculos começam a doer? Em que parte do movimento há algum desconforto? Observe. Continue o movimento até que o braço desça completamente.

8. Agora, siga todas as etapas agora com o braço esquerdo. Repita todo o movimento.

Esse breve exercício permite que sintamos no organismo o poder do mindfulness. Quando praticamos algo desse nível, estamos mobilizando nossa atenção, ou seja, funções executivas no cérebro, e, ao mesmo tempo, utilizando o córtex motor. Como já vimos, estamos realizando uma verdadeira musculação cerebral, envolvendo essas duas regiões. Quando prestamos atenção no movimento, mapeamos as regiões somatossensoriais do córtex motor e também ativamos toda a execução do movimento. Ao realizar esse tipo de exercício, acontece um poderoso recrutamento das habilidades de inibição motora em nosso córtex pré-frontal, e não apenas das funções executivas, incluindo a atenção. É no córtex pré-frontal dorsolateral direito que há uma grande ativação das habilidades de inibição motora, flexibilidade cognitiva e regulação emocional. Portanto, não se trata apenas dos movimentos, mas de todas as habilidades que precisamos para nosso bem-estar.

É claro que você não vai sair por aí dando braçadas de costas pela rua ou no escritório. Então, como integrar mais essas habilidades no dia a dia de forma mais eficiente? A resposta mais simples é: integrando esse estado de atenção (mindfulness) e atitude (autocompaixão) aos movimentos que você já executa. Ora, isso é óbvio, não?

Ao longo de um dia, fazemos muitos movimentos, como, por exemplo, sentar ou caminhar. Ou até mesmo, o que é mais comum nos dias de hoje, esticar o braço para alcançar o celular. Todos são movimentos que podemos fazer com mais atenção e curiosidade. Também costumamos estar envolvidos com atividades físicas para cuidado da saúde e bem-estar, tais como pilates, yoga, musculação ou dança. A dica é: inclua a intenção de mindfulness nessas atividades.

O exercício a seguir chama-se "Pegando uma fruta em dez passos", e deixa mais clara essa intenção de incluir movimentos em situações cotidianas. É preferível fazer o exercício de pé, mas, se não for possível, pode realizá-lo sentado mesmo. Vamos lá?

1. De pé ou sentado, levante o braço direito, como se estivesse se esticando para pegar uma fruta em uma árvore, longe do seu alcance.

2. Olhe para cima, além dos seus dedos, e traga toda a atenção para as sensações e para o efeito da respiração no seu corpo. Se estiver de pé, permita que o calcanhar saia do chão enquanto você se alonga. Sinta o alongamento através do corpo, ao tentar alcançar a fruta. Em que parte do corpo esse alongamento é mais percebido e como é essa sensação?

3. Agora, permita que o calcanhar volte a tocar o chão e comece a baixar a mão. Siga os dedos com os olhos. Quais cores e formas se fazem presentes enquanto suas mãos vão descendo? Observe.

4. Se um pensamento qualquer desviar sua atenção, tudo bem. Ao se dar conta disso, leve a atenção de volta para o corpo, sentindo-o com uma curiosidade atenciosa.

5. Em seguida, volte à posição inicial. Feche os olhos, tome consciência dos efeitos desse alongamento, das sensações do movimento e da respiração pelo corpo.

6. Abra novamente os olhos. Estique-se agora para "pegar a fruta" com a mão esquerda, permitindo que o calcanhar saia do chão para ajudar no alongamento.

7. Novamente, caso se distraia com algum pensamento, não se preocupe, é normal. No entanto, ao notar que isso aconteceu, traga a atenção de volta para o corpo. Perceba-o com a mesma curiosidade atenciosa.

8. Quais partes do corpo estão engajadas nesse movimento agora? Observe onde estão seus limites de flexibilidade e força nesse momento, aceitando isso conscientemente.

9. Permita que o calcanhar volte a encostar no chão e, de olhos fechados, que o braço retorne lentamente para o lado do corpo. Observe se algo muda na sua experiência ao executar o movimento de retorno de olhos fechados.

10. Voltando à posição inicial, perceba se há alguma modificação nas sensações físicas após a realização desse alongamento.

Podemos realizar movimentos com atenção plena em diferentes posições. Por exemplo, se estiver lendo este livro agora deitado na cama ou no sofá, é possível praticar mindfulness com movimentos. Podemos tentar, o que acha? Leia o exercício atentamente, porque terá de deixar o livro de lado por alguns instantes. Se quiser, coloque o áudio do exercício para tocar. Será mais fácil realizar a prática assim. Vamos lá.

1. Para começar, deite-se de costas com os joelhos flexionados e os pés apoiados na superfície em que estiver deitado. Você pode abaixar um pouco o queixo para que a coluna fique mais alinhada.

2. Alinhe os braços esticados na direção dos ombros, para os lados, afastados do tronco, com as palmas das mãos voltadas para cima. Perceba as sensações presentes, deixe o corpo soltar-se. Permita que o peso do corpo afunde com a gravidade.

3. Mantenha a atenção presente na respiração e nas sensações do corpo durante esses movimentos.

4. Gentilmente, deixe os joelhos caírem para o lado direito e a cabeça para o lado esquerdo, sentindo as sensações que essa leve torção proporciona.

5. Retorne os joelhos e a cabeça para o centro. Então, deixe os joelhos penderem para o lado esquerdo e a cabeça para o lado direito.

6. Volte os joelhos e a cabeça para o centro e repita os movimentos para o outro lado. Siga o ritmo da respiração, repetindo esse movimento três vezes.

7. O que percebe no corpo ao executar essa movimentação? Como está sua respiração?

8. Se perceber que uma distração qualquer seduziu sua mente, não se julgue incapaz, isso também faz parte do treinamento. Apenas volte a atenção para as impressões dos movimentos.

9. Quando os joelhos e a cabeça voltarem para o centro, deite-se de lado por alguns instantes em posição fetal. Observe seu corpo. Como se sente? O que surgiu na sua experiência? Perceba.

Viu só? Mesmo deitados podemos praticar mindfulness com movimentos. No dia a dia, essa prática pode aumentar, progressivamente. Por exemplo, se você tem o hábito de fazer musculação durante uma hora, três vezes por semana, que tal dedicar dez minutos dessa uma hora para prestar atenção nos seus movimentos e no seu corpo? Torne, assim, a musculação física também uma musculação cerebral. Ou, então, faça cinco minutos da sua aula de pilates serem momentos de atenção plena. Aliás, esse é um dos princípios do próprio pilates. Aprofunde esse hábito. Se treina boxe, que tal dedicar alguns minutos a momentos de plena atenção na respiração, nas solas dos pés e nos músculos dos ombros? Talvez esteja se perguntando por que não fazer de todo o treino nessas ou em quaisquer outras atividades um momento de mindfulness. Simples! Praticar mindfulness requer um esforço agudo e constante para manter a atenção, e quando você está dançando ou jogando futebol, por exemplo, quer ter instantes de lazer. Por isso, bastam alguns minutos de mindfulness durante uma atividade motora. Mais do que isso seria exigir demais do cérebro e, além de deixar de se divertir, você poderia ficar exausto.

Lembre-se: da próxima vez que for dançar ou estiver na academia, que tal dedicar alguns minutos para também exercitar o cérebro?

Sabemos que esses locais são repletos de elementos capazes de atrair nossa atenção, como televisores ligados e música alta. Além disso, é comum as pessoas virem puxar conversa. Há ainda as distrações mentais, que ocorrem a todo o momento. Então, quando estiver fazendo uma atividade física com a intenção de mindfulness, observe todas as possíveis distrações externas, como também as internas. Você pode, por exemplo, estar plenamente consciente da posição de seus pés quando acerta a raquete de tênis na bola e, na jogada seguinte, estar atento à sua respiração, mas pode ser que sua mente, naquele momento, não esteja prestando atenção ao corpo. Talvez esteja em outro lugar, raciocinando e avaliando mentalmente a experiência. Caso isso ocorra, tudo bem, mas tente redirecionar a mente para dentro do corpo novamente. Em mindfulness, estamos sempre atentos às distrações internas e externas. Lembre-se de que elas não são nossas inimigas, mas parceiras que nos informam em que lugar está nossa desatenção. Observar as desatenções e realocar a atenção é, por si só, um exercício de mindfulness.

Desde muito pequenos, gostando ou não das aulas de Educação Física, fomos colocados em situações de exercitar o corpo, mas não a mente. Nosso olhar, nos exercícios e esportes, foi direcionado para fora do corpo: comparar-se com o outro, avaliar nossa performance, focar o resultado... Logo, estávamos sempre voltados para fora. O que estamos sugerindo aqui é justamente o caminho inverso: uma possibilidade de olhar para dentro e obter um duplo benefício. Por isso, hoje em dia, é comum astros do esporte trazerem mindfulness para seu treinamento. Vejam o caso de Phil Jackson, executivo americano, várias vezes campeão da NBA e atual presidente do New York Knicks. Não é à toa que seu apelido no esporte é "Mestre Zen". Há muitos anos, Jackson utiliza exercícios e estratégias de mindfulness para promover o bem-estar e, consequentemente, o bom desempenho de seus atletas. Grande parte da inspiração para seu trabalho vem de George T. Mumford, psicólogo do esporte norte-americano, pioneiro na implementação de mindfulness na NBA. E não é só Phil Jackson. Estrelas como o jogador de basquete Kobe Bryant, o campeão de tênis Novak Djokovic e a seleção de futebol da Alemanha (que nos traz lembranças tão dolorosas) também já declararam utilizar o mindfulness em sua preparação mental. Levando em consideração a performance de todos os aqui mencionados, não há como duvidar de que a atenção plena tem uma atuação realmente poderosa, mesmo quando o assunto é desempenho físico.

Portanto, que tal mover-se com atenção plena, curiosidade e abertura para novas experiências?

O corpo como base para a fábrica de pensamentos

Nossa estrutura física fornece a base necessária para o funcionamento do nosso cérebro. O corpo, com seus milhões de receptores somatossensoriais, não existe de maneira independente dos demais processos que constituem nossa experiência, em particular, nossos pensamentos e emoções. Por isso, como demonstramos no Capítulo 1, em mindfulness, pensamos em nós mesmos como um sistema composto de três partes: (1) corpo, (2) pensamentos e (3) emoções.

```
    ┌─────────────┐              ┌─────────┐
    │ PENSAMENTOS │              │ EMOÇÕES │
    └──────┬──────┘              └────┬────┘
           └──────────┐   ┌───────────┘
                      ▼   ▼
                   ┌───────┐
                   │ CORPO │
                   └───────┘
```

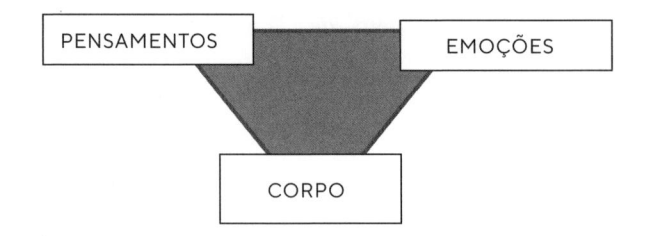

Apesar de o corpo ser o depósito de onde emergem e para onde retornam os pensamentos e as emoções, em nossa experiência cotidiana, muitas vezes sentimos os pensamentos como um universo particular, assim como as emoções. Mas tanto pensamentos como emoções estão no corpo. Por isso, é muito importante explorar a relação entre esses sistemas. Eles não existem em um vácuo ou no corpo de outra pessoa. Existem e estão em constante interação dentro de cada um de nós. Todo organismo registra e vivencia, de maneira própria, essa relação única entre corpo, cognição e emoção. O mindfulness nos convida a aprofundarmos o conhecimento dessas três estruturas interconectadas, lembra-nos que dentro do corpo há algo como uma fábrica de pensamentos. Se pararmos para observar o funcionamento dessa fábrica, poderemos descobrir elementos preciosos para o nosso bem-estar.

Essa habilidade de observar a fábrica de pensamentos em ação é denominada, tecnicamente, de meta-atenção ou metacognição, ou seja, a cognição da cognição. Isso significa que nós, humanos, temos um córtex pré-frontal desenvolvido o suficiente para pensarmos ou avaliarmos o próprio ato de pensar (Schooler *et al.*, 2011). Muito complexo? Vamos fazer um exercício para podermos sentir na pele a habilidade metacognitiva. Chamaremos esse exercício de "Observando a mente em cinco passos".

> **1.** Sente-se de maneira confortável e comece a praticar o FOFBOC (pés no chão, bumbum na cadeira) que ensinamos no início deste capítulo. Fixe a atenção no corpo. Você pode utilizar a sensação sob as solas dos pés e a pressão sob as nádegas como âncoras atencionais.
>
> **2.** Vá permitindo que a atenção se estabilize no corpo. Sem pressa, utilize a respiração para auxiliar esse processo de ancorar a atenção.
>
> **3.** Agora, vou lhe contar uma história, uma pequena cena cotidiana. Observe o que acontecerá com sua fábrica de pensamentos enquanto lhe descrevo a cena. Vamos lá. Procure observar seus pensamentos, raciocínios e julgamentos.
>
> **4.** Imagine a seguinte cena: Você está andando por uma calçada e, do outro lado da rua, uma pessoa que você conhece bem caminha tranquilamente. Sorrindo, você acena para a pessoa. Ela não responde e continua andando.
>
> **5.** O que sua fábrica de pensamentos produz diante de uma cena dessas? Observe. Se quiser, releia a cena. Dirija a atenção para os pensamentos e, sem tentar controlá-los, apenas registre o que ela fez surgir em seu panorama mental. Se quiser, anote frases ou palavras-chave relativas a esses pensamentos.

Essa habilidade de observar os próprios pensamentos é algo que também almejamos no mindfulness. Grande parte de nossas experiências é afetada pela maneira como as interpretamos. Tais interpretações, como você já pôde experimentar, e como já mencionamos, estão quase sempre sob a égide de automatismos diversos. Muitas dessas robotizações não beneficiam nossa saúde e bem-estar, e, por isso, é tão importante estarmos atentos a seu funcionamento. Pensamentos são apenas pensamentos, ou seja, não têm uma realidade concreta. No entanto, podem orientar comportamentos, sensações corporais e estados emocionais. Como praticantes de mindfulness, procuramos manter uma atenção constante, porém gentil, à nossa fábrica de pensamentos.

Uma maneira interessante de observar essa fábrica em plena ação é fazermos uma visita à sala de projeção de onde emergem os pensamentos. Quer tentar? Vamos fazer um exercício diferente.

> **1.** Novamente, procure sentar-se de maneira atenta e alerta. Comece trazendo a atenção para os pontos de contato do corpo com a superfície em que está sendo sustentado. Use a respiração para ancorar-se no aqui e agora.
>
> **2.** Procure ajustar a postura e relaxar os grupos musculares.
>
> **3.** Quando estiver com a atenção relativamente estável, prepare-se, pois começaremos a ver a fábrica de pensamentos em ação.
>
> **4.** Imagine a seguinte cena: Sua fábrica de pensamentos, sua mente, é uma grande sala de cinema. Essa sala é confortável e está vazia. Há vários lugares para sentar: mais perto da tela, no meio, ou mais ao fundo. Escolha o lugar em que você se sinta mais confortável. Por enquanto, as luzes ainda estão acesas e não há nada passando na tela. Aos poucos, as luzes vão se apagando. O filme vai começar. Mas, qual é o filme? Simples! O filme é sua fábrica de pensamentos. Então, sentado onde está, permita que seus pensamentos – sejam quais forem – comecem a ser projetados na tela. Não tente controlar o filme, apenas assista ao desenrolar das cenas. Respire e solte a tensão do corpo. Deixe a fábrica funcionar. Não tenha pressa, apenas observe por alguns minutos o filme de pensamentos ser projetado na tela. Caso note que sua mente foi levada por alguma das cenas, volte a observar o fluxo natural dos pensamentos. Talvez seja útil agora fechar os olhos um pouquinho, por alguns segundos.

E aí, conseguiu observar algo? Enquanto algumas pessoas percebem um fluxo intenso e desordenado de pensamentos, outras têm grande dificuldade em notar qualquer coisa na tela. Isso é normal. A qualidade metacognitiva varia de um indivíduo para outro. Se não conseguiu ver nada, talvez seja importante tentar outras vezes, com paciência e diligência. Muitos dos nossos hábitos mentais são projetados na tela – racionalizações, julgamentos, avaliações, frustrações, medos, esperanças etc. Por trás desse mar de pensamentos, aos poucos, vamos descobrindo informações importantes a nosso respeito. Pratique.

Explorando a atenção se mover entre diferentes âncoras atencionais

Os pensamentos vêm de alguma parte. Assim como os ouvidos recebem o som, a mente recebe os pensamentos. É difícil ouvir um som, como, por exemplo, o barulho de gritos, de sirenes, de aplausos ou mesmo música, sem associá-lo a alguma situação. O mesmo ocorre com os pensamentos.

Logo que um som ou um pensamento entram em nossa mente, se não estivermos vigilantes, eles vão criar irrealidades, ativar memórias, fantasias e toda a ordem de devaneios, que imediatamente desencadearão emoções de todo tipo. Isso demonstra o quanto somos vulneráveis a estímulos externos ou internos e o quanto podemos atuar de modo automático e inconsciente. Assim, muitas vezes exibimos determinado humor ou nos comportamos de certa maneira sem saber exatamente o porquê. De que modo mindfulness pode nos auxiliar em relação a isso?

Seus pensamentos podem ser comparados a um rádio ligado tocando ao fundo. Você está ouvindo, percebe um ruído, reconhece um barulho, mas não precisa elaborar o que está escutando. Com frequência, você nem reage ao que ouve no rádio. O mesmo deve ocorrer em relação a seus pensamentos. Por que assumir cegamente a realidade imposta por eles? Mesmo que gritem bem alto, são apenas pensamentos, não um mestre ditador, dando ordens às quais você deve obedecer como um mero robô.

Essa conscientização nos dá mais liberdade, maior possibilidade de emitir respostas mais sábias, que decorrem de uma mente treinada e atenta. Logo, a forma como vemos o mundo não nos fala sobre o mundo, mas sobre nós mesmos. Sua mente, seu mundo.

A mente funciona criando rumores, ideias e pensamentos que podem ser verdade ou não. É comum a dificuldade de distinguir fato e pensamento, porque o fato em si e a interpretação que fazemos dele se misturam e se confundem. Daí a importância de treinar essa qualidade de atenção e de indagação a respeito de como nossa mente funciona.

Mindfulness dos sons e pensamentos
(Áudios de apoio: 13 e 14)

> Sente-se de maneira confortável e comece a praticar o FOFBOC (pés no chão, bumbum na cadeira), que ensinamos no início deste capítulo. Fixe a atenção no corpo. Você pode utilizar a sensação sob as solas dos pés e a pressão sob as nádegas como âncoras atencionais. Vá permitindo que a atenção se estabilize no corpo. Sem pressa, utilize a respiração para auxiliar esse processo de ancorar a atenção.

Devagar, comece a receber e acolher os sons conforme chegam e vão. Note quantos sons se manifestam ao seu redor. Quais são eles? Não tenha pressa. Receba aos poucos cada som que o ambiente apresenta.

Perceba seu corpo como um amplificador desses sons, recebendo-os, permitindo que as ondas e vibrações o atravessem. Sintonize com as ondas de cada som, com seu volume, tom, compasso, padrão, melodia e duração, seja ele agradável ou não. Note a tendência da mente de querer baixar o volume dos sons que lhe parecem desagradáveis e de permanecer com os agradáveis.

Traga uma curiosidade especial para perceber os sons como uma atitude de abertura aos detalhes, às peculiaridades que se fazem presentes.

É possível que, à medida que perceba os sons, sua mente logo crie associações, histórias ou desperte algumas lembranças. Apenas perceba o que acontece e volte a observar os sons tal como eles são, da melhor maneira que puder. Logo, em vez de pensar sobre os sons, permaneça com as experiências sensoriais que eles provocam.

Depois, mude o foco atencional e passe a acolher os pensamentos, não mais os sons. Perceba o exato momento em que eles aparecem, quanto tempo duram e quando se dissolvem. Apenas observe-os, sem dialogar com eles, sem pensar sobre eles, sem espantá-los.

Você pode experimentar ver seus pensamentos passando, como se fossem nuvens brancas em um céu azul. Às vezes, o céu fica encoberto, outras vezes, límpido, ou então é cortado por nuvens de diferentes formatos e velocidades. Se preferir, você pode também ver seus pensamentos como se fossem cenas de um filme exibidas em uma imensa tela.

Se alguns pensamentos trouxerem emoções intensas, prazerosas ou não, observe com curiosidade essa carga emocional, sua intensidade e seu reflexo no corpo, aproximando-se do que está acontecendo, até que passem.

Se em algum momento sentir-se perdido nos pensamentos, retorne a atenção para a percepção de seu corpo respirando como uma unidade. Utilize-o como uma âncora para a percepção do todo.

Para encerrar a prática, volte a notar os sons, sinta a temperatura do ambiente, perceba o contato do corpo com a superfície onde repousa. Abra os olhos e observe os estímulos visuais, movendo o corpo delicada e atentamente.

Agora vamos explorar como foi a prática. Um detalhe importante: não se esqueça do seu diário, registre tudo o que aconteceu com você.

1. Quais sons você percebeu? Como sua mente reagiu a eles?
2. Conseguiu perceber algum novo detalhe ao notar os sons dessa maneira?
3. E os pensamentos? Percebeu o fluxo de chegada, de permanência e de partida deles? Quais pensamentos surgiram? Foi possível notá-los como se estivessem sendo exibidos em uma tela?

4. Em algum momento sentiu-se capturado por algum pensamento? Deixou de apenas observá-lo passar, sentindo-se dentro dele, dialogando com ele?
5. Foi gentil consigo mesmo ao se perceber distraído e conseguiu voltar para o exercício com tranquilidade?
6. O que mais notou nesse exercício? Alguma emoção sutil ou intensa?
7. Alguma sensação física chamou sua atenção? Qual? Procure descrevê-la em detalhes.

Essa prática nos convida a exercitar a capacidade metacognitiva de modo mais intenso. Por isso, pode parecer mais confusa, e talvez seja difícil para algumas pessoas realizá-la. Logo, qualquer que tenha sido sua experiência, não se recrimine. Com o tempo, podemos refinar a qualidade de nossa escuta.

Hoje em dia, é difícil pararmos para ouvir uma música, simplesmente entrar em contato com as nuanças do som sem logo criar mil cenários e fantasias na mente. Essa prática é importante, porque mostra exatamente isto: como criamos historinhas a partir de qualquer estímulo que entre pelas nossas portas sensoriais, seja pelos olhos, ouvidos ou nariz. Como você já sabe: pensou, sentiu! Estabelecer essa relação de sons e pensamentos ilustra como todas essas experiências são passageiras e como é crucial desenvolvermos a postura de observadores, para não embarcarmos em qualquer historinha mental.

Semana 4

Mindfulness no Caminhar: Modos de Viver a Vida, a Importância da Aceitação para Aprendermos a Responder e Não Reagir Impulsivamente

Para seguirmos desenvolvendo nosso estado de mindfulness, é bom inovar. Na semana anterior, aprendemos como as informações corporais são importantes e começamos a observar o corpo em movimento. Agora, vamos continuar seguindo por essa linha. Diversificar as práticas mantém a mente interessada. Assim, nessa semana, vamos levantar definitivamente da cadeira! Estamos percebendo que o corpo é extremamente sensível aos mais sutis sinais das emoções e dos pensamentos que circulam em nossa mente. Muitas vezes, reage a eles como se fossem sólidos eventos a combater, sem importar se tais pensamentos refletem o mundo com precisão e clareza ou não. Por isso, precisamos levar nossa atenção a eles frequentemente, já que carregam nossas verdades.

O livro *The mindful way through depression*, de Mark Williams, narra um experimento interessante. Foi solicitado a um grupo de pessoas deprimidas e a um grupo de pessoas não deprimidas que caminhasse. Comparando-se os dois grupos, ficou claro que os deprimidos caminhavam mais lentamente, moviam menos os braços e o tronco. Tinham também uma postura mais encurvada, como se fossem cair para frente a qualquer momento. Isso mostra que podemos entender um pouco mais sobre nós mesmos de acordo com a postura que adotamos. Ela expressa muito de como estamos nos sentindo.

Bem, agora que você já sabe que mente e corpo estão interligados, que tal uma prática bem simples para perceber isso de forma efetiva? Vamos lá. Por trinta segundos, sente-se com os ombros caídos para frente e a cabeça abaixada. Observe como essa postura vai começar a interferir no seu estado emocional. Então, ajuste a postura: alinhe a coluna e erga levemente o rosto. Notou alguma diferença? Podemos aprender muito sobre como regular o corpo, os pensamentos e as emoções se estivermos atentos a como esse sistema é interligado.

Para cultivar o mindfulness com seriedade, precisamos nos tornar plenamente integrados com nosso corpo novamente. Você já reparou no que sua postura e seu modo de caminhar podem estar refletindo a respeito de você mesmo? Desânimo? Preguiça? Pressa e ansiedade? Irritabilidade? Para estarmos bem atentos a isso, vamos experimentar outra prática formal de mindfulness nessa semana: a caminhada.

Trazemos muitos conceitos (ou preconceitos?) a respeito de nosso próprio corpo. Dificilmente ele é como gostaríamos. Nós nos achamos muito altos ou muito baixos, gordos demais ou magros demais. Nossos corpos também raramente funcionam como gostaríamos: mostram-se pouco fortes, sem muita resistência, nada flexíveis. Alguns de nós chegam a ouvir uma voz no fundo da mente alertando que um dia esse corpo nos decepcionará, porque chegará o momento em que envelhecerá e morrerá, não importa o que façamos. Talvez isso explique por que ignoramos ou maltratamos tanto nossos corpos, em vez de nos importarmos com eles como nos importamos com um bom amigo, cuidando dele com atenção e zelo. Um dos mais importantes aprendizados em mindfulness, para que saibamos trazer mais paz e tranquilidade para as nossas vidas, é justamente descobrir como "voltar para a nossa casa", que é o nosso corpo, essa parte de nós mesmos que temos ignorado por tanto tempo.

Thich Nhat Hanh, importante mestre zen vietnamita, em seu livro *Meditação Andando*, explica como podemos meditar caminhando. Essa prática é bastante recomendada para quem tem dificuldade de se concentrar estando sentado, ou pode até mesmo ser usada como uma pré-meditação, um breve momento de centramento antes de parar para meditar sentado. Thich Nhat Hanh sugere que, durante a caminhada, ao inspirar e expirar, se diga mentalmente "inspirando" e "expirando", para ajudar na concentração. No livro *The Miracle of Mindfulness*, ele observa que, ao caminhar, se deve prestar atenção à caminhada, como também aos pensamentos, às emoções, às sensações e no que se manifestar enquanto se caminha.

Mas existem várias maneiras de fazer uma caminhada meditativa. Você pode usar a contagem dos passos, como mencionamos na prática do mindfulness na respiração, ou simplesmente manter a mente nos seus pés, nas suas pernas e na movimentação durante a caminhada, percebendo seus efeitos na consciência. Essa é a forma sugerimos para a prática de mindfulness na caminhada.

Como prática informal, a caminhada pode ser utilizada em vários momentos do nosso dia a dia. Quando vamos à padaria, ao supermercado ou mesmo na fila de um banco, se for possível dar um passo, poderemos treinar nossa atenção. Você também pode e deve caminhar prestando atenção nos estímulos ao longo do trajeto. Por isso, costumamos brincar afirmando que não se tem desculpa para dizer que não se conseguiu praticar mindfulness de uma semana para a outra. É só uma questão de saber aproveitar cada oportunidade.

Mindfulness na caminhada
(Áudio de apoio: 15)

> 1 - Escolha um local tranquilo e seguro, no qual possa dar pelo menos oito passos de ida e oito de volta. É preciso lembrar que não há objetivo para a caminhada, não se deve pensar em um

ponto de chegada. Para potencializar a experiência, tente andar descalço, para sentir o contato dos pés com o solo.

2 - Durante a caminhada, procure alinhar os pés com os ombros e mantenha os braços soltos. Observe apenas os passos.

3 - Transfira devagar o peso de um pé para o outro, de modo que um deles fique completamente leve a cada passada. É importante andar mais lentamente do que o habitual, sentindo o movimento em todas as partes das pernas – panturrilhas, joelhos e coxas – e dos pés – o toque do calcanhar, da sola e dos dedos no chão.

4 - Mantenha o olhar focado no chão, a uma distância de mais ou menos um metro do corpo. Não é necessário olhar para as próprias pernas. Se a mente se dispersar para outras coisas, renove gradativamente sua intenção de manter o foco nas partes do corpo que envolvem o ato de caminhar. Volte a concentrar sua atenção na prática, lembrando-se de respirar de forma pausada e regular, percebendo as sensações no ato de caminhar, cuidando para que nada escape de sua vigilância, de sua atenção sustentada, porque você está direcionando toda ela para dentro. Logo, concentre-se no seu mundo interno, mais do que no externo. Agindo assim, nenhuma sensação lhe escapará: a percepção de simetria do corpo, de peso de cada lado, do leve esforço para conseguir se equilibrar, entre tantas outras que poderá notar.

Agora, vamos explorar como foi essa prática. Talvez seja interessante você usar seu caderninho para anotar as respostas.

1. O que você percebeu enquanto fazia essa caminhada?
2. Quais foram as sensações mais intensas e fortes?
3. Quais foram as sensações mais sutis e delicadas?
4. Como sua mente reagiu a tudo o que foi percebendo?
5. E os pensamentos? Notou o fluxo deles? Que pensamentos surgiram?
6. Em algum momento se percebeu dentro de um pensamento e não mais observando-o e deixando-o passar? Qual foi sua reação ao dar-se conta de que estava distraído?
7. Sentiu alguma emoção, mesmo que muito sutil?
8. O que notou de diferente a respeito das sensações em seu corpo enquanto caminhava de modo atento?

Sabemos que muitas vezes é bem difícil traduzir em palavras a realidade da experiência direta. Lembre-se: não há respostas certas, erradas ou precisas. Aliás, você não precisa nem responder a todas as perguntas. Sugerimos que escreva apenas para registrar o que pôde perceber em cada exercício.

Geralmente, as pessoas notam o leve desequilíbrio que ocorre entre uma passada e outra e descobrem como cada parte das pernas é importante para fazer um movimento tão simples e delicado: há o posicionamento dos dedos dos pés, ajudando no equilíbrio, o tornozelo estabilizando o primeiro contato do pé com o chão. Algumas pessoas se surpreendem com o som de estalos das articulações e ossos, com o peso que a sola dos pés suporta e, muitas vezes, acabam pensando sobre o que notam, deixando de viver e sentir a experiência em si. Ao se darem conta disso, voltam para a experiência de vivenciar as sensações, de reagir a todos os estímulos de forma equânime, sem se apegar ao positivo e sem rechaçar o negativo. Tornam-se, mais uma vez, meros observadores, presentes no que está acontecendo enquanto caminham.

Algumas pessoas ficam inquietas ao caminhar devagar, mas isso, como já sabemos, é o que vivenciam também no seu cotidiano: inquietação por falta de paciência. A orientação para essa situação é: observe-se, leve sua atenção para isso, explore essa emoção até que ela passe, porque tudo flui e brigar com ela apenas a torna mais presente, conforme já comentamos antes.

Outras pessoas se encontram muito dispersas porque a caminhada as afasta de um ponto fixo, ampliando a possibilidade de distrações. Não há mal nenhum nisso, mas precisamos aprender a regular nossa atenção em condições diversas e adversas. Apenas note que a mente está sendo seduzida por diversos estímulos e retorne. Você também pode experimentar fazer a caminhada de olhos fechados, impedindo, assim, que o sentido da visão crie distrações.

Também podemos ser mais criativos e lúdicos durante a caminhada. Que tal dar alguns passos de costas ou de lado, dar algumas passadas mais curtas, outras mais longas, andar mais devagar ou mais rápido? Experimente fechar os olhos por alguns instantes. Teste todas essas diferentes manobras, mas sempre mantendo a intenção de simplesmente observar as sensações ao se locomover e como a mente se comporta. Divirta-se!

Esse fluxo contínuo e intercambiante entre mente e corpo nos leva ao entendimento de que a prática da caminhada e dos movimentos não é apenas uma experiência física e objetiva, mas um momento rico de experiências subjetivas. No entanto, por mais valioso que seja esse material subjetivo com o qual estamos entrando em contato (emoções, sensações, *insights* e pensamentos), ele só tem valor e sentido se for integrado e vivenciado na concretude do nosso corpo. Se não presenciamos os acontecimentos subjetivos concernentes às práticas, faremos delas meras sequências de exercícios físicos, e o inverso também é verdadeiro. É preciso reconhecer o conjunto, para não perdermos a oportunidade de nos acessarmos internamente e de conhecermos mais a fundo como operam nossa mente e nosso corpo como um só.

Se não entrarmos em contato com nós mesmos, seja por via da prática ou por outras formas de olharmos para dentro, a possibilidade de nos transformarmos em relação ao que vamos notando e descobrindo a respeito de nós e de nossas experiências em relação à riqueza e às adversidades da vida se tornará inviável. É preciso coragem para olhar para dentro de si, e todas as práticas de mindfulness são um convite para que façamos isso de maneira gradual, com um frescor original e genuíno.

O reforço paulatino dessa atitude de observação atenta e equânime se torna uma ferramenta fundamental, pois a ideia não é nos fixarmos nos conteúdos que vêm à tona em nossa consciência, pois, ao fazer isso, nos distraímos e perdemos o foco na condução das práticas. A saída é nos mantermos atentos ao fato de que a prática não é um processo físico, mecânico e automático, mas sim uma grande oportunidade para reconhecermos e observarmos, com o distanciamento necessário, os padrões desordenadores do nosso equilíbrio interno, da nossa homeostase.

Com o aprofundamento nas práticas e, consequentemente, com a melhora de nossa qualidade de atenção, vamos conseguindo acessar com mais frequência um estado de f*low*. Esse termo, utilizado pelo psicólogo Mihaly Csikszentmihalyi, representa *um estado mental em que corpo e mente fluem em harmonia. Caracteriza-se por alta motivação, atenção, energia e desempenho, sendo por isso também chamado de experiência máxima ou experiência ótima. As experiências de flow são muitas vezes lembradas como os momentos mais felizes da vida de uma pessoa, momentos em que ela se sentiu no seu melhor.*

Geralmente entramos em estado de f*low*, ou estado de fluxo, quando realizamos algo de que gostamos e que absorva nossa atenção. Pode ser ler um livro, fazer uma aula de yoga, dançar, cantar, realizar atividades físicas, desenhar, pintar, escrever, meditar e até mesmo trabalhar. Logo, não importa a atividade, mas a relação que se mantém com ela. Quando estamos nesse estado, ficamos mais envolvidos e absorvidos pelo que estamos fazendo. Não percebemos o tempo passar, justamente porque não estamos pensando em nada além do momento que estamos vivendo. Em tal circunstância, estamos plenamente integrados na experiência, totalmente atentos ao que está acontecendo. Pode-se dizer que estamos em *modo ser*!

Os modos de vivermos a vida: Ser ou fazer, eis a questão!

Podemos nos comportar no mundo e experimentá-lo conforme dois modos distintos pelos quais nossas mentes tendem a funcionar. Podemos nos basear na nossa experiência primária ou direta do mundo, ou seja, o que vemos, ouvimos, tocamos e sentimos através do corpo e dos sentidos, o que Mark William chamou de *modo ser,* ou podemos nos basear na forma como classificamos, julgamos e pensamos o mundo, à medida que cada experiência vivida passa pelo filtro do raciocínio, da análise, do julgamento e da comparação, o chamado *modo fazer*. São duas formas bem diferentes de viver a vida, você não acha?

Um exemplo bem simples: uma pessoa andando em um brinquedo do tipo trem fantasma no modo fazer não verá graça nenhuma, pois logo perceberá que são bonecos e atores apenas tentando assustá-la. Já se vai para a brincadeira no modo ser, se deixará levar pelo susto, pelo medo e pela fantasia, em uma experiência plena. De modo geral, se você se entregar às experiências da vida no modo ser, viverá mais intensa e plenamente.

No entanto, é importante destacar que o modo mais adequado de operar entra em ação para cada situação distinta. Quando estamos estressados, tendemos a operar no modo de resolução de problemas, ou modo fazer. Duas coisas, então, acontecem: uma experiência direta do estresse (a experiência primária) e uma série de reações (pensamentos, sentimentos, julgamentos) que constituem a experiência secundária. Grande parte da nossa experiência secundária consiste de tentativas de resolução do problema, análise da situação, não aceitação do que se está vivendo, pensamentos sobre como resolver a questão. Toda essa atividade mental é característica do modo fazer. Importa raciocinar, agir, resolver. Estamos envolvidos com análises para solução dos desafios, dificuldades e problemas. Essa capacidade de pensar, analisar e refletir é algo incrível que fomos adquirindo ao longo da evolução do cérebro.

O problema é que, quando estamos estressados, acabamos ativando demasiada e exclusivamente o modo fazer que, ironicamente, tende a nos manter presos na trama de emoções desencadeadas pelo estresse. Por exemplo: como você "resolve" uma irritação? Quando ela é sentida, é possível resolvê-la apenas sentindo-a e esperando pacientemente que ela passe. Você pode pensar: "Tenho muitos modos de resolver isso. Posso ir correr, respirar fundo, sorrir, desabafar com amigos, ouvir uma música, até mesmo me ajoelhar e rezar para que passe logo." Seja lá o que fizer, ela estará lá e, com seu método infalível para se livrar dela, vai abrandar e passar. De fato, ela só diminui ou passa se não for negada, suprimida ou reprimida, que são padrões do modo fazer. Se for reprimida, um dia virá à tona ou se somatizará em seu corpo. Já que não temos como fugir da força das emoções, precisamos aprender a regulá-las da melhor maneira possível. O modo ser é, assim, o meio de nos aproximarmos das emoções, não de condená-las e fugir delas.

Assim, quando perceber o desejo de resolver tudo racionalmente, é hora de uma virada, de uma mudança na engrenagem do modo fazer para o modo ser. É justamente isso que mindfulness oferece: a habilidade de fazer essa mudança conforme a necessidade de cada momento, e não a permanência em um mesmo modo de agir repetido e estereotipado.

O modo fazer serve perfeitamente para problemas de ordem prática. Se você está triste, por exemplo, é natural buscar analisar por que está se sentindo dessa maneira para encontrar soluções para sanar isso. O modo fazer não é muito útil nessa tarefa. Assim como tensão, estresse, infelicidade e irritabilidade, tristeza não é um problema, é uma emoção. Emoções refletem estados do corpo e da mente e não podem ser solucionadas de modo prático, precisam ser sentidas e vividas.

O processo de resolução de problemas não se aplica a "resolver" emoções. Não adianta se entregar a um interrogatório implacável, querendo respostas racionais. O que está errado comigo? Onde comecei a vacilar? Por que cometo sempre o mesmo erro? Essas questões não são apenas danosas e autodestrutivas. Elas demandam respostas da mente que, convencida de seus erros, vai se afundando em uma espiral crescente de negatividade, buscando evidências para confirmar esses pensamentos ruminativos e disfuncionais.

Algumas pessoas pensam que, se dispenderem um tempo ruminando, poderão controlar a infelicidade, e até preveni-la. Esse é um padrão do modo fazer, que acredita que pensamentos são fatos, e não puros eventos mentais. Algumas vezes, é até possível encontrar uma solução agindo assim, mas as pesquisas mostram exatamente o contrário: ruminar, se preocupar, pensar repetidamente na solução de um problema reduz a capacidade de resolvê-lo. Irônico, não? A evidência é clara: ruminar é o problema, e não a solução.

Outra característica do modo fazer é a viagem mental. Rumina-se o passado, querendo resolvê-lo e tirar lições para controlar o futuro. Já no modo ser, o que importa é viver a realidade presente. Com a prática de mindfulness, é possível não alimentar mais esse processo ao se perceber dentro dele e notar que há a opção de fazer um *shift* e mudar de modo. Afinal, se você parar para pensar um minuto, perceberá que a mente não só pensa; ela pode estar consciente de que está pensando, graças à nossa capacidade metacognitiva.

Como temos frisado, tudo depende do ponto de vista. Um grupo de pessoas olha para uma mesma situação e vê formas distintas de interpretá-la e de reagir a ela. Isso nos faz lembrar da historinha do menino que foi comprar um copo de óleo para sua mãe cozinhar. Ao voltar, ele tropeça e perde metade do conteúdo. Chegando em casa, conta o que aconteceu para a mãe e diz: "Que sorte, ainda temos metade do copo de óleo." No outro dia, é a vez de seu irmão ir comprar o óleo. Na volta, ele também tropeça e, ao chegar em casa, fala para a mãe: "Que azar, o que faremos só com esse meio copo de óleo?" Sem dúvida, ter uma visão pessimista ou otimista da realidade atuará de forma diferente em nossa saúde.

No mindfulness, não estimulamos o otimismo, e muito menos o pessimismo, embora você possa defender um ou outro ponto de vista. Na verdade, o que fazemos é simplesmente reforçar o realismo. Se você, por exemplo, como os meninos da história, perdeu metade do óleo, aceite a realidade, mas batalhe para reaver a outra metade, afinal, você precisa de um copo cheio. Logo, mindfulness não pretende nos fazer enxergar a realidade com lentes cor-de-rosa ("Está tudo bem!"), mas também não nos fará dramatizar as situações. A intenção é estimular nosso senso de eficiência.

O modo fazer pode ser útil quando é capaz de realmente resolver um problema. No entanto, se não temos condição de solucionar uma dificuldade imediatamente e apelamos para ele, só nos trará mais estresse. Ao percebermos que não podemos resolver um problema no momento, a melhor coisa a fazer é deixá-lo de lado até nos sentirmos capazes de resolvê-lo. Isso demanda discernimento: o que posso realmente fazer agora?

Na verdade, diante de qualquer problema, o modo fazer se ativa freneticamente. Suponha que o chuveiro de sua casa pifou. Se você é uma pessoa prática, analisa o problema, pega a caixa de ferramentas e tenta consertá-lo, ou chama alguém para fazer isso. Perfeito! Nesse caso, o modo fazer executou brilhantemente seu papel, ou seja, identificou o problema e as alternativas para resolvê-lo.

A grande questão é que achamos que somos capazes de mudar tudo usando apenas o modo fazer. Toda a indústria da autoajuda assume essa ideia também. Por exemplo, se você anda muito ansioso, logo surge uma série de sugestões do que pode fazer para resolver isso. Aparecem roteiros mágicos para você mudar a si mesmo, a fim de não sentir mais ansiedade, dicas de como aprender a se controlar em uma semana. Todas essas práticas estão associadas ao modo fazer. É claro que não estamos querendo dizer que o objetivo é viver o tempo todo no modo ser. Afinal, há momentos em que é apropriado e necessário pensar, julgar, analisar.

Há pessoas que alegam não ter tempo para refletir sobre as questões que estamos abordando. Estão sempre muito atarefadas com suas coisas ou com compromissos envolvendo os outros. Se você se enquadra nesse grupo, uma sugestão: faça de qualquer tempo o *seu* tempo também. Não importa se está cuidando dos filhos, da casa, envolvido com o trabalho, torne cada instante de vida um tempo realmente vivido. Afinal, aquilo que está vivenciando são suas escolhas. Se existem coisas que quer mudar, tudo bem, mas primeiro aceite que não mudará nada de um dia para o outro. O segredo de tudo é ter paciência.

A prática de mindfulness nos ajuda a nos mantermos mais ligados à experiência sensorial de vivenciar o mundo. Com isso, deixamos de agir no modo puramente mental. Não temos de nos esforçar para pensar menos e para resolver tudo o que identificamos como problema. Nossa mente e atenção já estão tão ocupadas com a experiência sensorial que não há espaço para se ficar pensando, pensando e pensando indefinidamente nisso ou naquilo.

Às vezes, é muito mais fácil visualizar essas situações quando não estamos dentro delas. Por exemplo, pense naquela amiga chata, negativa e dramática que lhe conta o mesmo problema pela quinquagésima vez. Para você, é algo tão simples, tão fácil de resolver! Você percebe como ela se perde em mil pensamentos, se desgasta em emoções e reações desnecessárias. Com toda autoridade e sabedoria, você é capaz de dizer: "Querida, tenha calma, não se preocupe tanto, não precisa exagerar, tudo isso logo vai passar..." Nem sempre conseguiremos agir assim em relação a nossas questões. Muitas vezes é difícil ver as situações que vivemos com nitidez, ser capaz de dar um passo atrás, de sentar no "camarote da clareza" para enxergar com mais precisão o que realmente está acontecendo. Temos nossas limitações; também distorcemos a realidade e, muitas vezes, nem queremos encará-la. Também nos perdemos no fantástico mundo de nossas mentes. Sendo assim, consulte o olhar do outro, peça ajuda. Procure sair do modo tantas vezes confuso da mente funcionar para um modo mais límpido.

Imagine uma garrafa com água e um pouco de lama no fundo. Se você chacoalhar a garrafa, a água ficará turva, não? Assim é uma mente atrapalhada e agitada. Ela acaba por dificultar que se enxergue a realidade com clareza. Se simplesmente deixamos a garrafa parada, a lama continua lá, porém estável no fundo. Isso até que outra chacoalhada da vida a perturbe. Então, teremos de parar e observar mais uma vez, até que tudo se estabilize. É um ciclo contínuo, um constante exercício nesse grande aprendizado que é a vida. Paciência!

A prática do mindfulness nos mostra que viver a partir de uma experiência mais direta e imediata do mundo, saindo um pouco do universo de nossas mentes, garante uma significativa redução de estresse. Por isso é tão reconfortante passar todos os dias algum tempo no modo ser. Essa experiência alivia as mazelas que resultam do esgotamento físico, do estresse, de condições de saúde desafiadoras. Por isso, insistimos na importância da prática do escaneamento corporal, do mindfulness na respiração, nos movimentos e na caminhada conscientes. Dessa forma, você estará ativando o modo ser.

Isso tudo nos faz lembrar uma frase zen bem intrigante: "Tranquilo em atividade. Ativo em tranquilidade." O que isso quer dizer? Que praticar mindfulness não vai torná-lo, como se diz na linguagem coloquial, uma lesma. Se fosse esse o objetivo, realmente teríamos de ter tempo sobrando. O que pretendemos com a prática de mindfulness é saber surfar nas ondas da adversidade. Aprender a ficar tranquilo na dificuldade, e até mesmo alegre, dentro do possível.

Muitas pessoas pensam que, ao se agir com rapidez e dinamismo, a tranquilidade e a condição de mindfulness são perdidas, passando-se a um estado de ansiedade. Por essa perspectiva, para ficarem tranquilas, seria preciso interromper todas as suas atividades. Com o treinamento, aprendemos que não é bem assim. É claro que parar para descansar é necessário, mas precisamos aprender a nos manter tranquilos na vida que temos, independentemente da situação. Lembra-se do exemplo da garrafa? A lama está sempre lá, depositada no fundo ou misturada na água.

Nesta semana em que estamos abordando as emoções, a aceitação e a capacidade de responder aos desafios da vida de maneira mais inteligente e criativa, busque trazer o desenvolvimento dessa habilidade para o seu cotidiano. Veja se consegue enfrentar uma situação difícil aceitando-a, em vez de lutar contra ela. Sugerimos que comece a praticar com algo relativamente simples. Por exemplo, estar preso em um engarrafamento, ter de esperar alguém que está atrasado, precisar fazer algo que preferiria não fazer, suportar o comportamento de alguém que lhe traz irritação, ou até suportar uma chuva repentina (se você não gosta de se molhar assim). Depois de praticar nessas experiências relativamente simples, você poderá avançar para outras mais difíceis.

Aceitar não significa renunciar a algo, resignar-se, ser passivo. Geralmente, de um modo até preconceituoso, associa-se aceitação a uma certa falta de ação, a uma apatia. Aceitação significa algo muito mais positivo e eficaz. Aceitação vem da palavra "capere", que em latim significa tocar, capturar, tomar. Um exemplo que deixa esse conceito bem claro: você entra em uma loja e vê algo de que gosta. Qual é sua reação imediata? Bem, nesses tempos de crise, talvez até seja olhar o preço, mas, provavelmente, você quer tocar o objeto. Isso se aproxima muito do que pretendemos dizer sobre a aceitação – uma vontade de ter a experiência, de senti-la tal como ela é.

É natural que nos esquivemos das experiências difíceis. No entanto, se essa for nossa única estratégia para sobreviver ao estresse, tendemos a nos insensibilizar para a vida, roubando oportunidades de desenvolvermos flexibilidade psicológica, já que não é possível nos insensibilizarmos apenas contra o que é desagradável. Se costumamos endurecer diante de situações difíceis, também endurecemos em relação a coisas boas, como alegria, carinho, beleza e amor. Aceitar uma experiência estressante significa tocá-la, sentir sua textura, aspereza, enfrentar o desconforto que ela provoca. Tudo isso fortalece nossa tolerância ao estresse. Se puder aprender a fazer isso, provavelmente vai perceber que está experimentando as coisas boas da vida mais vividamente também.

Observe que a tolerância ao estresse é a capacidade de enfrentar situações estressantes sem reagir a elas, e não simplesmente insensibilizar-se contra elas. Pessoas com alto grau de tolerância ao estresse sentem o desconforto, mas deixam que ele flua, passe através delas. A próxima vez que se encontrar em uma situação estressante, antes de tudo, perceba que isso está acontecendo, e que é desagradável. Onde você sente o desconforto? Na cabeça, no estômago, no peito, braços ou pernas? Em algum outro lugar? Qual o real tamanho dessa sensação? Veja se consegue estar com essas sensações desagradáveis sem reagir.

Dar-se conta de uma situação difícil é uma experiência de sofrimento. Experimente conversar consigo mesmo, dizer: "Este é mesmo um momento de sofrimento", tentando não se debater contra ele. Procure tratar-se como se fosse um amigo que está enfrentando um problema, com amabilidade e compreensão de que a vida se compõe também desses momentos. Usar a respiração pode ajudar. Tente levar sua atenção a ela: traga a inspiração para essa experiência desagradável e, na expiração, procure deixar de resistir ao que está acontecendo, solte-se um pouco. Permita que a situação difícil simplesmente esteja lá, sem que precise fazer nada sobre isso. Tente reter a atenção, de uma forma suave, gentil e calma. Inspire a experiência, expire a resistência.

Mindfulness das emoções

Você já deve ter percebido que, além dos pensamentos e das sensações físicas, as emoções também nos capturam, roubam nossa atenção. Elas também marcam presença nas nossas práticas, formais e informais, por vezes nos afetando de forma intensa e estabelecendo conexões com pensamentos e sensações do corpo. Afinal, você já deve ter reparado que, em momentos emocionalmente intensos de nossas vidas, as emoções nos afetam, sejam elas agradáveis ou não, e muitas vezes reagimos de maneira automática a partir delas. Por isso, em momentos de emoção acentuada, as pessoas costumam fazer referências ao corpo, que funciona como um verdadeiro barômetro emocional. Expressões como "tremer de medo", "arder de raiva", "sentir o peito esmagado", "respirar aliviado", "pular de alegria", "chorar de rir", entre muitas outras, demonstram essa relação que se estabelece entre as emoções e o corpo.

É claro que, quando emoções desagradáveis surgem em nossa vida, queremos nos livrar logo delas. Afinal, ninguém quer sofrer. No entanto, já mostramos que brigar com as dores apenas as torna mais presentes. Se emoções desagradáveis, como tédio, inquietação, tristeza, raiva, medo e insegurança, aparecem em nossas vidas, isso não significa que fracassamos ou que não estamos "evoluindo" nas práticas. Significa que somos humanos.

Logo, na prática do mindfulness das emoções, pretendemos nos tornar mais conscientes das emoções presentes em cada momento para poder vivê-las de modo mais paciente e maduro. Portanto, não buscamos uma ostentação de paz, tranquilidade e amabilidade inabaláveis – interessa-nos identificar o que está se passando conosco para que, assim conscientes, possamos regular nossas emoções da melhor forma possível, já que elas seguirão surgindo como ondas no mar.

Se está alimentando a expectativa de atingir, com as práticas de mindfulness e de compaixão, um estado de permanente alegria, calma e felicidade, você se frustrará. O que podemos alcançar é estar em paz na adversidade, estarmos alegres na vida que temos, com as condições do momento, encarando a realidade com a honestidade de como estamos realmente nos sentindo. Às vezes, nos inspiramos em um ou outro modelo de pessoa por imaginarmos que ela lida muito bem com a vida e está sempre feliz. É pura ilusão. De fato, existem pessoas que enfrentam bem as adversidades da vida, no entanto, elas também sofrem. Por exemplo: Maria recebe um diagnóstico de câncer; ela fica deprimida, ansiosa, briga com toda a família. Jussara recebe o mesmo diagnóstico; fica triste, mobiliza os amigos, procura desenvolver hábitos que possam contribuir com o tratamento e, assim, inspira muitas pessoas. Ambas receberam a mesma notícia, vivenciaram a mesma dor, mas o modo diferente como reagiram a ela é que faz a magia da vida. É nesse aspecto que mindfulness pode atuar, transformando nosso modo de nos relacionarmos com as complicações da vida.

Se você ainda não assistiu ao filme *Divertida Mente*, nós o recomendamos. Quase toda a animação se passa dentro da cabeça de Riley, uma menina de onze anos que vivencia as situações estressantes e desafiadoras do início da puberdade. O filme enfoca diferentes emoções que se manifestam em nossas experiências de vida e os sistemas de regulação emocional que existem. O diretor escolheu apenas cinco emoções – raiva, nojo, medo, tristeza e alegria – e as aborda de modo bem divertido. Tudo se passa dentro da mente da personagem, pois as emoções se manifestam no cérebro e não no coração.

A personalidade de Riley é definida predominantemente pela alegria, o que confere com os achados científicos que revelam que nossa identidade é caracterizada por emoções específicas, que determinam a forma como interpretamos e percebemos o mundo e, portanto, como nos comportamos. Embora a alegria predominasse, ela fazia um grande esforço para manter a homeostase do sistema, ou seja, a cabeça equilibrada.

Por mais que rechacemos sentir tristeza, essa emoção é a estrela do filme. Quando passamos por uma perda, é natural e até esperado que fiquemos tristes. Isso não é um empecilho, é apenas uma reação humana. No filme, a tristeza é uma personagem chata, mas cientificamente sabemos que o corpo recebe estímulos fisiológicos para responder à tristeza. Nosso organismo tende à homeostase, ainda que enfrente sempre novos desequilíbrios. É como o ir e vir das ondas do mar: elas têm seu curso, duração e oscilação.

Graças à compaixão das pessoas que nos amam ou daquelas que têm esse sentimento em maior intensidade, somos acolhidos quando estamos tristes. No entanto, para que isso ocorra, temos de buscar ajuda ou manifestar esse sentimento. Se não procurarmos algum apoio, a espiral de sofrimento pode não ter limites. Em meio a emoções difíceis, se conseguirmos nos sentar no camarote da clareza, manter a serenidade e suportar esse estado por um tempo, poderemos fazer mudanças incríveis em nossa vida. São as situações difíceis que nos dão referências sobre o que tem valor e o que realmente queremos para nós.

A música, o teatro, o cinema e a literatura, ou seja, a arte, de um modo geral, está repleta dessa matéria-prima: emoções desagradáveis são sublimadas em beleza. Pense na raiva e na indignação sentidas diante de vários governos brasileiros. Pense na época da ditadura ou em outros momentos adversos. Graças à raiva, conseguimos reverter situações de injustiça. Pense na tristeza originária da morte de muitas pessoas vítimas de acidentes. Essas tragédias nos convidam a pensar em como tornar o mundo mais seguro. Pense no medo que você sente ao andar sozinho à noite. Graças a ele, você preserva sua segurança. Logo, não resta dúvida de que é desagradável sentir raiva, tristeza ou medo, mas, se soubermos tirar proveito dessas condições humanas, vamos amadurecer, nos conhecer melhor e nos fortalecer.

Embora as emoções organizem nossa vida social, nossa cultura racional e controladora tende a vê-las como algo condenável, uma fraqueza ou falta de controle. Mas a verdade é que as emoções conduzem nossa visão de mundo, nossas memórias do passado e até nossos julgamentos. Em mindfulness, somos convidados a abraçar a tristeza e deixá-la se manifestar para que possamos notá-la e reconhecê-la. Não estamos dizendo com isso que devemos nos entregar à tristeza passivamente, mas, sim, desenvolver discernimento a respeito da melhor forma de lidar com ela. A tristeza deixará claro aquilo que foi perdido para que possamos, conscientemente, tomar decisões e ter atitudes maduras no momento certo.

Uma participante de um grupo de mindfulness notou que estava ficando mais triste quando começou com as práticas e disse que elas estavam lhe fazendo mal. É um risco que corremos: entrar em contato com certas emoções que preferíamos ignorar ou que brotam quando olhamos para nossa vida de modo mais amplo e atento. Isso é ruim? Bem, depende de como você reage a essa situação e da maneira pela qual seu instrutor lidará com ela. A participante mencionada começou a prestar atenção na própria vida e a ver como reagia às variadas situações do seu cotidiano. Isso a fez perceber que não estava nada satisfeita com sua realidade. Dona de casa, ela cuidava de dois filhos adolescentes que não a ajudavam em nenhuma tarefa e só sabiam exigir mil e uma coisas. Tinham problemas na escola e viviam discutindo em casa. Para completar, o marido costumava chegar alcoolizado todas as noites. Durante um bom tempo, ela agiu como um robô, concentrada em suas tarefas e sem dar atenção ao que sentia. Assim ela conseguia ir levando a vida, sempre muito ocupada cumprindo seu papel. Com a prática de mindfulness, ela entristeceu. Esses exercícios costumam colocar uma lente de aumento em nossa realidade externa e interna e, às vezes, o que enxergamos não é nada bonito ou prazeroso. Talvez você esteja se perguntando o que essa mulher fez diante dessa nova percepção da realidade. Não, ela não ficou deprimida e nem desistiu das práticas. Foi capaz de acolher esse sentimento, olhar fundo para dentro de si mesma e buscar novas respostas comportamentais para sua vida diária. Um dia, os meninos e o marido chegaram para almoçar e encontraram-na deitada no sofá. Ela não tinha preparado nada para o almoço e confessou que estava triste e cansada demais daquela rotina. Apontou os problemas no comportamento deles e disse que precisava de mudanças. Na hora, eles ficaram chocados. No entanto, aos poucos, os filhos começaram a assumir algumas tarefas. Logo um deles estava trabalhando, e ela também arranjou um emprego. O marido passou a se preocupar com seu problema com o álcool e também se empenhou em resgatar o relacionamento deles. Se ela não tivesse assumido sua tristeza, é bem provável que aquela situação se mantivesse a mesma por um bom tempo.

Na nossa prática formal de mindfulness, e também na vida, se sentimos tristeza, irritação ou qualquer outro estado emocional negativo, somos convidados a abraçar bravamente essa emoção e a trazê-la à luz de nossa curiosidade para poder identificar a melhor forma de lidar com ela. Não importa apenas reagir, é preciso responder a elas de maneiras criativas e inteligentes, até mesmo não fazendo nada, se for o caso. Isso porque os estados emocionais passam, assim como os pensamentos e as sensações físicas, e sabemos que se você respirar com essas emoções, poderá suavizá-las e regulá-las, mas jamais controlá-las. Como diz Pema Chodron: "Não podemos acarpetar a terra, mas podemos calçar chinelos para caminhar nela."

Aprender a lidar com situações de urgência, com nossos botões ou gatilhos dos pontos mais vulneráveis, de fato é algo difícil. Cada um sabe quando o seu calo é pisado. Portanto, é compreensível que você se sinta irritado, ou mesmo com raiva. É capaz de até se voltar até contra o mindfulness, afinal, esse chamado é para transformar sua relação com o que está dentro de você, e não de usar uma varinha de condão para simplesmente substituir uma coisa por outra. Então, se conseguir reconhecer esses sentimentos à medida que surgem, descobrirá um espaço em torno deles. Essas emoções se alimentam entre si em uma espiral crescente de sofrimento, culpa, autopiedade, ira, entre outras. No entanto, é sempre possível encontrar momentos para estimular estados mentais mais amenos. Para isso, precisamos nos conhecer mais, nos aproximando desses estados emocionais para podermos nos treinar para uma melhor regulação emocional.

Durante as práticas, essa pode ser uma importante descoberta: temos escolhas de como responder a nossas emoções e não precisamos reagir todas as vezes que nossos "botões" ou gatilhos são pressionados. Em vez de reagirmos no modo habitual, que muitas vezes nos leva ao arrependimento ou ao empobrecimento do repertório comportamental, já que repetimos sempre as mesmas reações, podemos descobrir que é possível responder com escolhas mais conscientes, com mais criatividade e liberdade.

Um achado científico que utilizamos muito na prática de mindfulness é o "etiquetar" as emoções, ou nomeá-las. Embora possa parecer bobagem, é algo bem importante. Quando identificamos nossas emoções, principalmente as negativas, quando somos capazes de reconhecê-las e nomeá-las, isso, por si só, tem um efeito positivo na regulação emocional.

Até aqui, você tem sido incentivado a notar toda e qualquer experiência que surgir no campo da consciência: "Ah!... um som! Epa, aí está um pensamento! Mais uma sensação... Uma nova emoção e percebo seu reflexo em meu peito." Etiquetar é mais do que isso. Claro que, para etiquetar, precisamos antes identificar que fenômeno está se manifestando em nosso campo de consciência para depois podermos rotulá-lo e classificá-lo de distintas formas. Assim, é importante perceber os tipos de pensamento que nos ocorrem e as sensações físicas que sentimos. A partir disso, se julgar útil para você, experimente etiquetar, ou seja, classificar as emoções quando elas surgirem, tanto nas práticas de mindfulness quanto na sua vida, porque isso tem um grande fundamento, neurologicamente falando.

Imagine que está irritado com seu chefe, e essa é uma situação frequente que faz muito mal apenas a você, é claro. Se conseguir notar essa raiva, tomar consciência dela e etiquetá-la, terá condição de não reagir a partir dela, mas de seguir o seu trabalho com ela. Dessa forma, a raiva acaba por se dissipar aos poucos, o que não acontecia antes.

Em 2007, o professor Matthew Lieberman, da Universidade da Califórnia, realizou uma pesquisa intitulada "Colocar sentimentos em palavras", em que utilizou a ressonância magnética funcional (RMf). Os participantes do estudo foram convidados a olhar para fotos de pessoas com expressões faciais de emoções distintas. Previsivelmente, no cérebro, a amígdala de cada participante se ativou para as emoções das imagens, em particular para as negativas. No entanto, quando foi solicitado que nomeassem a emoção, o córtex pré-frontal ventrolateral foi ativado, reduzindo a reatividade emocional da amígdala. Em outras palavras, reconhecer conscientemente as emoções reduz seu impacto. Já tentar suprimi-las, além de não funcionar, pode fazer com que se voltem contra você.

David Rock, que cunhou o termo "neuroliderança", relata em seu livro *Your Brain at Work* que pesquisadores descobriram que pessoas que tentavam suprimir uma experiência emocional negativa não conseguiam, de fato, fazê-lo, embora pensassem que estavam bem, que pareciam bem exteriormente. O fato é que, internamente, seu sistema límbico estava excitado com toda essa tentativa de supressão.

Já o Ochsner e colegas (2009), da Universidade Columbia, realizaram pesquisas utilizando RMf e identificaram também que tentar não sentir algo não funciona e, em alguns casos, produz efeitos negativos para o organismo. Não estaria aí uma relação com as somatizações que fazemos?

Logo, vários estudos apontam para a importância de não se tentar negar as emoções. Etiquetá-las faz uma grande diferença, mas, para isso, temos de entrar em contato com elas. Então, coragem e siga em frente!

Para reduzir a excitação do sistema límbico, basta usar algumas poucas palavras para descrever uma emoção. O ideal é utilizar uma linguagem simbólica, lançando mão de metáforas ou de simplificações da experiência emocional que estiver ocorrendo. Fazer isso demanda uma ativação do seu córtex pré-frontal, o que reduz a excitação no sistema límbico. Logo, descrever uma emoção em apenas uma ou duas palavras ajuda a reduzi-la.

A amígdala sinaliza "os perigos emocionais", mas somos nós que damos significado a esses perigos. Podemos lidar com eles de maneira mais criativa, até dialogando com as emoções: "Ok, é você de novo, minha raiva", "Olá, irritação, já te conheço, logo, logo você passa", "Lá vêm vocês, ondas passageiras de ciúme", "Voltou, minha tristeza?" Seja qual for a emoção, o importante é nomeá-la. Assim, sutilmente, você as estará acolhendo. Métodos antigos já estavam muito à frente desses achados científicos. Há séculos, centenas de práticas de meditação empregavam essa abordagem, porque emoção também é fruto da mente. Rotular ou etiquetar é um instrumento fundamental da prática de mindfulness. Na verdade, ele afeta o cérebro de forma tão poderosa que funciona com outras pessoas também, ou seja, podemos ouvir a experiência do outro e auxiliá-lo nessa leitura do que lhe está acontecendo, principalmente se for uma criança.

Rumi, poeta persa sufi, escreveu um belo poema intitulado "A Casa de Hóspedes", que nos convida a acolhermos nossas emoções.

> O ser humano é uma casa de hóspedes.
> Toda manhã uma nova chegada.
> Uma alegria, uma depressão, uma falta de sentido,
> que chegam como visitantes inesperados.
> Receba e entretenha a todos, mesmo que seja uma multidão de dores
> que violentamente varre sua casa e retira seus móveis.
> Ainda assim, trate seus hóspedes honradamente.
> Eles podem estar te limpando para um novo prazer.
> O pensamento escuro, a vergonha, a malícia,
> encontre-os à porta sorrindo.
> Agradeça a quem vem
> porque cada um foi enviado como um guardião do além.

Vale a pena abrir aqui um espaço para o engenheiro chinês Chade-Meng Tan. Aproveitando os 20% de tempo que sua empresa reserva aos funcionários para se envolverem com inovações e contatos com outras áreas de conhecimento, ele resolveu desenvolver, junto a um grupo bem selecionado, que incluía Daniel Goleman, um CEO, um cientista da Universidade Stanford e um mestre zen, uma intervenção baseada em mindfulness e inteligência emocional.

O objetivo de Chade-Meng Tan era implementar essa prática na empresa na qual trabalhava, nada menos que o Google. Então, inspirado na poesia de Rumi, Chade-Meng Tan escreveu a seguinte versão, à qual deu o nome de "Meus Monstros":

> Meus monstros vêm em diferentes formas e tamanhos.
> Ao longo dos anos, aprendi a lidar com eles.
> Faço isso abdicando.
> Primeiro, renuncio ao meu desejo de suprimi-los.
> Quando eles surgem, reconheço-os
> e deixo que fiquem.
> Depois, abdico do meu desejo de combatê-los.
> Tento entendê-los.

Vejo-os como eles são.
São apenas criações do meu corpo e da minha mente.
Rio um pouco com eles.
Brinco com eles.
Zombo deles.
Deixo que se divirtam.
Depois, renuncio ao meu desejo de alimentá-los.
Eles podem ficar aqui quanto quiserem,
mas de mim não terão comida.
São livres para ficar aqui, famintos, se quiserem.
Continuo deixando que fiquem.
Então, eles ficam loucos de fome
e, às vezes, partem.
Por fim, abdico do meu desejo de me apegar a eles.
Eles são livres para partir, se quiserem.
Deixo que se vão.
Sou livre.
Por enquanto.
Não os supero.
Eles não me superam.
E convivemos.
Em harmonia.

O estado de espírito, ou de humor (*feeling tone*), é um aspecto sutil, imediato e delicado da experiência emocional humana. É a lente que decidimos, inconscientes dessa decisão, colocar na frente dos olhos para vivenciar nossas experiências cotidianas. É a maneira como vemos, ouvimos, sentimos cheiros, sabores e outras sensações físicas e reagimos aos pensamentos, que imediatamente são filtrados (julgados) como agradáveis, desagradáveis ou neutros.

Essa reação subjetiva, instantânea e muito particular de julgar os estímulos que chegam a nossa consciência dá o tom a nossas experiências na vida. A pessoa identifica-se de tal forma com seu modo de ver e de experimentar o mundo que se surpreende quando uma outra pessoa experimenta o mesmo estímulo de forma diferente. Tudo depende da cor das lentes que decidimos adotar a cada instante. Somos muito vulneráveis aos estímulos que nos chegam. Se não notarmos como eles nos afetam emocionalmente, se nos deixarmos levar pelas emoções de forma intensa e inconsciente, estaremos à mercê de oscilações de humor que mal sabemos de onde vêm. Às vezes, uma simples lembrança ativa um estado de humor mais deprimido, ou algum pensamento ou um som irritante pode nos deixar de mau humor. Se estivermos atentos a como os estímulos nos tocam, poderemos emitir melhores respostas em relação a eles, e, assim, nosso estado de espírito, ou de humor, ficará mais estável.

Essa reação julgadora dos estímulos tem sua raiz, como já vimos, nas estratégias primitivas de sobrevivência: "Se não é perigoso (desagradável), está tudo bem. Sempre alerta!"

Então, nessa prática, vamos procurar dar atenção aos sentimentos agradáveis, sem tentar desesperadamente mantê-los, já que eles vão embora, queiramos ou não. Do mesmo modo, buscaremos levar a atenção aos sentimentos desagradáveis, sem lutar para nos livrarmos deles imediatamente, já que eles também irão embora. Além disso, vamos aprender a dar atenção aos sentimentos neutros, sem nos entediarmos ou inquietarmos com eles.

Observe como seu estado de espírito geral afeta sua experiência do ambiente, das sensações físicas e dos pensamentos, assim como é afetado por tudo isso. Um estado de espírito desagradável que passa despercebido e que persiste durante meia hora, por exemplo, pode criar um mau humor que dura o dia todo. Por outro lado, um bom estado de humor pode nos levar a dar mais atenção às experiências agradáveis, a perceber melhor aquilo de que gostamos, a pensar de forma otimista e sentir mais disposição física. Ou seja, somos bastante influenciados pelas ondas emocionais que vêm e vão.

Deixar os estados de humor irem e virem, permanecendo cientes deles mas sem nos envolvermos, contribui para enfraquecermos sua força, dissolvendo um pouco mais o desejo, a raiva e a ilusão de que eles são as causas de todo o nosso sofrimento ou estresse.

Agora que já mostramos como é importante acolher as emoções, que tal fazer uma breve pausa e experimentar o que foi lido na prática?

Vamos começar a aprender a acolher uma experiência emocional desafiadora, fazendo isso com curiosidade, aceitação e gentileza. Essa técnica ajuda a suavizar ou dissolver a resistência e o sofrimento extra causados pela mente justamente por evitarmos experiências mais desagradáveis ou a elas resistirmos, ou seja, aquela velha experiência secundária exposta na primeira semana de práticas.

Siga estes passos da prática de mindfulness nas emoções
(Áudios de apoio: 16 e 17)

> Comece definindo uma postura confortável. Você pode ficar deitado ou sentado.
>
> **1.** Gentilmente, rompa com qualquer resistência. Entregue o peso do corpo à gravidade, a fim de soltá-lo.
>
> **2.** Tome consciência de seu estado emocional nesse momento. Está sentindo ou não alguma emoção? Elas podem ser intensas ou muito sutis. Explore-as com curiosidade. Temos a tendência de dar atenção apenas às emoções intensas e negativas. Aprenda a notar qualquer tipo delas e a registrar sua intensidade, sejam prazerosas, desagradáveis ou mesmo neutras. Se não conseguir identificar qualquer emoção, observe qual seu estado de espírito de modo geral e como ele possivelmente reage aos mais distintos estímulos, modificando-se.
>
> **3.** Para melhor aproveitar o exercício, você pode, se quiser, trazer uma emoção desafiadora (não a mais desafiadora de sua vida, ainda). Lembre-se de alguma situação e investigue como se manifesta, permitindo-se entrar em contato com curiosidade. Observe como essa emoção influencia as sensações do corpo e a qualidade dos seus pensamentos. Esteja atento a isso por alguns instantes, sem reagir a nada. Apenas observe, afinal, como você já sabe, tudo passa.

4. Se estiver sentindo algo agradável, observe a tendência natural de querer manter esse estado. Se, ao contrário, estiver sentindo algo desagradável, observe a urgência de querer se livrar disso. Procure sempre usar a respiração para permanecer com o que estiver acontecendo e para não fugir das emoções.

5. É normal sentir dificuldade nesse exercício. Experimente ser amigável consigo mesmo, estabelecendo até um diálogo interno: "Tudo bem eu estar me sentindo assim", "Não há problema em eu reconhecer a dificuldade nessa experiência passageira."

6. Observe que estamos propondo que você apenas reconheça as emoções que se manifestam, instante a instante. Tente levar esse exercício para sua vida diária. Encerre-o com algumas respirações diafragmáticas.

O que aconteceu com você nessa prática? Notou alguma emoção? Qual? Observou-a atuar em alguma parte de seu corpo? Como ela se comportava? Era sempre a mesma sensação física o tempo inteiro? Veio-lhe algum pensamento ou julgamento durante a prática? Em algum momento notou que estava desejando encerrar o exercício, por qualquer sensação de incômodo? Conseguiu ser compassivo e acolhedor com a experiência que foi se revelando na prática? Anote tudo em seu diário.

Sem dúvida, essa é uma prática difícil. Talvez você esteja até se perguntando: mas por que isso agora? Porque lidar com o desagradável é parte inevitável da vida e ter estratégias de como colocar nossas emoções no colo é fundamental para não reagirmos impensadamente a partir delas.

Uma variação opcional dessa prática é a Metáfora do Veleiro **(Áudio de apoio: 18)**. Nesse exercício, para podermos entender e sentir o que é metacognição, a capacidade de observar e refletir sobre nossos próprios pensamentos, somos conduzidos a um exercício diferente, que envolve mindfulness e visualização. Você está convidado a passar por um temporal em alto mar que, como tudo na vida, passa.

Respondendo, não reagindo!

A essência do desenvolvimento do estado de mindfulness é a concepção da liberdade que temos de escolher como responder aos estímulos que chegam à nossa mente, pois passamos a estar despertos. Dessa forma, até podemos sintetizar o programa de oito semanas como um treinamento para aprendermos a responder com consciência, em vez de reagir automaticamente ao que vivenciamos, em especial quando isso implica dificuldades e desafios.

Você já ouviu falar de Viktor Frankl? Psiquiatra austríaco, fundador da logoterapia, ele afirmava: "Entre o estímulo e a resposta, existe um espaço. Nesse espaço, reside nossa liberdade e nosso poder para escolher nossa resposta." Conforme temos destacado, a identificação da diferença entre uma resposta consciente e uma reação automática é fundamental nas intervenções baseadas em mindfulness.

Por meio de técnicas bem rápidas, podemos adquirir algumas habilidades para lidar com os momentos desafiadores. Destacamos agora a "Prática dos três minutos" e o "P.A.R.A.R.", que podem ser utilizadas também para nos garantir um estado de presença mais plena.

Prática dos três minutos
(Áudios de apoio: 19, 20 e 21)

Escolha uma posição, de acordo com o contexto em que vai praticar este exercício.

1. Tomada de consciência: Traga a si mesmo para a realidade presente. Se possível e se desejar, feche os olhos. Depois, pergunte-se: Qual é minha experiência agora? Que sensação domina meu corpo neste momento? Permita-se tornar-se mais consciente das várias sensações físicas. Perceba os movimentos suaves do corpo quando respira. Leve sua atenção para o corpo com uma atitude gentil. Você também pode tornar-se consciente de como está se sentindo emocionalmente, que tipos de pensamento passam pela sua mente. Reconheça sua experiência, mesmo que seja indesejada. Essa etapa deve levar só um minutinho.

2. Centrar-se: Em seguida, redirecione suavemente sua atenção à respiração. Observe cada inspiração e expiração, conforme ela flui naturalmente, sem interferir no ritmo. Sua respiração pode funcionar como uma âncora para trazê-lo para o presente e ajudá-lo a entrar em sintonia com um estado de consciência e quietude. Leve mais um minuto nessa fase.

3. Expandir-se: Amplie o campo de sua consciência em torno da respiração para que ele inclua a percepção do corpo como um todo, formando uma unidade. Note sua postura, a expressão facial, o contato com a superfície que o ampara, os sons do ambiente e verifique como se sente. Encerre essa fase depois de três minutos. A utilização de um áudio para guiar a prática ajuda a distribuir bem esse tempo. No entanto, você não precisa se preocupar com isso. Não é necessária tanta precisão, você pode levar mais ou menos tempo. Consideramos essa prática como um breve *check-in*!

(Check-in significa se apresentar à experiencia interna, ou seja, tomar consciência dos pensamentos, emoções e sensações físicas do momento presente).

P.A.R.A.R.
(Áudios de apoio: 22 e 23)

Uma prática também breve e simples é o p.a.r.a.r. – uma pausa para respirar. Consiste em cinco passos, e você pode e deve usá-la tanto como um exercício formal quanto no dia a dia.

Parar: Escolha sair do piloto automático, trazendo atenção e consciência ao momento presente. Estabeleça a intenção de parar um instante.

Atentar: Note a realidade do que está acontecendo no momento. Observe seu corpo, emoções e pensamentos.

Respirar: Direcione a atenção e permaneça com a âncora da respiração.

Ampliar: Tome consciência novamente do corpo como um todo e da situação que está vivenciando neste momento.

Responder: Veja se consegue responder ao que está acontecendo com uma consciência mais clara e criativa. Perceba qual é sua necessidade afinal.

Essa prática pode ser utilizada em qualquer situação de urgência, mas vale lembrar que, como ocorre com todas as outras, seu cultivo regular, mesmo em situações neutras, tornará mais fácil o uso dessa habilidade nos momentos difíceis. A maioria das pessoas utiliza essa prática como uma ferramenta para lidar com emoções intensas e desagradáveis. Depois de realizá-la, com ou sem a ajuda de um áudio, elas sentem que a carga emocional daquilo que disparou seus gatilhos se ameniza. Há quem consiga se esvaziar totalmente do efeito da emoção depois de incorporar a habilidade do P.A.R.A.R.

Um detalhe importante: algumas pessoas notam a emoção se intensificar depois dessa prática. Não há nada de errado nisso. Quando prestamos um pouco mais de atenção a uma determinada emoção, é como se a examinássemos com uma lupa. O importante é desenvolver a consciência de trazer em si essa emoção, e não reagir em função dela, correndo o risco de se arrepender depois. Portanto, embora seja desagradável, não há nada demais se você se sentir mais raivoso ou ansioso depois da prática. Enquanto estiver consciente e movendo sua atenção para essa emoção, você a estará regulando e ela adquire condições de se esvaziar no fluxo infalível da impermanência.

Se pudermos incorporar essa habilidade de parar, observar o que está acontecendo, respirar e depois responder, com serenidade e certeza, muitas das situações de nossa vida tomarão rumos diferentes. Ou seja, agiremos de modo mais consciente, faremos escolhas com mais maturidade, o que será bom para nós, assim como para as outras pessoas. É importante P.A.R.A.R. para não PIRAR. Pouco a pouco, ao utilizar essas habilidades no nosso dia a dia, conseguiremos nos sentar com mais frequência no camarote da clareza. Aquele lugar privilegiado de onde se vê tudo de uma perspectiva mais confortável, de modo mais nítido.

Quantas vezes você já se pegou fazendo mil promessas a si mesmo de que não iria mais reagir de tal forma em determinada situação? Pode ser não comer demais, não beber além da conta, não comprar algo desnecessário, não explodir com certa pessoa, não romper com uma rotina saudável para a saúde. No entanto, quantas e quantas vezes você se viu repetindo o mesmo comportamento inadequado? Isso não é motivo para desanimar. Embora não seja fácil, é possível libertar-se da alta frequência desses comportamentos disfuncionais. Para isso, é fundamental estarmos atentos aos sinais, às pistas mais sutis de nosso corpo, dos pensamentos e das emoções que começam a nos levar para a areia movediça da reação aos péssimos hábitos e comportamentos que são um tiro em nossos dois pés. Procure manter a postura de um vigilante de si mesmo. Observe como é determinado desejo, onde se localiza no seu corpo, que tamanho ele tem. A partir dessa percepção, você verá que quem decide pela melhor saída somos nós mesmos, graças a nossa consciência, ao "novo cérebro", sem nos deixarmos levar por uma mente nublada e indisciplinada.

Que tal testar suas habilidades durante esta semana? Veja se consegue aceitar alguma situação desagradável sofrendo menos, deixando de resistir e lutar contra ela. Por exemplo, experimente praticar quando estiver preso em um congestionamento ou esperando alguém que está atrasado. Ou então ao ter de fazer algo que preferiria não fazer. Quem sabe suportar a irritação diante do comportamento de alguém. Com certeza, desafios não faltam no seu dia a dia.

Depois de se exercitar com experiências relativamente suaves, experimente avançar para as mais difíceis. E vá com paciência: não se esqueça de que essa é uma atitude fundamental em mindfulness.

Prática alternativas para uma possível necessidade de conforto

Caso você esteja se sentindo muito desconfortável com a prática que acabou de ser sugerida anteriormente ou apenas sinta a curiosidade de conhecer uma outra prática, recomendamos para essa semana a Meditação da Montanha **(Áudio de apoio:24)**.

Lembra-se de que no Capítulo 3 sugerimos que você se sentasse como se o corpo fosse uma montanha repousada em um vale? Podemos aprofundar um pouco mais essa sensação nesse exercício, muito apropriado para quando necessitamos trazer equilíbrio e estabilidade a nossa mente e, principalmente, quando estamos passando por momentos turbulentos. Para isso, buscamos inspiração nas montanhas que, independentemente das mudanças climáticas, permanecem atentas e majestosas, observando o entorno serenamente, sem reagir. Você pode fazer essa prática como mais um exercício formal ou apenas para estimular a estabilidade e a não reatividade impulsiva, buscando se identificar com uma montanha. Procure sentir a solidez em seu corpo e essa condição de observação clara de tudo o que se passa no seu entorno.

Uma outra prática alternativa para dissolver algum desconforto que por ventura se mantenha presente e que você, neste momento, não esteja conseguindo acolher, aceitar e esperar que ele passe é a prática do mindfulness no relaxamento muscular progressivo (RMP). Note que aqui estamos inserindo uma prática que ilustra os propósitos das técnicas de relaxamento, caso você precise lançar mão dessa modalidade de autocuidado.

O estresse e a ansiedade são emoções que provocam uma série de reações físicas, incluindo tensão muscular. Algumas pessoas tendem a contrair tanto a musculatura que, após algum tempo após o evento ansiogênico, sentem dores. O treinamento em RMP de Jacobon (1938), incorporado na terapia cognitivo-comportamental, é essencial para restaurar um estado mais relaxado do corpo e da mente, auxiliando, assim, a remissão das tensões. A técnica consiste em aprender a tensionar e, logo em seguida, relaxar os principais grupos musculares do corpo, de forma que se consiga diferenciar quando o músculo está tenso e quando está relaxado. Na condução dessa prática, além do RMP, você é convidado a utilizar modo mindfulness **(Áudio de apoio: 25).**

Para encerrar este capítulo sobre aceitação e mindfulness das emoções, um belo poema de Vinicius de Moraes, que ilustra bem a inconstância da vida, esse eterno metamorfosear das emoções. Inspire-se com o "Soneto de separação":

De repente do riso fez-se o pranto
Silencioso e branco como a bruma
E das bocas unidas fez-se a espuma
E das mãos espalmadas fez-se o espanto.

De repente da calma fez-se o vento
Que dos olhos desfez a última chama
E da paixão fez-se o pressentimento
E do momento imóvel fez-se o drama.
De repente, não mais que de repente
Fez-se de triste o que se fez amante
E de sozinho o que se fez contente.

Fez-se do amigo próximo o distante
Fez-se da vida uma aventura errante
De repente, não mais que de repente.

Semana 5
O Prazer das Pequenas Coisas e o Viés Mental para a Negatividade

Aproveitando a reflexão da última semana sobre como vivenciamos nossas vidas, gostaríamos de propor um breve exercício que o ajudará a perceber com mais clareza como está seu dia a dia. Vamos lá?

Pegue um papel em branco, pode ser seu caderninho de anotações ou qualquer folha avulsa. Faça uma lista das atividades que faz rotineiramente. Escolha um dia típico, que represente sua rotina. Por exemplo:

- acordar;
- arrumar a cama;
- tomar banho;
- tomar café da manhã etc.

Liste as atividades até chegar ao fim do seu dia.

Essa lista não precisa ser demasiadamente detalhada, nem simplificada demais. Procure colocar as atividades de que você se lembra, aquelas que são parte da sua rotina. Após finalizá-la, categorize cada uma das atividades como N (aquelas que o nutrem, que lhe dão energia) ou D (aquelas que o desgastam, que drenam sua energia). Procure não dar um rótulo de "indiferente" a suas atividades; escolha N ou D, por mais que essa percepção seja sutil.

Ao finalizar o exercício, veja o que percebe quando olha para sua lista. Você se surpreendeu com o que vê? Há predominância de determinada categoria? Existem atividades são consideradas como N ou D dependendo do momento em que as realiza ou elas sempre recebem a mesma classificação? Consegue perceber se sua mente age de maneira a tornar aquelas atividades que considerou desgastantes mais desgastantes ainda, em uma espiral ascendente de sofrimento extra e secundário? Ou, pelo contrário, percebeu que, por não se dedicar a prestar atenção ou a vivenciar de maneira aberta e curiosa aquelas atividades que considerou nutridoras, elas às vezes não funcionam tão positivamente? Quando observa o que suga sua energia ou o aborrece dentro de um contexto maior, essa teia que é a vida, qual é sua dimensão?

O que pôde aprender com esse exercício?

É bom lembrar que não basta que as atividades nutridoras superem as sugadoras em número. Ainda que haja mais atividades nutridoras na sua lista, as sugadoras podem ocupar mais do seu tempo. O importante é olhar para a sensação geral diante de sua rotina. Você sente que sua vida lhe dá prazer e satisfação suficiente neste momento? Caso conclua que não, existem maneiras de reduzir um pouco o que drena sua energia e aumentar o que o nutre? Há coisas que você sabe que são nutridoras e que já não faz há algum tempo? Caso sim, você pode trazê-las de volta para sua vida? Ou é capaz de transformar algo que o suga em uma atividade que o energiza?

Pensar em formas conscientes e possíveis de reduzir o estresse no cotidiano é viável. Às vezes, estamos tão identificados com uma situação que não vemos com clareza como amenizar o incômodo extra que colocamos nela. Provoque-se, amplie seu campo de atenção e pesquise alternativas. Se ainda assim estiver difícil, lembre-se de consultar pessoas próximas que veem toda a situação de fora, com um distanciamento confortável.

Não se esqueça de um detalhe importante: esse exercício não tem o objetivo de induzi-lo a alterar sua rotina. Sabemos que muitas vezes isso não é possível. Trata-se apenas de acender uma luz para que você perceba com mais facilidade como se engaja em suas atividades e como sua mente exerce um papel importante sobre a opinião que tem sobre elas. A seguir, vamos abordar mais detalhadamente a tendência natural da mente de valorizar mais aquilo que interpretamos como negativo.

O viés da negatividade da mente

Por que algumas ofensas contra nós ficam na nossa cabeça, às vezes por dias, ou mesmo anos? Por que muitas pessoas têm de se esforçar bastante para minimizar a tristeza?

O neuropsicólogo Rick Hanson (2015) diz que o cérebro é "como um velcro para as experiências negativas e como o teflon para as experiências positivas". O impacto de tudo o que é desagradável chama mais nossa atenção devido ao que se convencionou chamar de "viés da negatividade". Nosso cérebro foi desenvolvido com maior sensibilidade ao negativo porque foi se aperfeiçoando para nos manter vivos, mas não necessariamente felizes. Frustrante? Apenas mais uma característica do funcionamento do cérebro; por isso é tão importante cuidar dele.

Nossas ideias preconcebidas, por exemplo, são tão automáticas que podem ser detectadas na fase mais precoce do processamento de informações do cérebro. Estudos desenvolvidos por John Cacioppo e sua equipe (1998, 2015) ilustram essa tese. Eles compararam a reação percebida no córtex cerebral de voluntários diante de imagens distintas (positivas, neutras e negativas), registrando a magnitude desse processamento de informações. Entre as imagens positivas, estavam as de pessoas conhecidas, para despertar sentimentos favoráveis, assim como de certos objetos, como uma Ferrari ou uma fatia de pizza. Entre aquelas destinadas a provocar sentimentos negativos, estava um rosto mutilado e um animal morto. Entre as imagens neutras, havia uma placa e um banco. Conforme demonstrado por Cacioppo, o cérebro reagiu mais fortemente aos estímulos negativos, exibindo maior atividade elétrica. A conclusão foi que nossas atitudes são mais influenciadas por notícias ruins do que pelas boas. Será mera coincidência o fato de a mídia abordar tantas desgraças na TV, ignorando acontecimentos positivos que também ocorrem todos os dias?

O viés da negatividade se desenvolveu há milhões de anos, quando nossos ancestrais viviam em cavernas, rodeados por predadores e tribos rivais querendo atacá-los. Era fundamental que estivessem atentos a quaisquer perigos que pudessem colocar sua sobrevivência em risco. Se não agissem assim, estariam mortos. Se nossa mente não tivesse tal mecanismo de alerta para estímulos ameaçadores, talvez a raça humana nem tivesse sobrevivido. Assim, nossos cérebros evoluíram para olhar para fora, para todas as ameaças e riscos potenciais a nossa segurança. Como consequência, nosso sistema de regulação emocional foi se desenvolvendo de modo a tornar difícil não percebermos os perigos potenciais.

Nossos cérebros continuam a executar essa função, apesar de perigos reais para nossas vidas serem menos numerosos hoje do que eram quando se vivia na selva. É claro que o fato de vivermos em cidades violentas infelizmente faz ressurgir tal instinto, pois nossas vulnerabilidades são expostas, levando-nos ao estado de alerta. Tendemos, assim, a superestimar as ameaças e a subestimar as oportunidades e os recursos internos e externos para lidar com elas. É a velha lógica do "melhor prevenir do que remediar".

Além do mais, quando percebemos algo negativo, ele imediatamente é armazenado na memória, ao passo que todas as experiências positivas precisam receber um tempo bem maior de atenção. Só assim elas passam a ter valor, relevância ou utilidade, sendo então transferidas para nossos arquivos da memória de curto prazo e, posteriormente, para a memória de longo prazo. Isso porque, como já vimos, o lobo frontal, responsável pela atenção e pelas memórias transitórias, tem capacidade limitada de armazenamento. Então, se desejar ter boas lembranças de sua vida, esteja mais atento a como seu tempo é desfrutado, tente estar mais presente e pleno naquilo que ocorre na sua na sua realidade presente porque, do contrário, terá poucas recordações do lado bom da vida para contar na velhice.

Essa característica de notar predominantemente o lado negativo se manifesta nas variadas esferas de nossa vida: trabalho, estudos, vida social e até mesmo nos relacionamentos íntimos. Pesquisas revelam que há um equilíbrio ideal entre a negatividade e a positividade na atmosfera das relações sociais. Nos casamentos saudáveis, parece haver algum tipo de termostato que regula quase automaticamente o equilíbrio entre o positivo e o negativo. Os pesquisadores registraram a quantidade de tempo que casais gastam brigando ou alimentando estados de tensão e quanto despendem interagindo positivamente. Concluíram, então, que é preciso manter um determinado padrão de positividade para tornar a vida conjugal satisfatória para ambos os parceiros.

O professor de psicologia John Gottman, depois de décadas observando casais, publicou (1994) um estudo bastante esclarecedor. Em sua pesquisa, ele concluiu que, se o casal não consegue manter uma proporção de cinco aspectos positivos para um negativo em sua relação, existe uma alta probabilidade de ela acabar. Esses resultados também foram encontrados em outros contextos da nossa vida. Segundo pesquisas de Fredrickson e Losada (2005), o mais importante é a frequência de pequenos atos e gestos positivos.

Dessa forma, experiências positivas espetaculares ocasionais e raras, como uma grande festa surpresa de aniversário ou uma notícia incrível sobre ganhos de qualquer ordem, entre outros eventos muito prazerosos, não causam o impacto necessário em nosso cérebro para substituir a inclinação para a negatividade. Afinal, vale lembrar que automatizamos tudo. Logo, são necessárias frequentes pequenas experiências positivas para inclinar a balança para o lado da felicidade. A vida se faz na simplicidade, predominantemente no ordinário, e não no extraordinário, não é verdade?

Gable e Haidt (2005), pesquisadores do campo da Psicologia Positiva, sugerem que, em situação normal, temos, diariamente, três vezes mais experiências positivas do que negativas. Então por que seguimos mais voltados para o negativo, mesmo considerando tudo o que há de positivo em nossa vida? A isso, os cientistas chamam de adaptação hedônica, tendência de nos acostumarmos com as experiências à medida que o tempo passa. Assim, deixamos de reconhecer e damos como certas ou corriqueiras as repetidas experiências positivas. Por conta dessa tendência, temos de nos manter criativos e romper hábitos, por menores que sejam, para que a mente continue interessada, curiosa e equânime para distintos estímulos repetidos.

Com todas essas considerações, não estamos querendo sugerir que você deva passar a olhar o mundo através de lentes cor de rosa. Não é isso. Estamos apenas tentando nivelar o campo desse jogo, obtendo uma visão mais equilibrada da situação. Não é preciso nos preocuparmos porque, quando um perigo nos ameaçar, ainda o notaremos e seremos capazes de reagir de forma adequada. A ideia é que não precisamos ser tão hipervigilantes, cautelosos e desconfiados o tempo todo, principalmente quando não estamos expostos a perigos. Para que se estressar tanto, não é mesmo?

Os três principais sistemas emocionais

O viés da negatividade se aloja em um dos sistemas emocionais mais clássicos: o mecanismo de luta e fuga. A neurofisiologia das emoções aponta que podemos diferenciar pelo menos três tipos de sistemas de regulação emocional: o de ameaça (ou luta e fuga), o de conquista de metas (aprendizagem) e o da tranquilidade ou suavização. Tais sistemas alicerçam a Terapia Focada na Compaixão, de Paul Gilbert. Vejamos como eles operam:

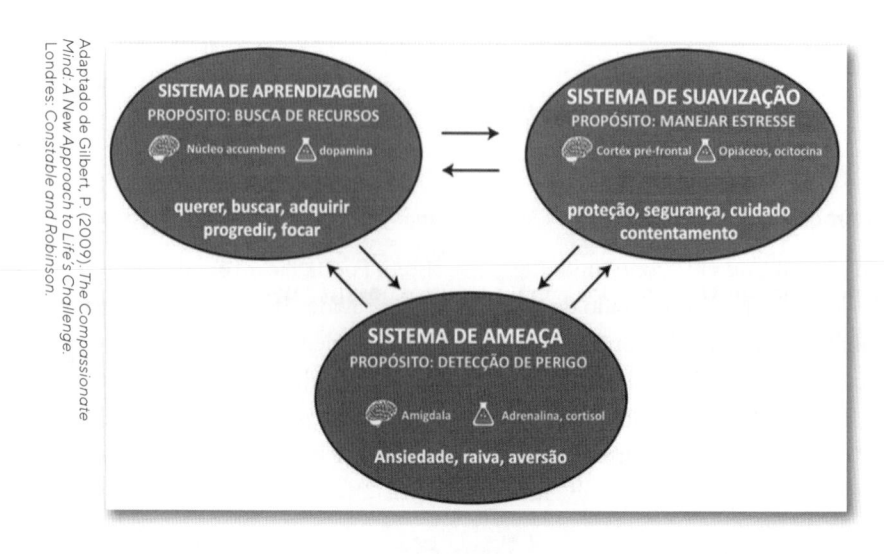

Adaptado de Gilbert, P. (2009). *The Compassionate Mind: A New Approach to Life's Challenge.* Londres: Constable and Robinson.

1. Sistema de ameaça (Luta e fuga)

Esse sistema garante que consigamos perceber as ameaças de forma rápida, resultando daí emoções variadas, como raiva, ansiedade, medo ou nojo, dependendo do organismo e da situação. Essas emoções provocam reações em nosso organismo, avisando-nos de que precisamos tomar providências contra aquilo que nos ameaça, buscando, assim, a proteção e a sobrevivência.

Embora essas emoções possam provocar sensações desagradáveis, são fundamentais para nos proteger. É importante, por exemplo, percebermos um ônibus vindo em nossa direção quando estamos prestes a atravessar a rua para evitar um acidente. No entanto, esse sistema também pode resultar em uma superestimulação e, desse modo, levar a problemas de raiva crônica, transtornos de ansiedade e paranoia.

Quando nos sentimos ameaçados, o cérebro libera cortisol, o hormônio do estresse, que é útil para o comportamento defensivo de curto prazo porque mobiliza gorduras, energiza o corpo e ativa a atenção concentrada. No entanto, se o nível de cortisol permanecer elevado durante muito tempo, pode danificar o sistema imunológico e o cérebro. Logo, o sistema de ameaça se ativa, livremente, quando nosso organismo julga estar em situação de perigo, mas precisamos aprender a desativá-lo quando já cumpriu sua missão, para reequilibrar a saúde novamente.

2. Sistema de conquista ou aprendizagem

Nosso organismo precisa de motivação, recompensa e reforços positivos para nos direcionarmos àquilo que desejamos alcançar. Essa lista de objetos do desejo é muito pessoal, envolvendo uma ampla categoria de itens, de alimentos e dinheiro, a sexo, propriedades, status, títulos, afetos. Esse sistema emocional serve para mantermos sentimentos positivos que nos energizam, gerando combustível para que alcancemos o que tem valor em nossas vidas.

Lembre-se dos sentimentos que o dominaram ao vencer um adversário, ao se sair bem em uma prova ou ao conquistar a pessoa amada. São sentimentos de excitação e prazer, que geram ânimo, força e energia. As emoções desse sistema fazem com que nos sintamos bem por termos conquistado o que desejávamos após termos nos esforçado para isso. Quando as coisas estão indo bem e estamos nos movendo em direção ao que queremos, o cérebro nos dá um impulso de dopamina, sinalizando que estamos no caminho certo para prosperar, sentindo o bom momento em nossa consciência. Quando temos sucesso, queremos celebrar – que é o efeito da dopamina.

No entanto, na vida contemporânea, esse sistema pode ficar fora de controle e desequilibrado, levando-nos a um estado de constante ânsia e avidez decorrentes de uma insatisfação incessante. Nesse caso, a liberação de dopamina no núcleo accumbens (circuito de recompensa cerebral) pode ficar desregulada devido à própria disponibilidade desse neurotransmissor, tornando-se um problema bem similar ao das diferentes formas de dependência (de drogas, compras, internet, entre outras). Pode-se, assim, chegar ao desatino de querer sempre mais, sem aproveitar as conquistas alcançadas porque o bem-estar é visto como algo que está sempre no futuro. Ao se alcançar um objetivo desejado, nem sequer chegamos a desfrutá-lo e já almejamos outra coisa.

Assim como ocorre diante do sistema emocional de ameaça, precisamos aprender a "desligar" o sistema de conquista quando ele já nos garantiu o que queríamos. Isso é necessário por pelo menos alguns instantes antes de partirmos para novas metas, a fim de reequilibrar o funcionamento do organismo. Assim, depois de obtermos algo desejado, podemos desfrutar da meta alcançada e descansar para repor as energias. É fundamental sabermos a hora de fazer essas mudanças de modo nos sistemas de regulação emocional. E isso pode ocorrer usando mindfulness, fazendo uma pausa e questionando-se a respeito das necessidades do seu corpo, já que a mente pode ser muito ávida e sempre querer mais e mais.

3. Sistema de tranquilidade e suavização

Esse sistema é acionado quando não precisamos estar tão atentos a ameaças ou perigos porque estamos seguros e não precisamos alcançar nada além de pausa, recomposição das energias e equilíbrio mental. O sistema de tranquilidade é repleto de emoções positivas, nos trazendo uma sensação de bem-estar geral. Nesses instantes, sentimos segurança, contentamento e calma, e, assim, endorfinas são liberadas no corpo.

O contentamento é uma forma de se sentir bem e seguro com a maneira como as coisas estão. Não é uma suposta paz e contentamento, que se originam do esforço ou desejo. Não é um estar bem fruto da excitação, da euforia ou da constante batalha pelo alcance de metas (sistema de conquista). Também não tem nada a ver com tédio, com o estado de apatia de quem aparenta estar bem, mas, na verdade, está apenas procrastinando suas ações, mantendo-se parado e inerte.

O estado de contentamento é acionado quando cumprimos uma missão, quando não estamos vivendo uma situação de perigo, e quando, enfim, podemos relaxar e descansar para reabastecer as energias físicas e mentais. Nos dias de hoje, em que se vive a mil por hora sob o domínio da ansiedade e das muitas preocupações, atingir esse estado é uma arte. Muitas vezes, o simples ato de descansar e priorizar a saúde pode até gerar sentimento de culpa. Mas você precisa estar atento quando esse sistema emocional é necessário em sua vida.

Experimentamos o estresse quando esses três sistemas estão fora de equilíbrio, especialmente quando o sistema de ameaça (luta e fuga) ou o de conquista (orientação para metas) continuam estimulados, mesmo que não estejamos correndo riscos ou quando já temos o suficiente para nos sentirmos bem. Se tivermos o hábito de nos mantermos sempre preocupados, incomodados e apressados, nossos cérebros funcionarão no mesmo estado de excitação daquele de um homem fugindo de um leão na selva. Essas emoções não são algo ruim, porque precisamos delas para nos proteger do perigo e nos motivar a buscar as coisas boas da vida. No entanto, quando estão na contramão, quando não é a hora apropriada para senti-las, são capazes de nos fazer muito infelizes.

Em nossa cultura contemporânea, somos incentivados a funcionar demasiadamente nos dois primeiros sistemas emocionais e, em geral, negligenciamos o terceiro. Ainda hoje há empresas que seguem conceitos muito retrógrados, acreditando que o funcionário dá o melhor de si quando está sob constante pressão, tensão e estresse. Triste engano. Na maioria das pessoas, o estresse resulta de uma vivência prolongada no mecanismo de luta e fuga (que libera cortisol) e no sistema de conquista de metas (que libera dopamina). Daí a importância de desenvolver a autoconsciência por intermédio da prática de mindfulness. Aprendemos a acionar o modo ser, o modo tranquilo, sempre que for urgente ou necessário. Assim, sabendo desenvolver e nutrir o sistema da tranquilidade, da calma e do contentamento, poderemos encontrar um equilíbrio entre esses sistemas que nos ajudará a manter a saúde física e mental.

O sistema da tranquilidade também inclui afeto, cuidado e bondade, ou seja, todas as emoções que nos fazem sentir conectados uns com os outros. O hormônio ocitocina está relacionado com nossos sentimentos de conexão social, vínculo e amor, e as endorfinas nos garantem a sensação de bem-estar, de nos sentirmos amados, queridos e seguros com os outros. Todos nós temos esse sistema e, portanto, potencial para a bondade e gentileza. No entanto, em função da educação que recebemos ou de outras experiências de vida no contexto atual, esse sistema pode parecer pouco desenvolvido ou excessivamente encoberto, vivendo à sombra, sob o domínio habitual dos outros dois sistemas. Quando desenvolvemos sentimentos de gentileza, somos capazes de reduzir nossos níveis de estresse. Estudos neurocientíficos têm demonstrado que praticar a meditação da bondade amorosa (compaixão) pode levar a alterações cerebrais benéficas que podem ajudar a reequilibrar esses três sistemas.

Todas as práticas de mindfulness sugeridas neste livro visam ativar sutilmente o sistema tranquilizador. No entanto, como já observamos, não é nossa intenção levar ao predomínio de um estado. É você que sabe qual a sua necessidade no momento e como pode fazer a transição de um sistema emocional para o outro. Afinal, só você consegue sentir o quanto é difícil ativar o sistema azul diretamente quando se está há muito tempo no sistema vermelho, porque possivelmente suas emoções estarão muito desconfortáveis para ter energia para uma próxima meta. Portanto, essa é uma chance de passar pelo sistema verde. Tenha sempre em mente: aos poucos e com treinamento, você pode adquirir mais regulação emocional, se essa for sua intenção.

As atitudes da prática de mindfulness

Além do trabalho de gerenciamento de nossa atenção, para ativar o sistema de tranquilidade, são fundamentais as atitudes das práticas de mindfulness. Vale lembrar que esse o conceito está alicerçado em um tripé: intenção, atenção e atitude. Sem um desses componentes, não há prática autêntica de mindfulness. Enfatizamos a gentileza, a curiosidade, o bom humor e a compaixão, mas existem outras atitudes tão importantes quanto essas, as quais vamos passar a explorar agora.

O ideograma chinês para a "atenção plena" (como vem sendo traduzido o termo *mindfulness* no Brasil) tem duas partes: 念. A parte superior significa "agora"; a inferior, "mente-coração". Então, se não considerarmos *mindfulness* (componente da atenção) e *heartfulness* (componente da atitude não julgadora e gentil) ao mesmo tempo, teremos uma compreensão equivocada do termo, estaremos "focando só o foco" (com o perdão da redundância), Afinal, se for trabalhada só a atenção, sem a compaixão, sem o senso de conexão com os outros e do quanto tudo isso, se "esquecido", também gera sofrimento, é bem possível produzir assassinos bem focados, por exemplo.

É possível que atletas, funcionários de empresas e alunos, entre outras ocupações, apresentem um bom desempenho de atenção concentrada, mas isso não quer dizer que tenham níveis elevados de mindfulness. Para que isso ocorra, além da qualidade da regulação atencional, são necessárias determinadas atitudes, que envolvem uma lista de critérios e qualidades em relação àquilo que se tornou consciente. Kabat-Zinn descreve nove atitudes que devemos cultivar durante o desenvolvimento mindfulness: não julgar, ser paciente, ter mente de principiante (ou seja, ser curioso), ter confiança, cultivar o não esforço, deixar passar, aceitar, ter gratidão e ser generoso.

Kabat-Zinn (2013) descreveu essas nove atitudes de mindfulness em seu livro *Viver a Catástrofe Total*, uma obra fundamental para os interessados na prática. O autor alega que não se trata de obter algo a mais, mas sim de aprender uma série de atitudes mentais que nos ajudarão a lidar com as adversidades da vida. Pode parecer um tanto paradoxal porque, para realizar qualquer prática de mindfulness (formal ou informal), precisamos ter essas atitudes, mas, para ter estas atitudes, necessitamos praticar mindfulness. No entanto, não há saída. Ele ainda observa que, embora praticar mindfulness possa parecer muito simples na teoria, na verdade, é uma tarefa bem difícil, já que estamos habituados a viver a vida no piloto automático. Fazer mudanças no modo de agir demanda treinamento para reverter esse hábito. Daí a importância de cultivar as nove atitudes listadas por Kabat-Zinn:

ATITUDE	DEFINIÇÃO
Não julgar	Postura de observador imparcial em relação às experiências emocionais, cognitivas e físicas.
Paciência	Compreensão de que as coisas se desdobram em seu próprio tempo.
Mente de Principiante	Conseguir ver as coisas como realmente são, com curiosidade e mente aberta.
Confiança	Confiar em si mesmo.
Não esforço	Suspender o objetivo de alcançar alguma meta imediata.
Deixar passar	Não buscar prolongar experiências prazerosas nem reagir de modo a se livrar o mais rápido possível de experiências desconfortáveis.
Aceitação	Ser receptivo a qualquer experiência (emoção pensamento ou sensação) tal como se manifesta.
Gratidão	Atitude positiva de agradecimento às pequenas e simples situações da vida.
Generosidade	Atitude de dar às pessoas algo que as fará mais felizes, pelo simples fato de promover o bem aos outros e, por consequência, a si próprio.

Vamos aprofundar a importâncias dessas atitudes em nossas práticas e em nossas vidas?

1. Não julgar

Quando começamos a praticar o ato de prestar atenção na atividade de nossa mente, é comum descobrirmos que estamos constantemente gerando julgamentos sobre nossas experiências, o que nos surpreende. Você já percebeu o quanto isso rouba a graça da vida em situações em que é extremamente inútil julgar? Por exemplo: você está na praia, totalmente relaxado, procurando recarregar as energias, ou em uma festa se divertindo e dançando, ou mesmo apresentando algo no trabalho ou na faculdade. De repente, quando menos espera, surge um julgamento que torna essa experiência difícil ou desagradável, provocando emoções sombrias.

Quase tudo o que vemos é rotulado e categorizado pela nossa mente. Reagimos ao que experimentamos em função do valor que atribuímos às experiências. Desenvolver o não julgamento é a atitude de assumir uma postura imparcial, aberta e curiosa em relação ao que se manifesta em nosso campo de consciência. Mas isso não significa perder o senso crítico.

Classificamos algumas situações, pessoas ou lugares como bons porque fazem com que nos sintamos bem. Outros, consideramos ruins porque nos causam certo mal-estar. Há ainda os considerados neutros, que não provocam nenhuma sensação especial, e, por isso, não têm qualquer relevância para nós. Tendemos a querer nos apegar apenas ao que é agradável e a espantar para bem longe o desagradável. Esse hábito de categorizar e julgar nossa experiência nos prende a reações mecânicas. Passamos a maior parte do tempo repetindo determinados padrões de comportamento, sem ter muita consciência do que estamos fazendo. Assim, perdidos no labirinto de nossos próprios preconceitos, fica difícil encontrar um pouco de paz.

A fim de compreender melhor o que estamos querendo lhe dizer, reflita alguns minutos sobre sua relação com o trabalho. Observe quanto está preocupado com "gostar" e "não gostar". Se queremos lidar melhor com o estresse, primeiro, precisamos estar conscientes desse automatismo dos julgamentos. Assim, poderemos deixar de ver a vida através das lentes dos nossos preconceitos, libertando-nos de tal tirania. É como se estivéssemos sempre com óculos de lentes cinza, impedindo que enxerguemos o mundo mais claramente, inviabilizando um olhar com mais perspectiva e cor a respeito das situações de nossa realidade.

Quando praticamos mindfulness, é importante reconhecer essa qualidade julgadora da mente. Assim, quando tal atitude se manifestar, poderemos assumir a postura de um observador imparcial, que nos faça nos lembrar de apenas observar. Quando percebemos que nossa mente está julgando algo, não precisamos interromper esse processo, precisamos apenas estar conscientes de que isso está acontecendo, sem necessidade de julgar o julgamento ou de usar estratégias até mais complicadas para nos livrarmos dele.

Por exemplo, suponha que, ao praticar o mindfulness na respiração, em determinado momento você percebe sua mente lhe dizendo "como isso é chato", ou ainda "não está funcionando". Quando surgirem tais ideias, é muito importante reconhecê-las como pensamentos-julgamento e lembrar-se de que a prática envolve suspender os julgamentos e só olhar para o que surge, o que inclui o próprio julgamento. Sem reagir a ele, deve-se apenas retomar a respiração.

A intenção é que, com as práticas de mindfulness, comecemos a parar de julgar tudo e todos. Quantas vezes deixamos de experimentar um novo prato, de nos aproximar de determinada pessoa ou de ouvir um grupo musical desconhecido porque julgamos antecipadamente que não serão experiências boas? Isso impede que entremos em contato com novidades, não permite que sejamos surpreendidos por novas situações e nos priva de muitas experiências agradáveis. O mesmo acontece com a prática de mindfulness. Que tal experimentá-la com ainda mais abertura e curiosidade?

2. Ter paciência

Para mostrar a importância de sermos pacientes, Kabat-Zinn observa: "Quando estamos apressados para chegar a algum outro lugar, já não estamos onde realmente estamos, e isso é uma tremenda perda."

Paciência é uma forma de sabedoria. Ela demonstra que entendemos e aceitamos o fato de que, às vezes, as coisas acontecem em seu próprio tempo. Conforme o autor observa, para ilustrar esse pensamento, uma criança pode ter a ilusão de que está ajudando uma borboleta a sair do casulo rompendo-o. No entanto, qualquer adulto sabe que a borboleta só deve emergir do seu casulo na hora adequada, porque o processo de sua transformação não pode ser acelerado. Segundo Kabat-Zinn, "Ser paciente é estar completamente aberto a cada momento, aceitando-o em sua totalidade."

Durante a prática de mindfulness, devemos cultivar a paciência em relação ao nosso corpo e à nossa mente. Nesses momentos, é importante lembrarmos a nós mesmos de que não há necessidade de nos impacientarmos quando percebemos a mente julgando o tempo todo, ou quando nos sentimos tensos ou assustados, ou mesmo quando achamos que nada de positivo aconteceu, embora já estejamos praticando há algum tempo.

É importante darmos tempo e espaço a nós mesmos para viver nossas experiências, porque passaremos por elas de qualquer forma. Quando elas surgem, são nossa realidade, são parte de nossa vida naquele instante. Então, por que querer acelerar alguns momentos para chegar a outros considerados melhores? Não temos controle sobre o tempo e precisamos viver cada instante que constitui nossa vida agora.

Uma arquiteta, antiga participante de grupos de mindfulness, precisava ir com frequência a um órgão público resolver questões burocráticas para a execução de seus projetos. Para ela, era uma verdadeira tortura. Em geral, era preciso esperar, impacientemente, por cerca de uma hora até ser atendida. É claro que ninguém gosta de esperar. A maioria de nós fica irritada, e até angustiada, nas filas. Essa moça, um dia, resolveu sentar com sua impaciência e realizar uma prática guiada de mindfulness com o auxílio do celular. Para sua surpresa, percebeu que, em vez de ficar rodando na espiral de sofrimento da experiência secundária, olhar e acolher a impaciência a amenizava bastante. Você pode ser a 19ª pessoa em uma fila, mas pode escolher o que vai fazer do seu tempo. Na verdade, só aprendemos a desenvolver a paciência conhecendo o gosto amargo da impaciência.

3. Ter mente de principiante (ser curioso)

Para entender a riqueza do momento presente, precisamos cultivar o que tem sido chamado de "mente de principiante", uma mente disposta a ver tudo como se fosse a primeira vez, habilidade comum nas crianças. Essa atitude é muito importante quando nos envolvemos com as práticas de mindfulness porque, assim, estaremos livres de nossas expectativas apressadas, baseadas em experiências anteriores. Cultivar uma mente aberta e de iniciante nos permite ser receptivos a novas possibilidades, já que nos tornamos eternos aprendizes.

Precisamos cultivar essa habilidade na vida diária. Por exemplo, da próxima vez que encontrar um colega, pergunte a si mesmo se está vendo essa pessoa como realmente é, vivendo a nova oportunidade de estar com ela, ou se está apenas vendo a projeção de seus próprios julgamentos sobre ela. Exercite essa prática com as diferentes pessoas que passam por sua vida e com as variadas situações de seu dia a dia. Aplique-a a seus problemas quando eles surgirem. Procure vivenciá-la até mesmo quando estiver apreciando a natureza. Observe se consegue olhar o sol, as estrelas, as árvores, o mar, e realmente vê-los como eles são no momento. Liberte-se da lente que o faz ver o mundo e a vida como algo repetitivo, sempre igual. Exercite o prazer de um olhar de primeira vez em relação a todas as coisas. Lembre-se: sua mente, seu mundo.

Experimente, por exemplo, lembrar-se da primeira vez que olhou o mar ou uma montanha, ou qualquer outro lugar de que gosta e costuma ver frequentemente. Onde está aquela curiosidade que surgiu no primeiro momento? Permita-se perceber as coisas como se fosse a primeira vez. Na prática de mindfulness, ao identificar alguma experiência, mesmo que ela seja recorrente, procure observá-la com curiosidade, explore-a como um detetive. Talvez perceba as sutilezas distintas a cada instante. Quem sabe isso até mude sua relação com essa experiência. Observe quantos novos detalhes é possível perceber quando exploramos o mundo externo e interno com um olhar que se renova a cada instante.

4. Ter confiança

Desenvolver confiança em si mesmo e em nossas emoções é uma parte fundamental do treinamento de mindfulness. É mais coerente confiar na sua intuição e autonomia, até quando você comete erros ao longo do percurso, do que sempre buscar uma solução fora de si. É claro, pedir ajuda é válido, mas confiar no que se sente e deseja é essencial. Se em algum momento algo não lhe parecer certo, por que não honrar essa percepção e confiar nos seus desejos e emoções? Por que os desconsiderar? Só porque algumas pessoas ou grupos pensam ou dizem coisas diferentes daquilo que está percebendo?

A atitude de confiança em si mesmo e na sua própria sabedoria é muito importante em todos os aspectos da prática de mindfulness, em especial quando estiver fazendo yoga dentro dessa perspectiva. Isso porque você terá de atender seu corpo quando ele lhe disser para parar ou voltar atrás em algum alongamento, porque, se não o ouvir, poderá se machucar.

Muitas pessoas que se envolvem com meditação e yoga buscam professores que exerçam o papel de autoridade ou de guias sábios e evoluídos, outorgando-lhes a função de conselheiros e donos da palavra final. Dessa forma, acabam se distanciando, e muito, de suas próprias verdades, valores, preferências, emoções e intuições. No campo espiritual, você pode até buscar um guia para orientá-lo, mas escolha-o com muito cuidado, lembrando-se de que ele é, antes de tudo, um ser humano, também sujeito a falhas. Em relação a sua saúde, não busque um guia, basta encontrar um instrutor ou facilitador de mindfulness bem treinado e que seja praticante, sendo esse último um fator essencial. Como alguém pode se arvorar a ensinar algo se tem um domínio puramente intelectual da matéria?

Em relação a esse assunto, vale a pena assistir ao documentário *Kumaré*. Nesse filme, diversas pessoas depositam toda a sua confiança na sabedoria de um mestre, o Kumaré, que, na verdade, é um impostor. Ele, de forma intencional e com "grande habilidade" (manipulativa), direciona as pessoas a encontrarem sua verdade dentro de si mesmas, já que não conseguem desenvolver a autoconfiança sozinhas.

Essa atitude é completamente contrária ao espírito de mindfulness no campo da saúde, que enfatiza a importância de sermos nós mesmos e de entendermos o que isso significa. Qualquer pessoa que se limite a imitar alguém, não importa quem seja, está se direcionando a um caminho errado, distante, muito distante mesmo do que é sua real experiência. É uma grande insensatez agir assim. Modelos são válidos e nos inspiram, mas não devemos nunca perder o senso crítico, e é fundamental ouvir nosso coração. É impossível nos tornarmos iguais a outra pessoa. Nossa grande esperança, nosso grande objetivo, deve ser nos tornarmos plenamente nós mesmos, e essa é a razão de praticarmos mindfulness. Os livros, áudios e vídeos sobre a prática que compartilhamos são apenas suportes iniciais, sem qualquer pretensão de constituir uma trilha para a verdade. Esta, cada um é que constrói.

É importante estar aberto e receptivo ao que se pode aprender por meio de vários recursos, mas, em última instância, é você quem terá de viver sua própria vida, em todos os momentos. Praticar mindfulness é buscar assumir a responsabilidade de ser você mesmo, aprendendo a ouvir e a confiar em si. Ao longo do treinamento em mindfulness, seja ele individual ou em grupo, é importante ter a orientação de um profissional formado na área. No entanto, mais importante do que ter essa ajuda externa para lhe explicar como executar as práticas e ouvir os relatos depois delas, é entender que o sentido está em tomar consciência de si mesmo. Lembre-se: um bom facilitador é aquele que o deixa livre.

5. Cultivar o não esforço

Quase tudo que fazemos tem um propósito, o objetivo de chegar a algum ponto. Na prática de mindfulness, isso se torna um obstáculo. Todo o apelo midiático para que as pessoas pratiquem mindfulness para obter determinados resultados é apenas uma forma de motivá-las, até que decidam praticar por identificarem um valor.

Praticar mindfulness é diferente de praticar qualquer outra atividade humana, sempre orientadas para expectativas de resultados ou ganhos, o que demanda esforço. Embora praticar mindfulness requeira energia, de certa forma, a prática é um não fazer, porque não temos objetivos. As únicas intenções são chegar à autoconsciência, estar plenamente em cada momento de sua vida e ser quem você realmente é. Isso pode soar um tanto estranho e paradoxal, já que você já é e já está em cada instante de sua vida. No entanto, essa perspectiva aponta para uma nova forma de ver a si mesmo e de mudar a relação consigo, de fazer menos e ser mais, o que vem dessa atitude de cultivar o não esforço. Ao buscar se concentrar, você sente que está fazendo um esforço, mas, como já vimos, mindfulness não é sobre se concentrar, é simplesmente sobre estar acordado e observando, sem qualquer esforço.

Por exemplo, se, ao se sentar para praticar mindfulness na respiração, você começar a pensar: "Vou relaxar, vou fazer isso para dar uma acalmada ou controlar a minha dor", acaba inserindo na prática uma ideia de aonde quer chegar, portanto, de que há algo errado com você. Essa atitude impede o cultivo do mindfulness genuíno, que envolve apenas prestar atenção no que se manifestar nas suas experiências física, emocional e mental.

Portanto, se estiver agitado, olhe para a agitação sem buscar calma; se estiver com dor, olhe para a dor sem esperar alívio. Ironicamente, agindo assim, você até poderá chegar ao que deseja. É um verdadeiro paradoxo do mindfulness. Lembre-se de que você está apenas permitindo que tudo o que já está no aqui e agora de sua experiência continue aqui e agora. Dentro dessa lógica, não há esforço algum.

6. Deixar passar

Segundo Kabat-Zinn, deixar passar equivale a não se prender, não se apegar. Quando começamos a prestar atenção em nossa experiência interior, rapidamente descobrimos que existem certos pensamentos e emoções aos quais a mente parece querer se agarrar. Ao surgir alguma experiência prazerosa na vida, tentamos prolongá-la ao máximo.

Na prática de mindfulness, intencionalmente, deixamos de lado a tendência de valorizar alguns aspectos de nossa experiência e de rejeitar outros. Em vez disso, permitimos que cada experiência seja o que é e a observamos, momento a momento, como uma forma de deixar as coisas serem como são. É isso que fundamenta o mecanismo de regulação da atenção, esse constante voltar-se para aquilo que estamos fazendo, essa condição de poder soltar e deixar passar o que se manifesta na mente. É o que fazemos quando vamos dormir. Se não soltamos os pensamentos, não conseguimos dormir, não é verdade?

Um empresário, frequentador de grupos de práticas de mindfulness, um dia admitiu: "Há quarenta anos, nas noites de domingo, tenho sempre o mesmo pensamento: o de que não vou dar conta da semana." Esse pensamento por muito tempo lhe roubou o sono, até ele entender que era apenas um pensamento, já que há quarenta anos ele dava conta de suas semanas, e muito bem. Com o treinamento de não se engajar nas historinhas da mente, ele começou até a achar esse pensamento engraçado quando ele insistia em surgir nas noites de domingo. Com o desenvolvimento da "desidentificação" dos nossos pensamentos e do olhar em perspectiva, a relação se transforma.

Tudo é impermanente e podemos utilizar variadas imagens para dar movimento a nossas experiências, permitindo que passem. Pensamentos são como nuvens, como folhas na correnteza de um rio, como bolhas de sabão que voam e somem no ar. Emoções são como ondas do mar, que avançam e recuam. Seja criativo e desenvolva sua própria maneira de estabelecer uma relação diferente com a compreensão desse fluxo passageiro.

7. Aceitar

Aceitar significa ver a realidade das coisas como elas são. Por exemplo, se você está com dor de cabeça, em um primeiro momento, simplesmente aceite que está sentindo dor, sem brigar com ela, e só depois decida o que fará em relação a isso. Se está com sobrepeso, por que não aceitar essa realidade, como uma descrição de seu corpo nesse momento? Mais cedo ou mais tarde, teremos de encarar as coisas como elas são e aceitá-las, seja o diagnóstico de uma doença ou a perda de uma pessoa querida. Em nosso cotidiano, frequentemente gastamos muita energia negando o que já é um fato, resistindo a essa realidade. Ao agir assim, basicamente estamos tentando forçar situações para que elas sejam do jeito que gostaríamos que fossem, o que apenas causa mais tensão e impede que uma mudança positiva aconteça. Com isso, dificultamos a possibilidade de transformar nossa relação com aquilo que resiste.

Entretanto, vale lembrar que aceitar não tem nada a ver com resignar-se. Aceitação não significa que você tenha de gostar de tudo ou que deva adotar uma postura passiva diante de todas as situações, abandonando seus princípios e valores. Também não significa que você está satisfeito com as coisas como elas estão ou que deva ser tolerante com tudo.

Aceitação não é omissão. em um primeiro momento, é saber discernir o que se pode mudar e o que simplesmente se deve aceitar. Não é parar de querer se livrar de seus hábitos autodestrutivos, como comer demais, fumar ou comprar em excesso; não é desistir de seu desejo de mudar, de se desenvolver. Não tem nada a ver com tolerar injustiças e até desistir de querer ver muitas mudanças no mundo, porque é assim que o mundo e a vida são. Não, a atitude de aceitar não corresponde a nada disso.

Uma participante de um grupo de mindfulness viu-se, de repente, em uma batalha contra um câncer. Ela sempre fora uma mulher muito eficiente no trabalho e na condução da família, ocupando, por muito tempo, uma posição centralizadora e controladora. Mesmo quando adoecemos, não é fácil abandonar um antigo modo de funcionar. Assim, essa mulher costumava sair das primeiras sessões de quimioterapia esforçando-se para resistir a seus efeitos, querendo reencontrar as forças que, em outros tempos, tinha de sobra. Com o contato com as práticas de mindfulness, ela passou a se tratar com mais gentileza, a aceitar sua fragilidade e a acolher a ajuda da família, que procurava apoiá-la durante o tratamento.

8. Ter gratidão

Trazer a atitude de ser grato para o nosso cotidiano é muito importante, porque só podemos ter gratidão agora. É importante ser grato pelas coisas mais simples, que tantas vezes ignoramos. Pelo fato de estarmos vivos, por estarmos respirando, por nossos corpos funcionarem, permitindo que desfrutemos da vida que ainda temos. Ter gratidão é importante, porque ela regula nossa atenção para os aspectos agradáveis da vida, validando nossas experiências.

Sabemos que o exercício da gratidão tem reflexos no funcionamento do nosso cérebro. Com essa prática, passamos a ativar seu sistema de recompensa, que se localiza no núcleo accumbens, responsável pela sensação de bem-estar e de prazer no corpo. Esse sistema de recompensa é a base neurológica para a satisfação.

Korb (2015) tem se dedicado à neurociência há mais de uma década, na busca de descobrir como tornar o cérebro mais feliz. O pesquisador aponta que, quando o cérebro identifica que há situações em nossa vida que merecem reconhecimento, consideração e valor, e nos sentimos verdadeiramente gratos por isso, há uma liberação de dopamina no núcleo accumbens, que aumenta a sensação de prazer, gerando um ciclo virtuoso. A gratidão em relação aos outros aumenta a atividade nesse circuito e faz com que as interações sociais se tornem mais agradáveis.

Outro efeito poderoso da gratidão é promover a liberação de serotonina. O simples gesto de tentar refletir sobre as coisas que você tem a agradecer o força a olhar para os aspectos positivos da sua vida. Isso aumenta a produção de serotonina, no córtex cingulado anterior. Pode ser que, nesse momento, você esteja pensando: "Eu não tenho nada a agradecer, não consigo identificar nada em minha vida que mereça um agradecimento." Sabemos que, às vezes, a vida fica complicada. Se estivermos tristes, por exemplo, nosso estado de humor nos impede de ativarmos memórias alegres, porque a memória é congruente com nosso humor. Mas a boa notícia é que isso realmente não importa. Você não precisa encontrar motivos para agradecer, pois o que conta é a busca por esses motivos. O que vale é o envolvimento do cérebro com essa tarefa. Agora você não tem mais argumentos para não ser grato.

Pessoas que manifestam gratidão conseguem perceber os aspectos simples, positivos e gratificantes de suas vidas e, por isso, demonstram mais bem-estar, alto astral e vitalidade. Elas revelam maior satisfação com a vida e consigo mesmas, são mais afetivas e otimistas e podem ser estimuladas com tarefas simples, conforme comprovam estudos no campo da

Psicologia Positiva, como a de criar uma lista diária de elementos positivos que tenham acontecido no dia ou na semana (Cunha, Pellanda, & Reppold, 2019).

Para que a gratidão ocorra, ela precisa ser desenvolvida no nosso pensamento e, por isso, é imprescindível dar atenção a ela. Você pode exercitá-la sendo grato pelas coisas mais simples e agradáveis que acontecem no seu dia, como, por exemplo, o fato de conseguir ler este parágrafo. Você também pode ter gratidão pelos grandes acontecimentos que marcaram sua vida, desde questões materiais até ter conquistado um bom relacionamento afetivo, ter tido oportunidades de adquirir conhecimentos, entre outras experiências. Vamos praticar um pouco? Você consegue ver motivos para ser grato pelo dia de hoje? Se não consegue ver nenhum, esforce-se para encontrar dez, porque provavelmente você está soterrado por pensamentos e julgamentos que roubam sua clareza.

Gerar sentimentos de gratidão é uma ação intencional, uma escolha. É um exercício e independe das circunstâncias de vida pelas quais você possa estar passando. A gratidão não está necessariamente associada a uma boa saúde, à aquisição de bens materiais ou à beleza. Lembre-se de exemplos extremos como o de Stephen Hawking, que afirmou: "Quando nossas expectativas se reduzem a zero, podemos apreciar tudo o que temos." Para entender essa frase com mais profundidade, assista ao filme *A Teoria de Tudo*. Vale a pena. Já o renomado neurologista Oliver Sacks, pouco antes de morrer em decorrência de um câncer, em 30 de agosto de 2015, deixou uma carta de despedida em que diz: "Não posso fingir que não tenho medo. Mas meu sentimento predominante é a gratidão. Eu amei e fui amado; doei-me e muito me foi dado; eu li, viajei, pensei e escrevi. [...] Acima de tudo, fui um ser humano ciente, um animal pensante, neste belo planeta, e só isso já foi um enorme privilégio e aventura."

A gratidão ainda libera, por uma outra via neural, um hormônio chamado ocitocina. Ligado ao afeto positivo, ele também é liberado em relações de vínculos significativos, depois de relações sexuais amorosas e ainda no momento do parto.

Um desafio, assim como uma boa forma de praticar o olhar em uma perspectiva diferente, é exercitar a gratidão por conta das lições que aprendemos e das habilidades que adquirimos com as experiências difíceis. Vamos experimentar? Recorde alguma situação complicada que precisou enfrentar. O que aprendeu com ela?

9. Ser generoso

A atitude de generosidade é a capacidade de ampliar o senso de só desejar o bem para si mesmo e de fazer da sua vida um presente também para outras pessoas. É legar algo de bom ao outro, é ter compaixão pelo próximo, desenvolvendo, assim, a interconexão. Ser generoso é demonstrar que você considera as outras pessoas e se importa com elas, reservando-lhes um tempo da sua vida e dedicando-lhes sua atenção.

É generoso quem se sente bem em dividir o que possui com mais pessoas. Essa prática gera um círculo virtuoso porque o bem que se faz ao próximo retorna a quem o praticou.

Richard Davidson, importante pesquisador americano no campo de mindfulness e da neurociência, enfatiza que a generosidade favorece o bem-estar e está associada a certos padrões de atividade cerebral e corporal. O Dalai Lama também aponta os benefícios da generosidade, incentivando-nos a sermos gentis para com os outros porque a bondade é um caminho direto para a felicidade. Ele nos chama a atenção, dizendo: "É de interesse comum fazer o que leva à felicidade e evitar o que leva ao sofrimento. E porque, como já vimos, nossos interesses estão inextricavelmente ligados, somos forçados a aceitar a ética como a interface indispensável entre o meu desejo de ser feliz e o seu". (1999) Essa reflexão coincide perfeitamente com o que expusemos a respeito das nove atitudes essenciais na prática de mindfulness.

Estudos apontam que a bondade e a compaixão para com os outros estão associadas a alterações biológicas, como redução de estresse (cortisol) e diminuição de inflamações. Na prática de mindfulness, podemos ser generosos com pequenas atitudes, como: fazer um detox de nossos preconceitos; suavizar, por meio da empatia, nossos sentimentos mais tóxicos em relação aos outros, verdadeiros venenos para nossa alma; exercitar a compaixão; agir com gentileza, sem expectativa de reconhecimento ou de qualquer tipo de contrapartida.

Nos Estados Unidos, foi realizado um experimento curioso, que mostrou a relação entre generosidade e bem-estar. Lá, é permitido utilizar dinheiro em pesquisas, inclusive para o pagamento de voluntários que aceitem participar delas. Nesse estudo, foram formados dois grupos, e cada participante recebeu determinada quantia: os integrantes do primeiro grupo foram orientados a gastar o dinheiro apenas em compras para si próprios e o segundo grupo só deveria comprar coisas para os outros. Ao final da pesquisa, concluiu-se que os membros do segundo grupo apresentavam níveis de felicidade e bem-estar maiores do que os do primeiro. Isso faz sentido para você? Coloque-se na situação: como você se sente ao poder dar amor ou presentear alguém especialmente amado?

Nesta semana, você poderá escolher as práticas formais que preferir realizar: pode ser o escaneamento corporal, o mindfulness na respiração, com movimentos ou na caminhada, a prática do mindfulness dos pensamentos ou das emoções. Uma boa dica é fazer o exercício da respiração diafragmática, que ativa o sistema nervoso parassimpático e, como consequência, nos tranquiliza. Além de reservar esse tempo para si, a prática informal sugerida será curtir o lado bom vida.

Como precisamos trabalhar duro contra o viés da negatividade, podemos fazer isso deliberadamente comutando nossa atenção, tanto quanto formos capazes, para incluir o lado positivo, as coisas boas que já fazem parte de nossa rotina. Não tem nada a ver com autoajuda ou autossugestão, porque mindfulness não é nem uma coisa nem outra.

Vamos praticar um pouco? Iniciaremos prestando atenção na respiração. Neste exercício, iremos propor que utilize como âncora algo agradável. O objetivo é entender como a mente funciona e dar a ela tarefas que rompam com o piloto automático que faz com que vivenciemos os bons momentos da vida como coisas banais.

O exercício que segue faz parte das tarefas no protocolo de redução de estresse da Breathworks, escola inglesa de mindfulness. A intenção é ativar o sistema tranquilizador na hora adequada, além de promover uma prática de atenção.

> **1.** Lembre-se uma experiência agradável, algo bem comum, como alguém lhe sorrindo, sentir o sol, olhar um objeto bonito, recordar-se de algo bom. Observe-o. Permita-se sentir o prazer que chega através de seus sentidos, fruto dessa pequena coisa. Sinta-se bem com isso, deixando-se envolver pelo bem-estar. Viva a mesma sensação prazerosa de quando contempla vitrines, obras de arte ou uma bela paisagem. Observe qualquer relutância ou julgamento que possa sentir ao fazer isso. Talvez seja a sensação de que você não merece ou pensamentos de que é egoísta ou bobo porque se permitiu desfrutar do prazer de algo tão simples. Em seguida, volte para sua âncora, ou seja, para a experiência positiva, mantendo a curiosidade nesse objeto eleito e em sua experiência no exercício. Se você já curte a vida, vai curtir ainda mais.
>
> **2.** Permaneça nessa experiência de trinta a sessenta segundos, notando quando se distrair com outro estímulo e simplesmente voltando para ela. Permita-se realmente apreciá-la. Quanto mais tempo a mantiver em sua consciência, mais ela se tornará emocionalmente estimulante e mais forte será a marca em sua memória implícita.
>
> **3.** Absorva a experiência, deixando que ela se aloje em você. Fique com ela, permita-se senti-la. Deixe-se tocar por ela, assim como, em um dia frio, por exemplo, quando o sol surge, você permite que ele o envolva por inteiro por alguns segundos. Ou então deixe a experiência dominá-lo, assim como em um dia de inverno, ao bebericar uma xícara de chocolate quente e perceber o calor espalhar-se por seu corpo.

⚜

Enquanto você se envolve com uma experiência positiva, de modo atento, suas redes neurais relacionadas ao circuito de recompensa do cérebro são ativadas, liberando dopamina. Tente fazer isso várias vezes ao dia. Não leva muito tempo, cerca de dez a trinta segundos a cada vez. Assim, não estará tentando se apegar às experiências positivas, o que causaria tensão e, provavelmente, levaria à decepção. Na verdade, você está fazendo o contrário: usando a experiência de vivenciar o positivo, que já está presente, gerando possibilidades de se sentir melhor por dentro, consigo mesmo, menos frágil ou necessitado. Assim, a felicidade se torna mais incondicional e cada vez mais baseada em uma plenitude interior, em vez de depender de condições externas.

É curioso e louvável que possamos ativar o sistema tranquilizador facilmente no nosso dia a dia se acionarmos o modo ser, o modo da experiência direta, o modo *mindful*. De qualquer forma, você já deve ter notado que, quando está em ambientes prazerosos ou até de férias, o piloto automático também vai junto, e os pensamentos se voltam para o trabalho ou os estudos. Por isso, esse exercício de saber ancorar-se no positivo é importante para que consigamos, também, praticar mindfulness quando o momento demanda apenas curtir a vida.

Não adianta ir para o Himalaia fazer longas trilhas buscando a paz se o que você leva em seu mochilão são seus pensamentos e julgamentos e um modo nada *mindful* quando mais precisa. Reflita sobre este trecho de um poema do Mestre Dogen: "Tendo procurado no mais profundo das montanhas longínquas, achei meu lar. Meu lar estava onde tinha sempre vivido."

Expandindo o exercício para toda a semana

Nesta semana, você está convidado a passar algum tempo no sistema tranquilo todos os dias. Há muitas maneiras de se fazer isso, aqui estão apenas algumas sugestões, e confiamos que, com a prática de mindfulness, você consiga identificar muitas outras formas:

1. Pare, de vez em quando, e aprecie o mundo ao seu redor. Respeite a sua necessidade de pausar por alguns instantes. Pode ser observando o céu, uma refeição, algum objeto ou alguma imagem em especial (a foto de uma pessoa querida, por exemplo). Note como se sente ao realmente estar nesse modo por alguns segundos.

2. Quando estiver interagindo socialmente com pessoas queridas, pessoalmente ou por telefone, busque se conectar verdadeiramente com elas. Procure dar-lhes toda a sua atenção, observe os efeitos de estar realmente em contato com alguém, esteja atento a como se sente. Perceba as reações sutis que se manifestam em seu corpo.

3. Faça algo que absorva sua atenção. Algo que o envolva de tal forma que lhe permita um distanciamento de suas preocupações. Afinal, é por isso que as pessoas têm passatempos. Pode ser assistir a um filme, ouvir uma música, ler um livro, praticar algum exercício físico ou simplesmente ficar sentado, atento às coisas que o cercam.

4. Que tal executar alguns gestos de gentileza aleatórios? Escolha algo simples que seja agradável para o outro, como servir-lhe um café, oferecer-lhe apoio, comprar-lhe uma lembrancinha, dizer-lhe o quanto o ama. Observe como se sente ao fazer isso.

5. Perceba como você vivencia os pequenos prazeres. Pode ser uma sensação agradável em alguma parte do corpo mais relaxada, o bem-estar quando a temperatura está aprazível, um sabor gostoso na boca, o toque da roupa no corpo, até o doce balanço de uma respiração diafragmática. Assim como já fizemos várias vezes ao acatar o desagradável, procure permanecer com o que há de agradável no seu corpo no instante em que for praticar.

Há mil outras maneiras de diminuir o estresse, por isso, não se limite a essas sugestões. As melhores alternativas estão dentro de você: observe-se e as descobrirá. Ninguém melhor que você mesmo para definir o que lhe agrada, logo, confie e seja criativo. O importante é que suas escolhas sejam saudáveis para você e não prejudiquem ninguém.

Outro exercício para ativar o sistema de regulação emocional de tranquilidade é o dos dez dedinhos de gratidão. Como você se sente quando, ao final do dia, faz uma lista de tudo o que deu errado? Provavelmente desanimado e aborrecido. Que tal exercitar compor uma lista de tudo o que tem a agradecer? Esqueça as reclamações e, por alguns instantes, conte nos dedos dez motivos de gratidão.

Pense nas coisas mais simples, detalhes que, com a correria da vida ou o hábito do automatismo, passaram despercebidos. Se refletir por alguns instantes, não será difícil compor essa lista: o fato de ter acordado com saúde; os cheiros acolhedores de sua casa; algo saboroso com que se deliciou; a companhia de uma pessoa querida; um sorriso caloroso que recebeu; a conquista de um objetivo; a capacidade de enfrentar um problema; o copo de água fresca que lhe saciou a sede. Não importa o que seja, simplesmente pense em tudo aquilo que foi bom no seu dia, em tudo o que já existe de positivo em você e na sua vida.

Em geral, nossa mente está voltada para o futuro, querendo sempre mais e mais. Funcionamos freneticamente no sistema de conquista, quase viciados em resultados. Com isso, muitas vezes sequer desfrutamos do contentamento por algo alcançado, porque automaticamente já estamos almejando outro objetivo. Quantas coisas você tem em sua vida que, por não apresentarem problemas, não chamam mais sua atenção? Quantos objetos, quantas situações, quantas conquistas foram tão desejados e hoje mal são notados?

Ao final de cada dia, reflita: realmente foi um dia tão horrível assim? O objetivo é ver um pouco mais de beleza nos detalhes simples e corriqueiros que compõem nossa vida. Em vez de viver na expectativa dos acontecimentos extraordinários, mais raros de ocorrer, usufrua daquilo que compõe seu campo diário de atenção. É importante ampliar nosso campo atencional para percebermos tudo o que está bem, coisa que geralmente ignoramos em função do automatismo e da negatividade que tantas vezes dominam a nossa mente. Com isso, o sistema de tranquilidade e de contentamento é ativado. Lembre-se de apenas estar envolvido com esse exercício, sem se preocupar em sentir de fato o efeito da gratidão. Essa prática por si só já é um convite para a mente funcionar no modo tranquilo e positivo.

Esteja atento a todos os detalhes que compõem seu dia. Utilize sua lupa de atenção e curiosidade para ver e viver a vida de forma mais plena.

Semana 6

Autocompaixão: A Importância do Autocuidado e da Aceitação do que Se Sente

"Quando você começa a tocar seu coração ou a deixá-lo ser tocado, começa a descobrir que ele é sem fundo, que não tem nenhuma resolução; que este coração é imenso, vasto e sem limites. Você começa a descobrir quanto calor e gentileza existem lá, assim como quanto espaço."

Start where you are, Pema Chödrön

Após tudo o que aprendeu até aqui, com certeza já desenvolveu habilidades para observar melhor seu funcionamento, tanto mental, quanto comportamental. Já é capaz de identificar como muitas vezes a mente tende a se envolver com os pensamentos, nos fazendo sofrer ou agir de uma maneira que não gostaríamos.

Para continuarmos nosso aprendizado, vamos retomar alguns conceitos já vistos e abordar algumas questões muito importante sobre nós, seres humanos. De acordo com Paul Gilbert, psicólogo clínico, criador da Terapia Focada na Compaixão, quatro pontos são importantes para começarmos essa conversa e entendermos como podemos usar as habilidades de mindfulness e de compaixão em prol de uma melhor saúde mental. São eles:

1. Somos seres humanos constituídos por genes e temos um cérebro que quer nos manter em segurança, aliviar nosso sofrimento e conseguir conforto;

2. Por sermos seres vivos, constituídos por genes, estamos sujeitos ao envelhecimento, ao adoecimento, à degradação e à morte. No entanto, como temos um cérebro que funciona para nos manter em segurança, sofremos com esses acontecimentos, pois temos a ilusão de que podemos controlá-los;

3. Somos seres sociais e, portanto, a expressão dos nossos genes é influenciada pelo meio em que vivemos. Para esclarecer um pouco mais, pensemos em dois gêmeos idênticos (logo, com os mesmos genes) que acabaram de nascer. Um deles foi sequestrado ainda no hospital por uma violenta gangue de traficantes e cresceu nesse meio, enquanto o outro permaneceu sob os cuidados da família, que sempre lhe ofereceu suporte, amor, carinho e respeito. Podemos imaginar que cada um deles se desenvolveu de uma maneira

distinta e, embora tenham os mesmos genes, estes se expressaram de modo diferente. Essa é a importância do que chamamos epigenética. Tal fato tem um grande impacto no funcionamento mental e no comportamento.

4. Nenhum dos pontos apresentados está sob nosso controle, portanto, não temos culpa de agir de determinada maneira por conta deles. A questão é: como podemos treinar nossa mente para desculpabilizá-la e tirar a carga de vergonha que lançamos sobre nós mesmos? De que modo a mente pode nos servir melhor para que tenhamos maior bem-estar?

Para responder a essas perguntas, precisaremos considerar as funções do nosso "velho" e do nosso "novo" cérebro.

De acordo com Paul Gilbert, o cérebro "velho" seria o sistema límbico, ou seja, uma estrutura subcortical reativa ao medo, à ansiedade, à raiva, à alegria, enfim, a todas as nossas emoções. Além disso, esse cérebro "velho" também responde ao afeto e tem necessidades sociais, como de convivência; está ligado ao pertencimento, ao respeito e à atividade sexual para a reprodução. Esse tipo de resposta é muito importante para nossa sobrevivência, pois nos ajuda a evitar ou a enfrentar o perigo, além de garantir a continuidade da nossa espécie. No entanto, apenas esse tipo de funcionamento não nos diferencia dos outros animais. O que nos distingue deles é o "novo" cérebro, o neocórtex, responsável por nossa imaginação, planejamento, antecipação, integração de ideias e lógica, especulação, ruminação, entre várias outras habilidades.

Essas duas partes e funções do cérebro são essenciais para nossa existência como seres humanos, mas precisamos trabalhar e treinar a mente para que elas funcionem em equilíbrio. Isso porque, se deixarmos qualquer uma delas dominar nosso funcionamento, estaremos sujeitos a problemas. Por exemplo, se vivêssemos somente com base em nosso cérebro "velho", não nos diferenciaríamos dos outros animais e viveríamos reagindo às emoções e necessidades, sem respeitar qualquer conduta ética ou normas sociais. Viveríamos a verdadeira barbárie.

Por outro lado, nosso cérebro "novo" às vezes também nos coloca em apuros, pois facilmente nos prendemos a certos pensamentos, suposições e planejamentos que levam nosso corpo a responder com emoções e sofrimentos a situações que não necessariamente estão ocorrendo. Com isso, acabamos gerando um estresse desnecessário ao corpo e à mente. Vamos dar um exemplo para esclarecer melhor: imagine um coelho correndo de um predador. Enquanto ele corre, seu corpo recebe uma descarga de adrenalina que dá sinais ao cérebro de que ele está em perigo, gerando outras emoções, como o medo. Suponhamos que ele consiga escapar do predador e esteja pronto para se engajar em outras atividades, como se nada tivesse acontecido. Ele envia um sinal ao cérebro de que não precisa mais manter aquele estado de alerta e medo, o que permite que seu corpo relaxe, retornando ao equilíbrio. Agora, imagine o que teria acontecido de diferente se essa mesma experiência fosse vivida por um ser humano? Ele também receberia uma descarga de adrenalina, sentiria medo, o que o levaria a lutar ou fugir. Se também escapasse com vida, como ficaria sua mente? Provavelmente, ao contrário do coelho, começaria a pensar: "E se ele tivesse me pegado? Puxa, jamais veria minha família novamente. Teria sentido muitas dores quando me atacasse, se não morresse na hora acabaria morrendo por alguma infecção." Talvez se lamentasse diante desses pensamentos negativos: "Ainda sou muito novo para morrer, tenho muitas coisas a realizar na vida", "Não posso mais passar por este lugar, é muito perigoso", "É melhor eu não sair mais de casa" e assim por diante. Qual o problema de se pensar assim? Bem, diante de quadros de estresse agudo, como o descrito nessa experiência, muitas pessoas começam a se identificar com esses pensamentos e a ruminar possíveis estratégias para escapar da situação. Com isso, acabam criando um senso de que ainda estão sob ameaça, aumentando, assim, o tempo de exposição do corpo ao cortisol, o famoso hormônio do estresse. Além disso, é muito comum que comecemos a generalizar esse acontecimento para outras situações em nossas vidas e, com isso, vamos deixando de nos expor a novas experiências, pelo medo de que aconteça o mesmo que aconteceu antes. É o que chamamos de esquiva experiencial, e isso vai nos prendendo cada vez mais aos nossos pensamentos, pois como vamos deixando de nos expor às situações, temos uma tendência maior de acreditar que aqueles pensamentos são verdade; acreditamos que estamos "seguros" porque ao agir assim, nada de ruim acontece.

Em situações de grande estresse, podem ocorrer também mudanças em sistemas neurobiológicos, como o aumento da sensibilidade ao estresse ou um aumento da ativação fisiológica que, por sua vez, são responsáveis pelo desenvolvimento do Transtorno de Estresse Pós-Traumático (TEPT). Esse transtorno é caracterizado por três sintomas distintos que ocorrem simultaneamente: revivência do trauma, evitação e hiperativação (Heim, & Nemeroff, 2009). Vamos ilustrar esse processo com mais um exemplo. em uma manhã, ao ir para o trabalho, Adriana é assaltada por um motociclista armado. O assaltante não chega a machucá-la, mas a sensação de medo e o estresse psicológico a que foi submetida foram tão intensos que, embora a situação já tivesse passado, ela não conseguia se desligar de certos pensamentos. "Eu poderia ter morrido. Quem iria cuidar da minha filha, se isso acontecesse? O que vou fazer agora? Preciso continuar trabalhando, mas não tenho mais segurança para andar por essa rua." À noite, já em casa, não consegue dormir. Seu corpo continuava dominado pelo medo, *flashes* do assalto vinham-lhe à mente sem cessar. A cada vez que se lembrava, seu corpo respondia fisiologicamente, como se estivesse novamente naquela situação. Ficava tenso, o coração acelerava e os pensamentos voltavam. Como ela não conseguia perceber que a lembrança do assalto desencadeava todo esse processo em seu corpo, se engajava emocionalmente nessa memória. Esse processo leva ao cérebro a ideia de que ainda estamos em perigo, criando um círculo vicioso difícil de romper. Como consequência, Adriana começa a chegar atrasada ao trabalho, e até a faltar. Sente muito receio de voltar a passar por aquela rua no mesmo horário em que tinha sido assaltada. Além disso, todas as vezes que via um motociclista parado ou passando devagar por ela, lembrava-se da cena do assalto e novamente o corpo respondia como se estivesse vivendo a situação, desencadeando todos aqueles mesmos pensamentos.

Consegue perceber como nossa mente nos prega peças, e, às vezes, ficamos presos em pensamentos, tornando-nos vítimas deles? Não estamos minimizando a experiência do assalto. De fato, é uma situação estressante que deve nos ensinar a sermos mais cautelosos. No entanto, não podemos deixar que experiências como essa reduzam nossa flexibilidade mental e passar a achar que aquele evento negativo se repetirá sempre. No nosso exemplo, Adriana se esqueceu de todas as vezes que passou por aquele local em segurança e só se lembrava do assalto. Percebemos aí, mais uma vez, esse viés mental para a negatividade.

Isso tudo ilustra como os pensamentos são poderosos, a ponto de causarem um impacto importante em nosso corpo. Mesmo não estando mais diante da situação, ou mesmo que ela seja hipotética, nosso corpo responde como se estivesse realmente passando por ela. Você consegue lembrar-se de momentos em que apenas a recordação de alguma situação que o deixou com raiva, ou ao contar o episódio para alguém, o tenha feito sentir certas reações em seu corpo, como calor, palpitação, tensão, como se revivesse aquela situação? Ou, ao contrário, você não sorri e se sente bem apenas com a recordação de situações felizes e que lhe trouxeram alegria? Talvez também já tenha observado que, apenas o fato de imaginar ou visualizar mentalmente determinada situação, como, por exemplo, uma viagem que está planejando, o faz vivenciá-la como real e ficar à mercê das emoções que ela carrega, criando uma realidade na mente.

Além disso, este "novo" cérebro também pode desenvolver o automonitoramento, levando-nos a "julgar" nossas ações e pensamentos. Dependendo da relação que mantemos com este automonitoramento, alguns problemas podem surgir. Podemos desenvolver uma autocrítica exagerada, alimentar pensamentos de vergonha e de culpa, cultivar um sentimento de inferioridade, ficar relembrando situações difíceis, dramatizar certos acontecimentos. O medo de sentir determinadas emoções pode nos levar a evitá-las, o que, em situações extremas, chega a causar transtornos mentais.

Como dissemos anteriormente, estamos relembrando todos esses pontos para refletirmos sobre a pergunta que fizemos no início do capítulo. Como podemos treinar a mente para entendermos que seu funcionamento é normal, e, assim, nos livrarmos da vergonha e da culpa que carregamos?

Se retomarmos o conceito de mindfulness como uma habilidade metacognitiva de prestar atenção ao momento presente, de maneira intencional e sem julgamentos, vemos como isso pode ser um antídoto ao sofrimento causado por certos pensamentos que são processados pelo cérebro "novo". Ou seja, através de mindfulness, podemos nos exercitar para estarmos atentos e conscientes quando estivermos nos engajando nesse funcionamento do cérebro. Poderemos assim notar de que modo isso afeta nosso corpo. Com isso, seremos capazes de compreender e aceitar este processo, que é comum a todos os seres humanos e não uma questão individual. Jon Kabat-Zinn, no livro *Viver a Catástrofe Total*, ressalta a importância de estarmos conectados com nosso próprio corpo, atentos às suas reações. Segundo ele, a desatenção ao que está ocorrendo leva à desconexão de nós mesmos com o corpo. Com isso, ignoramos aquilo de que ele precisa, o que acaba por gerar uma desregulação, ou seja, um descompasso entre o que o corpo está mostrando e o que oferecemos a ele. Se esse processo se repetir incessantemente, pode levar a transtornos que, por sua vez, podem se tornar doenças. A boa notícia é que é possível reverter este processo, se simplesmente dermos atenção ao que nosso corpo nos diz, percebendo aquilo de que realmente precisamos. Ao trazer a atenção para nós, nos reconectamos com nós mesmos, regulando novamente nossos processos fisiológicos e emocionais, o que, por sua vez, pode nos levar à cura.

Entender as nuances do cérebro nos dá a possibilidade de termos compaixão por nós mesmos, pois entendemos que somos seres biológica e socialmente construídos e não temos culpa disso. Assim, somos capazes de ver o sofrimento que esse funcionamento mental nos causa, mas, ao mesmo tempo, podemos escolher como vamos nos relacionar com isso, se vamos simplesmente continuar nos julgando, em severa autocrítica, ou se vamos aceitar que isto é uma condição comum a toda a humanidade e nos acolher perante nossas dificuldades. Assim, podemos fazer o melhor uso possível dessa nossa capacidade. Notar isso nos permite interromper o engajamento nesse funcionamento mental, o que, por sua vez, reduz nosso sofrimento.

A compaixão é o reconhecimento do sofrimento acompanhado do desejo genuíno de tentar aliviá-lo. Ou seja, a vontade de cuidar e atentar-se para o que é importante para se viver bem. Podemos escolher conduzir nossa vida sob a ótica desta motivação. Quando temos uma motivação, tendemos a nos comportar de acordo com ela. A razão, a intenção e o propósito pelos quais fazemos as coisas têm um grande impacto em nosso pensamento e comportamento. Considere, por exemplo, as seguintes situações:

1. Você vai viajar durante o final de semana com a intenção de passar um tempo com sua família e seus amigos, em uma cidade de que gosta muito.
2. Você vai viajar durante o final de semana porque seu chefe o escolheu para representar a empresa em um evento com pessoas que não lhe agradam, em uma cidade de que você gosta muito.

Apesar de ser uma viagem em um mesmo período e para um lugar de que gosta muito, como estará sua motivação em cada uma dessas situações? Como a motivação influenciará seu humor, sua relação com as pessoas e a avaliação que fará do final de semana?

Não nos damos conta, mas a motivação tem um impacto enorme em nossa vida, em nossas escolhas, em nossas relações com os outros e com nós mesmos. Por exemplo, se escolhermos ser competitivos, esta motivação influenciará a direção da nossa atenção, nossa maneira de pensar, nosso comportamento, emoções e assim por diante. Do mesmo modo, se cultivarmos a compaixão, tal motivação também influenciará nosso funcionamento cerebral, seu impacto no corpo e mente, enfim, nossa relação com a vida.

Como mindfulness pode nos ajudar a ir nessa direção?

Inicialmente, mindfulness nos auxiliará a aumentar a introspecção, a olhar para nós mesmos e observar nosso funcionamento. À medida que fazemos isso repetidamente, começamos a nos conhecer melhor e a nos familiarizar com nossos padrões de pensamento e comportamento. A partir daí, conseguimos ter clareza de como as coisas são e somos capazes de aceitá-las, sem julgamento. Ao aceitá-las e perceber aquilo que já está presente, podemos perceber e conhecer nossa própria mente e a natureza da mente humana. Reconhecemos, então, as emoções como inerentes a ela, o que nos ajuda a nos livrarmos dos julgamentos sobre nós mesmos, da autocrítica, despersonalizando as emoções como sendo um problema vivido só por nós. Assim, poderemos escolher quais aspectos da nossa mente precisaremos (ou queremos) mudar. Perceberemos que temos autonomia e que existem diferentes comportamentos que poderemos escolher e adotar. Passamos, então, a ser mais conscientes de nossas respostas e, portanto, mais livres e responsáveis por nossos atos.

Sabendo que tudo isso é parte do nosso cérebro biológico e que cada um de nós tem seus motivos e potenciais, que também são influenciados pelo meio social em que vivemos, podemos utilizar mindfulness para trabalhar essas questões. Isso nos ajudará a ter coragem para nos conhecermos, em todas as nossas possíveis versões e possibilidades, e a escolher aquelas que queremos cultivar. Por isso, a compaixão requer coragem; coragem para realmente estarmos abertos a ver toda a realidade e aquilo que somos de maneira clara, embora nem sempre gostemos do que vemos. A partir daí, será possível cultivar nossas escolhas.

Pense em algumas situações concretas: se alguém é muito crítico com você, sempre apontando seus erros, falhas ou dizendo que você não é bom o suficiente, o hormônio do estresse, o cortisol, aumentará. Esse desprazer poderá fazer você se sentir ansioso, triste ou infeliz, porque o sistema de ameaça foi acionado em seu cérebro. Se a crítica é dura e constante, provavelmente, você se sentirá angustiado ou deprimido. Não é assim que acontece?

A própria autocrítica ou os velhos julgamentos podem ter o mesmo efeito, se você constantemente desqualificar-se, autopunir-se ou autoflagelar-se, como se tivesse um chicote bem robusto na mão, sendo usado em sua direção. Ao tratar-se assim, você também ativa o sistema de ameaça no cérebro, fazendo com que se sinta ansioso, irritado, estressado, triste. Nossos próprios pensamentos podem afetar as partes do cérebro que dão origem a sentimentos estressantes e desagradáveis. Com isso, acabam por minimizar os sentimentos positivos porque ninguém se sente bem e feliz ao ser criticado, não é mesmo? Se desenvolvermos um modo autocrítico, estaremos, constantemente, estimulando nosso sistema de luta e fuga e, assim, nos sentiremos constantemente ameaçados e estressados.

Por outro lado, quando as coisas estão difíceis e você batalha para lidar com elas, o que acontece se há alguém que se preocupa com você, que entende sua dificuldade e o incentiva, com carinho e preocupação genuínos? Como você se sente? Melhor, não é? Quando alguém é gentil e compreensivo, nos dando apoio e incentivo, o hormônio ocitocina é estimulado, nos acalmando.

Nós também podemos estimular esse sistema emocional tranquilizador, aprendendo a ser gentil e solidário com nós mesmos. Se, quando as coisas estiverem difíceis, nos encorajarmos, desejarmos que tudo corra bem, exatamente como fazemos com as pessoas que consideramos, estaremos mais propensos a estimular as partes do cérebro que respondem à compaixão. Isso nos ajudará a lidar com o estresse e as adversidades porque estaremos reequilibrando os sistemas emocionais em nosso cérebro.

Existem hoje muitos estudos, como os de Dahm (2015); Germer e Neff (2013), Smeets, Neff, Alberts e Peters (2014) que indicam que a autocompaixão, quando estamos sofrendo, está associada ao bem-estar e à capacidade de lidar com o estresse da vida.

Para as pessoas que são muito autocríticas, a ideia de autogentileza e autocompaixão pode soar como uma fraqueza ou indulgência excessiva. Pensam que a autocrítica as mantêm em um bom nível de funcionamento, em um nível de excelência, e que se não forem autocríticas cometerão mais erros, se comportarão mal, ficarão menos motivadas e se tornarão preguiçosas. Em suma, acreditam que, não fosse por essa voz crítica interna, acabariam por fracassar. As pesquisas, no entanto, mostram que isso simplesmente não é verdade. Autogentileza e autocompaixão não levam a egoísmo e autoindulgência. Na verdade, nos motivam a fazer melhor. Logo, não é preciso nos autoflagelarmos para progredirmos. Perdoar nossos erros (e quem não comete erros?) é um incentivo a melhorar.

Nossos cérebros foram projetados pela evolução de modo a precisar de gentileza e a responder, positivamente, à compaixão. Não é autoindulgência treinar o corpo e a mente para serem saudáveis, é, simplesmente, uma questão de tratar o cérebro com sabedoria e de alimentá-lo de forma adequada. Assim como sabemos que o corpo precisa de certas vitaminas e uma dieta equilibrada, precisamos entender como funciona a mente para desenvolver estratégias de como alimentá-la com coisas que a façam funcionar melhor. Reflita: quanto mais autogentileza, mais gentileza para com os outros; quanto mais autocrítica, mais críticas em relação ao próximo; quanto mais estresse, mais estresse direcionado aos outros. Logo, tranquilamente, cuide dessa mudança de relação com você mesmo. Com isso, estará também ajudando a tornar o mundo melhor.

Se você está em dúvida sobre o modo como se trata, observe com quais afirmativas se identifica mais, da escala de autocompaixão, que foi desenvolvida por Neff (2003). É composta de 26 itens, de cinco pontos variando de 1 (quase nunca) a 5 (quase sempre). Os itens são divididos em seis subescalas que são compostas de itens positivos (autobondade, mindfulness, senso de humanidade) e três itens negativos (autocrítica, isolamento e fixação), que medem a atitude dos respondentes em relação a si mesmos com relação a falhas pessoais e eventos dolorosos. Validada no Brasil por Souza e Hutz (2013).

Escala de Autocompaixão

Leia cada frase com cuidado antes de responder. À esquerda de cada frase, indique com que frequência você se comporta da forma descrita, usando a seguinte escala:

Quase nunca   Quase sempre
1   2   3   4   5

_____ 1. Sou realmente crítico e severo com meus próprios erros e defeitos.

_____ 2. Quando fico "pra baixo", não consigo parar de pensar em tudo o que está errado comigo.

_____ 3. Quando as coisas vão mal para mim, vejo as dificuldades como parte da vida e algo que acontece com todo mundo.

_____ 4. Quando penso nos meus defeitos, eu me sinto realmente isolado do resto do mundo.

_____ 5. Tento ser amável comigo quando me sinto emocionalmente mal.

_____ 6. Quando eu falho em algo importante para mim, fico totalmente consumido por sentimentos de incompetência.

_____ 7. Quando me sinto realmente mal, lembro que há outras pessoas no mundo se sentindo como eu.

_____ 8. Quando as coisas estão realmente difíceis, costumo ser duro comigo mesmo.

_____ 9. Quando algo me deixa aborrecido, tento buscar equilíbrio emocional.

_____ 10. Quando percebo que fui inadequado, tento lembrar que a maioria das pessoas também passa por isso.

_____ 11. Sou intolerante e impaciente com os aspectos de que não gosto na minha personalidade.

_____ 12. Quando estou passando por um momento realmente difícil, eu me dou o apoio e o cuidado de que preciso.

_____ 13. Quando fico "pra baixo", sinto que a maioria das pessoas é mais feliz do que eu.

_____ 14. Quando algo doloroso acontece, tento ver a situação de forma equilibrada.

_____ 15. Tento entender meus defeitos como parte da condição humana.

_____ 16. Quando vejo características de que não gosto em mim, sou duro comigo mesmo.

_____ 17. Quando eu falho em algo importante para mim, tento ver as coisas por outro ângulo.

_____ 18. Quando passo por dificuldades emocionais, costumo pensar que as coisas são mais fáceis para as outras pessoas.

_____ 19. Sou bondoso comigo quando estou passando por algum sofrimento.

_____ 20. Quando algo me deixa incomodado, sou completamente tomado por sentimentos negativos.

_____ 21. Costumo ser um pouco insensível comigo quando estou sofrendo.

_____ 22. Quando fico "pra baixo", tento aceitar e entender meus sentimentos.

_____ 23. Sou tolerante com meus próprios erros e defeitos.2

_____ 24. Quando algo doloroso acontece comigo, costumo reagir de forma exagerada.

_____ 25. Quando eu falho em algo importante para mim, costumo me sentir muito sozinho nessa situação.

_____ 26. Tento ser compreensivo e paciente com os aspectos da minha personalidade dos quais não gosto.

Para entender suas respostas, veja a seguir como interpretá-las.

Subescalas positivas:

Itens de autobondade: 5, 12, 19, 23, 26

Itens de humanidade compartilhada: 3, 7, 10, 15

Itens de mindfulness: 9, 14, 17, 22

Subescalas negativas: Itens de autojulgamento: 1, 8, 11, 16, 21; itens de isolamento: 4, 13, 18, 25; e itens de fixação: 2, 6, 20, 24

Para somar seus pontos, some os pontos de cada item e calcule a média de cada subescala acima. Para as subescalas negativas, inverta os pontos, e aí então calcule a média destas subescalas (ex: 1 = 5, 2 = 4, 3 = 3. 4 = 2, 5 = 1).

Para ter uma medida total de autocompaixão, faça a soma das médias de cada subescala e calcule uma média geral. Quanto mais próximo de 5 sua média tiver, mais autocompassivo você é neste momento. Talvez com esta noção melhor, você possa ver os pontos em que possa trabalhar mais, para ser mais autocompassivo.

Você já deve ter percebido que a proposta deste livro não é sugerir que você adote certas condutas, aja de determinada forma. Nosso objetivo é levá-lo a explorar, testar. Confiamos no método e, por isso, acreditamos que todas as pessoas, através desse mergulho na observação interior, são capazes de encontrar as melhores respostas para lidar com seu sofrimento. Se, no quadro anterior, você se identificou com as afirmativas muito duras, apenas reflita:

1. Como posso ser mais bondoso e compassivo comigo mesmo?
2. De que modo costumo tratar as pessoas queridas quando necessitam de meu apoio, uma palavra, um toque, um abraço, um olhar amoroso? Seria capaz de usar essas estratégias comigo?
3. Como gostaria de ser tratado por uma pessoa que amo, quando me encontro em situação de sofrimento ou de intensa autocrítica?

Talvez, nesse momento, você esteja pensando: "Não tenho motivação para fazer todas essas práticas, estou sem ânimo." Tudo bem, você está consciente de suas emoções e dos seus pensamentos, mas, reflita: aonde eles o levam quando está identificado com esse padrão? Lembre-se de que, em muitas situações da vida, a ação precede a motivação, ou seja, primeiro é preciso agir para só depois colher ânimo e motivação. O importante é, antes de mais nada, se mexer. Pense só: quantas vezes você não queria ir a um determinado evento social ou a algum lugar porque se sentia desanimado e sem motivação? Isso é normal, todo mundo já se sentiu assim em algum momento. No entanto, você se esforçou e foi e, lá, acabou se animando e até se divertindo. Isso fundamenta nossa disciplina na prática de mindfulness: não espere estar animado, sente-se com o desânimo, leve a desmotivação para caminhar, trabalhar, porque ela passa, e, quando passar, muitas vezes você até se esquecerá de como estava se sentindo antes.

Exercício: Abraçando a si mesmo

Pode parecer um pouco bobo, mas a prática informal desta semana será dar um abraço em você mesmo toda vez que se sentir para baixo ou nos momentos em que se pegar se julgando. O corpo não sabe que é você mesmo que está se abraçando e responderá positivamente aos estímulos afetuosos e de conforto. É o mesmo que ocorre com um bebê, ao ser embalado nos braços da mãe. Pesquisas mostram que, devido à sensibilidade da pele, o toque físico libera ocitocina, promovendo um senso de segurança, a suavização de emoções desafiadoras, além de acalmar o estresse cardiovascular.

Faça esta prática com abertura e observe o que acontece em sua experiência. Se quiser, anote em seu caderninho:

- Que sensações observou em seu corpo?
- Surgiram emoções? Como se manifestaram no corpo?
- Notou algum pensamento? Como reagiu a eles?
- Surgiram julgamentos?

Para refletir sobre o que já aprendemos até aqui, leia o poema a seguir, de Thich Nhat Hanh (Fred Eppsteiner, 1988). Observe como essas palavras soam para você.

> Por favor, me chame pelos meus verdadeiros nomes
> Não diga que terei de partir amanhã, pois,
> mesmo hoje, ainda estou chegando.
> Olhe profundamente; chego a cada segundo
> para ser um broto em um galho primaveril;
> para ser um pequeno pássaro, com asas ainda frágeis,
> aprendendo a cantar em meu novo ninho;
> para ser uma larva no coração de uma flor;
> para ser uma joia que se esconde em uma pedra.

Ainda chego, para poder rir e chorar,
para poder ter medo e esperança.
O ritmo do meu coração é o nascimento e a morte
de tudo o que está vivo.

Eu sou a libélula se metamorfoseando sobre a superfície do rio
e sou o pássaro que, quando a primavera chega,
chega a tempo para comer a libélula.

Eu sou o sapo nadando feliz na água clara de um lago,
e sou a cobra do mato, que, aproximando-se em silêncio,
se alimenta do sapo.

Sou a criança de Uganda, toda pele e ossos,
minhas pernas tão finas como caniços de bambu,
e sou o mercador de armas, vendendo armas mortais a Uganda.

Sou a menina de doze anos,
refugiada em um pequeno barco,
que se joga ao oceano,
depois de ter sido estuprada pelo pirata do mar.
E sou o pirata,
com meu coração ainda não capaz
de ver e amar.

Sou um membro do Politburo,
cheio de poderes em minhas mãos.
E sou o homem que tem de pagar
seu "débito de sangue" para seu povo,
morrendo lentamente em um campo de trabalhos forçados.

Meu prazer é como a primavera, tão quente que faz
as flores desabrocharem em todos os confins da vida.

Minha dor é como um rio de lágrimas,
tão cheio que enche todos os quatro oceanos.

Por favor, chame-me por meus verdadeiros nomes,
de modo que eu possa ouvir todos os meus gritos e
risos ao mesmo tempo,
De modo que eu possa ver que meu prazer e dor são um.

Por favor, chame-me por meus verdadeiros nomes,
de modo que eu possa despertar e de modo que
possa ficar aberta a porta do meu coração,
a porta da compaixão.

Definindo compaixão

Para continuarmos nossas reflexões, vamos considerar a definição de compaixão. De acordo com Sua Santidade o 14º Dalai Lama, compaixão é: "Sensibilidade ao sofrimento de si mesmo e dos outros com um profundo comprometimento de tentar aliviá-lo e preveni-lo."

Ao examinarmos esse conceito, notamos que ele contém duas partes, que podem ser exploradas da seguinte maneira:

1. Ter compaixão é aproximar-se do sofrimento, logo, é uma prática difícil, que demanda coragem.
2. Ter compaixão é trabalhar para aliviar e prevenir o sofrimento. Analisando esta segunda parte, notamos como a compaixão está associada a uma ação, que demanda de nós dedicação, a fim de que possamos trabalhar para adquirir sabedoria e as habilidades necessárias para este ato.

Portanto, a compaixão inclui tanto um sentimento, como a compreensão e a ação com base nesse entendimento. Dessa maneira, a verdadeira compaixão não tem nada de fraca nem de estúpida. Ser verdadeiramente compassivo significa entender o que está acontecendo (portanto, não evitar ou se distrair) e ter a coragem de agir com base nessa compreensão, para identificar a melhor maneira de lidar com a situação.

Para sermos capazes disso, relembramos a importância da nossa motivação e intenção. Caso não tenhamos esse sentimento genuíno, podemos correr o risco de pensar que estamos sendo compassivos, quando, na verdade, não o estamos. Alguns deles são chamados de inimigos íntimos ou simplesmente são desafios à compaixão.

Entre os vários inimigos íntimos que podem se disfarçar de compaixão, alguns deles são bastante comuns: (1) indulgência ou indiferença, (2) ignorância, (3) manipulação ou apego e (4) pena ou dó.

Para ilustrá-los, podemos pensar, primeiro, em situações em que as pessoas acreditam que ter compaixão é ser submisso ou se resignar diante de situações humilhantes ou de violência. Elas imaginam que, agindo assim, serão tolerantes ou compassivas. Entre as várias razões que levam as pessoas a essa atitude, está a crença de que merecem ser tratadas assim ou o medo de sofrer uma agressão pior. Essas crenças só indicam a falta de autocompaixão. Assim, ser verdadeiramente compassivo demanda a abertura para analisar e observar o sofrimento, para ter coragem de dar uma resposta à situação, que seja adequada ao seu bem-estar e ao do outro. Outras vezes, por estarmos tão frequentemente em contato com o sofrimento, criamos barreiras para nos proteger e não conseguimos nos abrir a nos sensibilizar com o sofrimento, nos tornamos frios e indiferentes frente a ele, no entanto, isso também nos isola mais dos outros e nos dificulta de agir em prol do alívio dele, pois perdemos a habilidade de identificá-lo como sofrimento. Logo, a compaixão é um ato que demanda muita coragem, o extremo oposto da indulgência ou da indiferença.

Em relação à ignorância, é comum ouvirmos que não foi por mal que alguém agiu de determinada maneira, sugerindo, com essas palavras, um ato de compaixão. Na maioria das vezes, ao pensar assim, as pessoas realmente têm boas intenções, mas agem de maneira cega ou reativa, simplesmente por não saberem o que realmente era necessário naquele momento. Essa ignorância não é sinônimo de maldade, no entanto, ilustra a falta de habilidade para ver as coisas como elas realmente são, para assim fazer as melhores escolhas para agir. Dessa maneira, a verdadeira compaixão sempre vem acompanhada de bom senso e sabedoria. Existe uma metáfora que ilustra bem esse processo, indicando que precisamos praticar a sabedoria e a compaixão, como as asas de uma ave, que precisam atuar juntas para alçar o voo.

Com relação à manipulação ou apego, muitas vezes até inconscientemente agimos de uma maneira disfarçada de compaixão, quando, no fundo, nossa intenção por trás é atingir um benefício próprio através deste ato. Isso é muito comum, pois nos prendemos à nossa própria ideia do que seria bom para o outro e não temos consciência suficiente que algumas vezes cruzamos a barreira do livre arbítrio. Isso acontece com frequência nas relações mais próximas, por exemplo entre pais e filhos, ou casais. Queremos que os outros sejam felizes, mas como NÓS pensamos que eles deveriam ser felizes. É importante lembrar que não é por mal que isso acontece, mas sim, na maioria das vezes pela nossa falta de consciência da situação, por nossa própria ignorância. Que possamos ser compassivos e corajosos o suficiente para reconhecer esse processo e abrir mão dele. A verdadeira compaixão é aquela que deseja, simultaneamente, o melhor para nós e para os outros, ajudando a ambos, sem esperar algo em troca. Um exercício constante de desapego.

Outra confusão bastante comum é a pena. Quando sentimos pena por alguém, não estamos falando em compaixão, por dois motivos: o primeiro é porque deixamos de lado a humanidade compartilhada, ou seja, criamos distância entre nós mesmos e a pessoa que sofre, partimos do pressuposto de que somos diferentes, de que temos uma condição hierárquica ou de poder superior à da pessoa que sofre. Isto seria quase um desrespeito, pois é como desacreditar que a pessoa que está sofrendo não dispõe dos recursos necessários para se cuidar ou lidar com o sofrimento. O segundo motivo é que ao fazermos isso, deixamos de focar a energia em como efetivamente agir para o alívio do sofrimento. É muito frequente quando se tem pena de alguém, ficarmos perdidos em nossos pensamentos sobre a condição daquela pessoa, ou nos engajarmos em ações que na verdade estarão nos tirando o peso de estar em contato com aquele sofrimento, ou seja, não se trata de uma motivação compassiva, mas sim egoísta, de nos livrar talvez da culpa que sentimos por estarmos em uma posição "privilegiada" que nós mesmos nos colocamos.

A compaixão começa em você mesmo: A importância da autocompaixão

Agora que já entendemos o que é a verdadeira compaixão, é importante compreendermos por que ela vem primeiro.

Mindfulness pode nos ajudar nesse processo, pois nos leva a perceber que a compaixão só é possível a partir do momento que conseguimos olhar para a natureza da mente e entender que é assim que todas funcionam, não sendo culpa de ninguém. Para entendermos melhor a natureza da mente humana, precisamos começar pela observação da nossa própria mente, precisamos nos abrir a tudo aquilo que somos, gostemos nós ou não. Só a partir desta observação e aceitação, conseguiremos mudar para uma atitude mais compassiva. É importante, portanto, reconhecer a humanidade em nós mesmos, sem julgamentos, estar ciente de nossas limitações, dificuldades, desejos, para saber como lidamos com isso. Só assim, teremos o entendimento do que nos move como seres humanos, o desejo de ser feliz e nos livrar do sofrimento. Só assim, poderemos ver os outros da mesma maneira, entendendo que, independentemente dos seus atos, eles, assim como nós, querem também ser felizes e se livrar do sofrimento.

Para que seja possível a autocompaixão, três elementos são necessários e igualmente importantes. Primeiramente é necessário autogentileza, ou autobondade, o que significa sermos gentis e compreensivos conosco mesmos, em vez de severamente críticos ou julgadores. Em segundo lugar, é preciso o reconhecimento da humanidade comum entre nós e os outros, nos sentindo conectados com o próximo na experiência da vida, em vez de nos sentirmos isolados e alienados pelo nosso sofrimento. Em terceiro lugar, necessitamos de mindfulness, que mantém nossa consciência equilibrada diante das experiências, em vez de ignorar nossa dor ou exacerbá-la (Neff, 2011).

O exemplo de Pedro nos ajudará a identificar a importância da autocompaixão. Ele trabalhava em uma empresa em que tinha um cargo de muita responsabilidade. Embora havia muito tempo não tivesse uma recaída, Pedro trazia um histórico de dependência de álcool. Ele possuía todas as habilidades necessárias para desempenhar seu trabalho com qualidade, mas não tinha muita confiança nisso e frequentemente criticava-se pelo seu desempenho. Por conta deste modo autocrítico (que não era culpa dele, mas de uma lógica da sociedade que valoriza a autocrítica como forma de incentivo), Pedro sentia-se frequentemente ansioso diante dos novos desafios no trabalho e sempre encontrava defeito em tudo que realizava, embora, aos olhos dos outros, seu desempenho fosse excelente. O fato de sempre se julgar e se criticar só servia para aumentar-lhe a ansiedade. Certa ocasião, diante de um novo e importante projeto da empresa que teria de executar, seu nível de ansiedade chegou a um extremo insuportável. A autocrítica e a falta de autoconfiança só pioraram a situação. Pedro sucumbiu ao estresse e acabou bebendo muito, a ponto de não se lembrar ao certo do que havia acontecido. Depois disso, ele se martirizou tremendamente, julgando-se um fracassado, incapaz de realizar as tarefas que lhe cabiam. Foi dominado por sentimentos de vergonha e culpa.

Após este episódio, Pedro ouviu falar de mindfulness e pensou que talvez isso pudesse ajudá-lo. Iniciou o programa de oito semanas e começou a se engajar nas práticas. Logo relatou que, antes do programa, nunca se dera conta de como seu estado emocional lhe influenciava o comportamento. Ou seja, nunca tinha observado como a ansiedade vinha acompanhada de pensamentos catastróficos sobre seu desempenho, o que, por sua vez, desencadeava mais ansiedade e desconforto, gerando uma necessidade de fazer algo que lhe trouxesse algum alívio. No caso dele, era beber, mas, dependendo da pessoa, pode ser comer, trabalhar mais ou qualquer outro comportamento que, na verdade, não "resolve" seu sentimento. Após um tempo, ele relatou que começou a se dar conta de que não precisava "resolver" o sentimento de ansiedade ou o desconforto. Percebia que aprender a acolher a ansiedade que sentia e a se tratar com carinho, de maneira compassiva, diante das demandas de trabalho o ajudavam a entender que estava fazendo o melhor que podia e que era natural se sentir ansioso, por conta das grandes exigências do seu cargo. Observou, então, que tinha escolhas e que era possível não aumentar a carga de sofrimento, tratando-se de maneira mais compassiva, o que, para sua surpresa, diminuía a ansiedade e ajudava seu desempenho no trabalho.

Esperamos que este exemplo o inspire na sua própria autoobservação e no cultivo da autocompaixão.

Vamos tentar uma prática de autocompaixão? Nela iremos treinar a mente para uma atitude empática e compassiva em relação a nós mesmos.

PRÁTICA DA AUTOCOMPAIXÃO
(Áudios de apoio: 26 e 27)

Para iniciarmos, encontre uma postura confortável, que o ajude a sustentar a prática pelos próximos minutos. Uma postura em que você se sinta confortável e, ao mesmo tempo, alerta, com a coluna ereta, os braços relaxados e as pernas apoiadas.

Dedique o tempo que for necessário para encontrar a postura e se conectar com sua experiência neste momento.

Abertura ao desagradável

Quando estiver pronto, leve suavemente a consciência para o lado desagradável da experiência atual, que é uma parte inevitável da vida. Se sentir alguma dor intensa ou algum desconforto, abra cuidadosamente a consciência para eles, com sensibilidade e bondade. Se a dor ou a inquietação for predominantemente mental ou emocional, procure seus ecos no corpo – por exemplo, se você está ansioso, isso pode ecoar como uma tensão no estômago. Trazer a consciência para os ecos físicos de seus sentimentos o ajudará a ficar ancorado no momento presente. Logo, traga curiosidade e abertura para as sensações desagradáveis que estiverem presentes e apenas permita que elas estejam presentes. Por exemplo, em vez de pensar "Ah, não, de novo dor nas costas, isso não é justo, não aguento mais!", reconheça suavemente a dor: "Ok, estou sentindo novamente essa dor nas costas, é mesmo bem doloroso. Vou inspirar e expirar. A dor é difícil, mas faz parte da minha experiência." Perceba, então, quais as sensações provocadas.

Você pode suavizar a resistência ao lado desagradável da experiência tomando fôlego diante das sensações dolorosas ou desconfortáveis, inspirando suavemente e expirando com a sensação de que está deixando a resistência ir embora. Trate sua dor ou desconforto como trataria uma criança ou alguém que você realmente ama que estivesse machucado.

Buscando o agradável

Depois de ter ficado com sensações desagradáveis por um tempo, o foco agora é nos aspectos agradáveis deste momento. Busque em sua experiência alguma sensação agradável, por mais simples que seja. Por exemplo, você pode se tornar mais consciente do calor de suas mãos, ou do fato de não estar com fome, ou do contato agradável da roupa sobre a pele.

Viva essas sensações com curiosidade, abertura e aceitação. Apenas explore como se manifestam neste momento. Talvez você note um alívio em torno do coração, enquanto relaxa em uma aceitação honesta do momento, em vez de se entregar à dureza que vem com a resistência.

Algumas pessoas acham difícil experimentar sensações sutis. Se for esse o seu caso, procure sensações de energia no corpo ou apenas desfrute do processo da respiração. Você não está necessariamente à procura de uma experiência grande ou sublime, basta descansar a consciência em algo agradável com uma atitude de curiosidade amável.

Tornando-se um recipiente maior

Tendo explorado os lados desagradáveis e agradáveis de sua experiência atual, amplie sua perspectiva sobre ela para que se torne um "recipiente maior", capaz de observar, ao mesmo tempo e com serenidade, os aspectos agradáveis e desagradáveis do momento.

Quando perceber que está se inclinando a uma evitação de algo (por aversão) ou ao desejo de manter (por apego), apenas solte essa sensação, deixando passar e abrindo-se novamente à sua experiência nesse momento.

Observando a natureza da experiência, notando como se transforma, momento a momento, independentemente da sua vontade. Trazendo curiosidade para esse processo.

Lembre-se de que a respiração está sempre presente e você pode usá-la como uma forma de trazer consciência e gentileza para a experiência. Notando a respiração, ao mesmo tempo que se abre para observar a experiência por inteiro. Inspire consciência e expire gentileza em direção a ela. Usando a respiração ou os pontos de apoio do corpo como um porto seguro para onde pode voltar sempre que sua experiência for muito desafiadora.

Quando estiver pronto, traga atenção e curiosidade para a pessoa que você é hoje. Gentilmente entre em contato com suas características e observe-as. Abra-se para a pessoa que você é. Você deve ter características que aprecia e outras de que não goste. Abrindo-se a ambas. Permitindo-se olhar para si mesmo com gentileza e aceitação.

Relembre-se das escolhas que fez ao longo da vida, das pessoas que de alguma maneira contribuíram para que se tornasse a pessoa que é hoje, que lhe ensinaram de algum modo, seja pelo amor ou pela dor. Entre em contato com seus medos e com seus sofrimentos, assim como com suas alegrias e desejos, com tudo aquilo que faz de você um ser humano único e perfeito em sua natureza.

Acolha a pessoa que você é hoje, exatamente como a vê. Assim como todo mundo, você está fazendo o melhor que pode para ser feliz e evitar o sofrimento. Olhe para si com aceitação, carinho e gentileza, e permita-se estar na sua presença. Veja que sensações ou emoções sente no corpo à medida que se permite olhar para você mesmo e se aceitar exatamente como é neste momento.

Talvez não note nenhuma sensação, talvez sinta algo, especialmente na região do coração. Independentemente do que estiver sentindo neste momento, veja se consegue entrar em contato com essa região do coração.

Pode ser útil imaginar o sol e relembrar a sensação de seu contato na pele, quando sente frio. Veja se a alternativa de sentir os raios de sol no seu coração, no seu corpo, com uma temperatura aconchegante, facilita a vivência do oferecimento de carinho e gentileza a você mesmo. Essa imagem pode ser útil para algumas pessoas, mas, caso não faça sentido para você, veja se consegue identificar sensações de calor, suavidade, tranquilidade, ao contemplar quem você é hoje. Use sua respiração para nutrir esse calor, fazendo com que todo o seu corpo seja preenchido com gentileza e amorosidade.

Quando estiver pronto de maneira genuína, deseje a si mesmo bons votos. Você pode repetir mentalmente: "Que eu possa ser livre de sofrimento, que eu seja feliz, que eu tenha uma vida tranquila, que esteja seguro e que me aceite como realmente sou." Observe com abertura os efeitos dessas frases em seu corpo. Esteja à vontade para escolher as frases que julgar mais importantes para esse momento de vida.

Continue repetindo as frases que façam sentido para você nesse momento. Observe com abertura tudo o que surgir à medida que enviar esses votos para você. Permita-se recebê-los.

Agora que estamos nos aproximando do fim da prática, permita-se estar na presença de si mesmo, apenas observando sua experiência. Tome consciência da respiração e do corpo como um todo neste momento, sendo suportado pelo chão. Permaneça em sua companhia por mais alguns instantes e, quando estiver pronto, encerre a prática.

Depois de finalizá-la, pode ser interessante escrever sobre sua experiência em seu caderninho. Quais foram as sensações no corpo? Notou algum pensamento? Normalmente, as pessoas relatam que viveram certas emoções durante essa prática. Isso aconteceu com você? Que emoções percebeu? Como as sentiu no corpo?

Também há quem diga não ter sentido nada, ou até confesse que foi difícil se desejar bons votos. Se sua experiência foi essa, sem problemas. Você consegue descrevê-la?

SEMANA 7
Mindfulness, Compaixão e Vida em Comunidade

O ser humano é parte do todo, por nós conhecido como "Universo". Uma parte limitada no tempo e no espaço. Ele experimenta a si mesmo, seus pensamentos e sentimentos como algo separado do resto — uma espécie de ilusão de ótica de consciência. Essa ilusão é um tipo de prisão para nós, nos restringindo aos nossos desejos e ao nosso afeto a poucas pessoas próximas. Nossa tarefa deve ser nos livrarmos dessa prisão, expandindo nosso círculo de compaixão para incluir todas as criaturas vivas e a completude da natureza em sua beleza.

Einstein, *The Einstein Papers*

Após termos refletido sobre o que é autocompaixão e realizado algumas práticas a respeito, podemos nos perguntar se quem tem compaixão por si mesmo tem também compaixão pelos outros.

A resposta mais óbvia a essa pergunta seria sim; no entanto, existem alguns fatores que podem influenciar a inter-relação entre autocompaixão e compaixão pelos outros. Kristin Neff, uma das mais importantes pesquisadoras na área de autocompaixão, verificou que algumas pessoas podiam, de fato, ser compassivas e gentis com outras, mas somente as que eram autocompassivas mostravam-se capazes de serem gentis consigo mesmas também. Ser mais gentil com os outros do que consigo mesmo não é algo raro, especialmente aqui no Ocidente, onde vivemos em uma cultura de autossacrifício e culpa, muito incentivada pelas crenças religiosas.

Outro fator que influencia a relação entre autocompaixão e compaixão para com os demais é a questão de gênero. Mulheres tendem a ser um pouco menos autocompassivas que os homens; em contrapartida, elas revelam maior tendência de terem compaixão em relação aos outros. A explicação para isso também está na cultura, uma vez que as mulheres são socializadas como tendo o papel de serem cuidadoras (dos filhos, do marido, da casa e, hoje em dia, também da carreira), o que aumenta ainda mais o nível de exigência e a carga de julgamento que carregam, não se dando a oportunidade de olharem para si (Neff, 2011).

Esses achados são muito importantes, uma vez que a intenção dessas práticas é nos fazer perceber nossa interconexão com os outros, entender que fazemos parte de um todo que tem a essência de ser humano. Por sua vez, ao notarmos que fazemos parte deste todo, temos realmente a responsabilidade de sermos gentis e compassivos em relação aos outros, mas isso só é genuinamente possível quando nos incluímos nessa prática. Dessa maneira, quando paramos, ainda que brevemente, de nos avaliar e julgar, não precisamos mais nos preocupar tanto com a aprovação dos outros e podemos, em vez disso, focar mais nas necessidades das outras pessoas. Assim, poderemos estar inteiros nas situações e oferecer aos outros o nosso melhor.

Desenvolvendo uma visão de perspectiva

Quando pensamos em compaixão, muitas vezes identificamos ter pena com ser compassivo. A compaixão genuína, no entanto, não tem a ver com piedade. No capítulo anterior, mostramos que a verdadeira compaixão tem dois componentes: (1) entendimento do sofrimento do outro e (2) trabalho ativo para aliviá-lo. No entanto, como fomos acostumados a pensar em nós mesmos como seres individuais, independentes dos outros, não conseguimos nos perceber como essencialmente iguais. Avaliamos o outro por uma perspectiva de comparação. Ao nos compararmos ou ao avaliarmos as outras pessoas desta maneira, facilmente caímos na cilada de julgar – a nós e aos outros – o que não nos permite realmente entrar em contato com os sentimentos e sofrimentos alheios.

Para sermos capazes de desenvolver uma compaixão genuína, precisamos ter uma visão do ponto de vista daquele que está cometendo erros, em vez de olhar para os fatos pela nossa própria perspectiva. Precisamos sair do "nosso quadrado" e observar os fatos como se os víssemos pelos olhos daquela pessoa. Nesse sentido, a compaixão requer empatia. Devemos fazer um esforço para realmente sentir o que a pessoa que está sofrendo (ou mesmo aquela que está causando o sofrimento de alguém) sente. Assim, podemos tentar entender qual é seu ponto de vista. Devemos ver as influências que recebeu durante toda a sua vida, observar seu contexto e oportunidades e relembrar-nos sempre de que todos nós estamos fazendo o que acreditamos o melhor, para sermos felizes e evitarmos o sofrimento, embora cada um se utilize de meios diferentes para isso. Portanto, em vez de julgar o outro, devemos primeiro procurar nos colocar em seu lugar e tentar entender seu ponto de vista. Dessa maneira, embora não seja a mesma coisa, o primeiro passo para sermos capazes de cultivar a compaixão é ter empatia.

Já que falamos de empatia, vale lembrar o belo poema do pai do Psicodrama, Jacob Moreno, intitulado "Um encontro de dois", publicado no livro de René Marineu, autor da biografia de Moreno:

Encontro de dois.
Olho no olho.
Cara a cara.
E, quando estiveres perto,

arrancarei
teus olhos
e os colocarei no lugar dos meus.
E tu arrancarás
meus olhos
e os colocarás no lugar dos teus.
Então, eu te olharei com teus olhos,
e tu me olharás com os meus.

Aqui cabe uma pequena digressão, para entendermos melhor a diferença entre compaixão e empatia. Diferentemente do que ocorre na vivência da compaixão, o fato de nos colocarmos apenas empaticamente no lugar do outro pode nos levar ao sofrimento e ao estresse, caso não desenvolvamos as habilidades necessárias para lidarmos com essa carga de sofrimento. Um estudo recente, liderado por Tania Singer, uma das maiores pesquisadoras em neurociência, compaixão e empatia no mundo, objetivou investigar a neuroplasticidade do cérebro com o treino de empatia e testar o efeito reparador que a compaixão poderia causar nos participantes que foram inicialmente treinados em empatia e, depois, em compaixão. Os pesquisadores dividiram os participantes em dois grupos: um recebeu treinamento em empatia; o outro, em memória (grupo controle). Após este treinamento, eles assistiram a vídeos que mostravam cenas de sofrimento humano (pessoas com lesões ou vítimas de desastres naturais). Aqueles que receberam o treinamento em empatia, mas não os que receberam treinamento em memória, apresentaram um aumento no afeto negativo e maior ativação nas áreas cerebrais associadas à empatia pela dor. Regiões cerebrais como a ínsula anterior e o córtex cingulado anteromedial foram ativadas. Após estes treinamentos, ambos os grupos receberam treinamento em compaixão. Este treinamento posterior em compaixão pôde reverter o aumento no afeto negativo e aumentar o afeto positivo dos participantes. Além disso, o treinamento subsequente em compaixão aumentou as ativações em uma rede cerebral diferentes das redes ligadas à empatia, abrangendo o estriado ventral, o córtex cingulado anterior pregenual e o córtex medial orbitofrontal. De acordo com os pesquisadores, estes resultados indicam que a compaixão pode ser uma estratégia de enfrentamento para lidar com o sofrimento gerado pela empatia, além de aumentar a resiliência (Klimecki, Leiberg, Ricard, & Singer, 2014).

Esse estudo ajuda a esclarecer o conceito de compaixão, descrito anteriormente. Não basta se colocar empaticamente no lugar do outro, é preciso fazer algo para cuidar, para diminuir efetivamente o sofrimento da outra pessoa. Por isso, a habilidade de compaixão é tão importante.

Feita esta digressão, podemos voltar à nossa conversa. Estávamos falando da nossa visão em perspectiva com relação aos outros. Esta mesma visão em perspectiva deve ser direcionada a nós mesmos. Ou seja, para sermos autocompassivos, devemos olhar para nossas falhas e erros, pela perspectiva de alguém que nos ama muito, e não, pelo nosso próprio ponto de vista. Isso nos ajudará a interromper o padrão de autocrítica e autojulgamento.

Dessa maneira, fica claro que a compaixão é inter-relacional, envolve várias perspectivas, para ver a universalidade da condição humana. Talvez agora esteja mais claro porque a compaixão deve começar em relação a nós mesmos e demanda coragem, pois encararemos o sofrimento, entraremos em contato com ele, em vez de simplesmente nos afastarmos ou nos distrairmos, mantendo a ideia enganosa de que este não é um problema nosso.

Ver pela perspectiva do outro é difícil. Quando realmente observamos o sofrimento das pessoas, tendemos a bloquear ou a negar essa visão. Por exemplo, já não lhe aconteceu, diante de notícias ou imagens na TV de pessoas enfrentando desastres naturais ou guerras, simplesmente mudar de canal ou desligar a TV, por não conseguir olhar para aquilo?

As pesquisas de autocompaixão, no entanto, mostram que, se a desenvolvermos, conseguiremos olhar, compreender e entrar em contato com o sofrimento alheio, sem ficarmos sobrecarregados emocionalmente. Isso significa que, quando reconhecemos como é difícil estar disponível para as pessoas que estão sofrendo, e nos confortar a nós mesmos nesse processo nos mantendo equilibrados, somos capazes de nos tornar mais fortes e estáveis, enquanto damos suporte a quem sofre. Esta é uma habilidade especialmente importante para quem lida profissionalmente com os problemas das outras pessoas.

Quando nos tornamos mais autocompassivos, cultivamos os recursos necessários para que sejamos capazes de oferecer maior suporte àqueles que precisam de nós. Um bom exemplo está nas orientações de segurança nos aviões. Somos alertados de que, em caso de despressurização, devemos primeiro colocar as máscaras de oxigênio em nós para depois ajudar aos demais, ainda que sejam nossos filhos. Eles precisam que estejamos seguros e saudáveis. Só assim poderemos cuidar deles.

Mas, de onde vem a compaixão? Ampliando o escopo e conhecendo a bondade amorosa

Até o momento, viemos falando muito sobre o conceito de compaixão, mas, para darmos prosseguimento a nossas reflexões, vamos ampliar um pouco nosso olhar, para conhecermos de onde ela se deriva e como se transmuta em compaixão.

Lembram-se da prática do capítulo anterior, em que imaginamos um sol irradiando da região do nosso coração? Chamemos esse sol de bondade amorosa, que seria o sentimento genuíno de que nós mesmos e os outros estejamos bem, felizes, em paz, seguros e livres do sofrimento. Para que sejamos capazes disso, precisamos lembrar que somos todos seres biológicos, comandados por um cérebro que quer nos manter em segurança e confortáveis. Mesmo biologicamente, queremos ser felizes e nos livrar do sofrimento. É um impulso evolutivo de preservação da espécie. Além disso, somos seres sociais, o que significa que temos uma essência em comum. No entanto, embora todos tenhamos a mesma essência, e queiramos as mesmas coisas, cada um de nós se utilizará de meios diferentes para conseguir a felicidade.

Dentro da tradição budista, há um conceito conhecido como as quatro moradas sublimes, ou estados sublimes da mente (*Brahma Viharas*). São eles: bondade amorosa (*metta*), compaixão (*karuna*), alegria empática (*mudita*) e equanimidade (*upekha*). Não os detalharemos com muita profundidade, pois são conceitos cuidadosamente contextualizados com uma série de outros princípios e conhecimentos presentes nesta tradição e seria irresponsável minimizá-los com uma explicação simplista. Mas, como há um grande intercâmbio entre mindfulness e budismo, achamos interessante abordá-los.

Para efeitos didáticos, vamos explicar como esses conceitos vêm sendo estudados e compreendidos pela medicina e psicologia ocidentais, e como o cultivo dessas habilidades pode nos ajudar a ter mais bem-estar e a viver em um mundo onde haja melhor convívio entre as pessoas. Assim, vamos retomar a imagem do sol. Ele, portanto, representaria a bondade amorosa, essa propensão biológica que nos garante a adaptabilidade ao meio. A bondade amorosa surge em forma de amor, amizade e benevolência, direcionados a si e aos outros, sem necessidade de receber nada em troca. Seria, portanto, uma prática de se abrir o coração incondicionalmente, para que esse sol pudesse irradiar para fora.

Tal como o sol, que irradia luz para todos, a bondade amorosa não escolhe a quem vai chegar. Em mindfulness, cultivamos essa intenção de abrir o coração, sem julgamentos ou restrições. Assim, esse sentimento genuíno se transforma em compaixão, quando os raios de bondade amorosa alcançam alguém em sofrimento. Como a bondade amorosa seria o desejo verdadeiro e incondicional de que todos estejam bem, quando ela encontra uma pessoa em sofrimento, quer ajudá-la a livrar-se dele. Isto seria a compaixão. Da mesma maneira, quando a bondade amorosa encontra alguém que está feliz, ela se transforma em alegria empática, ou seja, nos regozijamos também com a alegria dos outros, sem sermos afetados pela inveja, ciúme ou comparações. Simplesmente cultivamos o desejo de que todos sejam felizes e vibramos com a felicidade dos outros. Para que esses estados da mente sejam possíveis, é necessário, no entanto, que cultivemos o que os budistas chamam de "equanimidade". Esse conceito significa que não há uma separação entre nós e os outros, todos temos defeitos e qualidades, compartilhamos da mesma essência humana.

Um ponto importante de ser lembrado é que esta é uma prática de intenção, ou seja, cultivamos em nós o desejo de saúde, bem-estar, felicidade para nós e para os outros, como uma forma de abrir nossos corações. Sendo uma prática de intenção, é uma habilidade que também pode ser cultivada e treinada.

Não é natural que sintamos compaixão imediata por uma pessoa que julgamos estar fazendo o mal ou enganando alguém. Isso seria irreal ou utópico. Sentimos compaixão mais facilmente por pessoas que amamos ou até mesmo por pessoas neutras. Não há nenhum problema nisso, começamos pelo que é possível para nós. Já é um grande passo, pois estamos treinando essa habilidade inata. Dessa maneira, uma vez que nosso coração esteja aberto, poderemos direcionar esses bons votos em todas as direções, sem limites. Não se trata da prática de um pensamento desejoso de que algo ocorra ou de ignorar que o sofrimento exista. Em vez disso, a ideia é que, ao cultivarmos esta intenção, para nós mesmos e para os outros, naturalmente surjam sentimentos de cuidado, amor e compaixão. Isso, por sua vez, tem o potencial de transformar a forma como nos comportamos, resultando em atos concretos de amor, gentileza, cuidado e carinho.

É aí que retomamos a ciência atual. Considerando que essas habilidades são inerentes à natureza humana, não podem se restringir a nenhuma religião ou dogma. Felizmente, hoje, esses benefícios e mecanismos têm sido estudados e utilizados de maneira secular nas terapias e intervenções de saúde, favorecendo o acesso de mais e mais pessoas a eles, independentemente de suas crenças religiosas.

Os resultados de uma revisão da literatura científica sobre o potencial das práticas de bondade amorosa e compaixão nas intervenções psicológicas sugerem que elas estão associadas a um aumento do afeto positivo e a uma redução do afeto negativo entre seus praticantes. Já resultados preliminares de estudos neuroendócrinos indicaram que as práticas de compaixão podem reduzir a resposta inflamatória e o sofrimento subjetivo induzidos pelo estresse. No que se refere aos resultados de estudos de neuroimagem incluídos nesta revisão, existem evidências de que as práticas da bondade amorosa e da compaixão podem aumentar a ativação de áreas do cérebro que estão envolvidas no processamento emocional e na empatia.

A principal conclusão desta revisão foi a de que, quando combinadas a outros tratamentos empiricamente comprovados, como a terapia cognitivo-comportamental, por exemplo, as práticas de bondade amorosa e de compaixão podem promover estratégias potenciais para lidar com uma variedade de problemas psicológicos que envolvem processos interpessoais, tais como depressão, ansiedade social, conflitos conjugais, raiva, além de ajudar a lidar com o sofrimento de ser cuidador por longo período de tempo (Hofmann, Grossman, & Hinton, 2011).

Outro estudo interessante avaliou o comportamento altruísta de adultos saudáveis em um jogo virtual de redistribuição de renda. Os resultados mostraram um aumento no comportamento altruísta entre as pessoas que receberam o treinamento de compaixão. Ou seja, elas doaram mais às "vítimas" do jogo que o grupo que não recebeu esse treinamento. Além disso, os autores do estudo demonstraram que o aumento no comportamento altruísta estava associado com a ativação de regiões cerebrais implicadas na regulação cognitiva e emocional, incluindo o córtex parietal inferior e o córtex pré-frontal dorsolateral (CPFDL), além da conectividade do CPFDL com o núcleo accumbens (área de recompensa cerebral ou área do prazer). Logo, os resultados sugerem que a compaixão pode ser cultivada com treino e que o aumento no comportamento altruísta pode estar relacionado à maior ativação de sistemas neurais implicados no entendimento do sofrimento alheio, controle racional das nossas ações e do nosso estado emocional e processamento de recompensa (Weng *et al.*, 2013).

Talvez você esteja se questionando: se isso tudo é tão importante, por que só agora está sendo abordado? Como já dissemos, a compaixão envolve se aproximar do desconforto e fazer algo para aliviá-lo, sem necessariamente se sentir sobrecarregado emocionalmente.

Para que isto seja possível, é preciso que tenhamos aprendido anteriormente a estabilizar a mente, por meio do treino da atenção e do cultivo de mindfulness. Isso é fundamental para que possamos descansar a mente em seu estado natural, a fim de que sejamos capazes de ver com clareza a realidade e de agir com discernimento, não sendo tomados por nossas emoções ou pela reatividade. Tudo que vimos fazendo até então foi construir a base, para que pudéssemos cultivar esta atitude de bondade amorosa consciente e intencionalmente.

Vamos tentar uma prática de bondade amorosa?

Para fazer esta prática, escolha um lugar em que se sinta seguro e onde provavelmente conseguirá ficar por alguns minutos sem ser interrompido. Nessa prática, iremos treinar a mente ou consciência, para uma atitude compassiva em relação ao outro e a nós mesmos. Nesse sentido, podemos chamá-la de "meditação da bondade amorosa", entendendo bondade amorosa como aceitação não crítica ou não julgadora do outro e de nós mesmos (equanimidade), independentemente das relações emocionais construídas ao longo do tempo.

Prática da bondade amorosa
(Áudios de apoio: 28, 29 e 30)

> Para iniciar, escolha uma posição confortável, sentado ou deitado, em que se sinta alerta. Você pode fechar os olhos. Ajuste bem a postura até que o corpo esteja estável nessa posição.
>
> Dedique os primeiros momentos apenas a tomar consciência e estar atento às sensações do corpo. Note sua temperatura e peso, a percepção da roupa em contato com a pele. Se quiser, pode também entrar em contato com a respiração. Note como ela flui naturalmente. Ao observar e perceber a respiração, lembre-se de que ela está sempre presente e pode ser usada quantas vezes forem necessárias para trazer a atenção de volta, a cada vez que a mente se distrair.
>
> Agora que iniciou a prática, dedique alguns momentos para apenas perceber a si mesmo, como um ser humano que respira. Lentamente, comece a tomar consciência de sua própria condição humana, como se fosse um observador externo de você mesmo, mantendo uma atitude não crítica, suave e amável (como fazemos em relação às crianças).
>
> Explore por alguns momentos suas angústias, medos, fragilidades e imperfeições, assim como seus êxitos, momentos felizes e agradáveis. Você não é menos merecedor que ninguém, então, na extensão em que for possível para você hoje, direcione bons votos a você mesmo, votos genuínos. Para isso, pode repetir mentalmente as seguintes frases: "Que eu seja feliz", "Que eu tenha paz", "Que eu fique bem", "Que eu me sinta seguro", "Que eu me aceite como realmente sou".
>
> Veja que sensações e emoções surgem à medida que direciona a si mesmo esses votos. Você pode repeti-los, reafirmando a intenção genuína de desejar a si mesmo esses bons votos.
>
> Você pode continuar a repetir esses ou apenas desejar outros que lhe façam sentido neste momento. Esteja aberto para notar suas reações, sensações e emoções à medida que os envia a si mesmo.

Quando estiver pronto, traga à sua mente a imagem de uma pessoa com a qual tenha uma relação fraternal, alguém que seja fácil de amar, alguém cuja apenas a lembrança o faça ter vontade de sorrir. Pode ser a primeira pessoa que lhe vier à mente. Evite apenas trazer uma pessoa com quem mantenha um relacionamento amoroso ou com quem tenha conflitos, apesar de amá-la. Veja que sensações surgem à medida que traz a imagem dessa pessoa à sua mente.

Assim como fez em relação a você mesmo, tome consciência da condição humana dessa pessoa querida, mantendo também uma atitude não crítica, suave e amável em relação a ela. Explore o fato de que essa pessoa, assim como você, tem qualidades e imperfeições; enfrenta derrotas e vive êxitos; tem seus momentos de angústia, medo, fragilidade, como também instantes felizes e de bem-estar.

Quando estiver pronto, direcione a essa pessoa bons votos, votos genuínos de que ela esteja bem. Se quiser, você pode repetir mentalmente as seguintes frases: "Que você seja feliz", "Que você tenha paz", "Que você esteja bem", "Que você esteja seguro".

Veja que sensações e emoções surgem à medida que direciona tais votos a essa pessoa querida.

Você pode repeti-los, reafirmando a intenção genuína de direcioná-los a essa pessoa.

Quando estiver pronto, permita que a imagem dessa pessoa se dissipe e traga à mente a imagem de uma pessoa neutra. Alguém por quem não nutra nenhum sentimento especial, nem positivo, nem negativo. Pode ser alguém do comércio local, um vizinho, quem primeiro surgir em sua mente.

Assim como fez com relação à pessoa querida, tome consciência da condição humana dessa pessoa neutra, mantendo também uma atitude não crítica, suave e amável em relação a ela. Explore o fato de que, assim como você, ela tem seus momentos de angústia, medo, fragilidade, mas também vive instantes felizes e de bem-estar; tem qualidades e imperfeições; consegue êxitos e enfrenta insucessos. Essa pessoa, assim como você, também quer ser feliz e se livrar do sofrimento.

Quando estiver pronto, direcione a ela bons votos, votos genuínos de que esteja bem. Se quiser, pode repetir mentalmente aquelas mesmas frases: "Que você seja feliz", "Que você tenha paz", "Que você esteja bem" "Que você esteja segura".

Veja que sensações e emoções surgem à medida que direciona tais votos a essa pessoa neutra.

Você pode repeti-los, reafirmando a intenção genuína de transmiti-los a ela.

Note se surgem resistências ou pensamentos, à medida que lhe envia esses votos. Apenas tome consciência e retome sua intenção de desejá-los.

Quando estiver pronto, permita que a imagem desta pessoa se dissipe, trazendo à mente a imagem de alguém com quem tenha conflito. É aconselhável que esse conflito não seja muito relevante, principalmente se você for iniciante na prática, a fim de evitar situações muito intensas ou dolorosas do ponto de vista emocional.

Assim como fez anteriormente, tome consciência da condição humana dessa pessoa, mantendo uma atitude não crítica, suave e amável em relação a ela, na medida do que for possível para você neste momento. Explore o fato de essa pessoa, assim como você, ter momentos de angústia, medo, fragilidade, como também instantes felizes e de bem-estar; ela possui qualidades e imperfeições; enfrenta dificuldades e tem êxitos. Como você, ela é alguém que só quer ser feliz e se livrar do sofrimento.

Quando estiver pronto, direcione bons votos a esta pessoa, votos genuínos de que ela esteja bem. Caso isto lhe pareça muito difícil, se não estiver pronto para lhe direcionar os bons votos, simplesmente note essa resistência e reafirme a intenção de tentar mandá-los quando estiver pronto. Se quiser, você pode repetir mentalmente as frases já mencionadas: "Que você seja feliz", "Que você tenha paz", "Que você esteja bem" "Que você esteja seguro".

Veja que sensações e emoções surgem à medida que direciona os votos a essa pessoa com quem vive uma situação de conflito. Tente fazer o exercício de abrir o coração e desejar-lhe os bons votos.

Você pode repetir as frases, reafirmando sua intenção de dirigi-las a essa pessoa.

Observe se surgem resistências ou pensamentos à medida que lhe envia esses votos. Apenas tome consciência e retome a intenção de desejá-los a ela.

Neste momento, traga outra vez à mente a imagem dessas três pessoas, com quem mantém uma relação fraternal, neutra e conflituosa, e perceba a condição humana que todas compartilham, incluindo você mesmo. Todos nós queremos ser felizes e nos livrar do sofrimento. Todos nós estamos respirando neste momento.

Então, voltando a desejar os bons votos a estas três pessoas e a você mesmo. Se quiser, pode repetir mentalmente as frases: "Que nós estejamos felizes", "Que nós tenhamos paz", "Que nós estejamos bem", "Que nós estejamos seguros".

Vá direcionando esses bons votos a outras pessoas, até a extensão em que for possível para você neste momento, com a clareza de que todos queremos ser felizes e nos livrar do sofrimento, embora nem sempre ajamos da mesma maneira para conseguir esse fim.

Quando estiver pronto, vá lentamente deixando as imagens se dissiparem em sua mente e reconecte a atenção à sua respiração, às sensações do corpo. Pouco a pouco, tome consciência novamente do espaço em que está neste momento, direcionando gentilmente sua prática ao final.

Agora que terminou, talvez seja interessante refletir sobre algumas questões. Você pode usar seu caderninho para anotar as respostas.

1. O que você notou ao fazer essa prática?
2. Percebeu algum pensamento ou emoção associados à sua experiência de enviar os bons votos em cada um dos estágios? Caso tenha notado, como reagiu a eles?
3. Suas experiências durante a prática foram uma surpresa ou foram familiares para você?
4. O que aprendeu com essa prática?

Durante esta semana, e sempre que possível, exercite essa prática, estando aberto a suas experiências. Traga curiosidade para suas vivências. É importante assinalar que você tem toda a liberdade de realizar a prática da maneira que lhe fizer mais sentido. Há quem prefira começar o exercício pela pessoa querida, tendo em vista sua extrema autocrítica ou dificuldade de iniciar consigo mesmo. Outros acham muito difícil expandir esses votos até as pessoas com quem vivem um conflito. Então, vá explorando sua experiência e sinta-se livre para alterá-la, sempre que sentir necessidade.

É importante esclarecer que incluímos pessoas com quem se vive um conflito nessa prática da compaixão, pois assim temos a possibilidade de identificar e trabalhar nossa aversão e resistências. Além disso, ao cultivar repetidamente a compaixão por pessoas com quem tenhamos dificuldade, poderemos reduzir a carga emocional diante desse estímulo, aprendendo a lidar com elas ou com situações que evoquem as mesmas reações, de uma maneira mais habilidosa, aprendemos a nos conectar com as pessoas para além de suas ações, mas com o ser humano que elas são. Essa prática nos proporciona a capacidade de escolher como vamos nos relacionar com as diferentes experiências da vida.

Uma reflexão importante, ao fazermos esta prática: empatia e perdão são fundamentais para o cultivo da compaixão e da bondade amorosa. Ainda que reconheçamos a condição humana das outras pessoas, que as consideremos como seres sujeitos a falhas, assim como nós, nem sempre conseguiremos estender genuinamente a todos os votos de bem-estar e compaixão. Isso se torna especialmente difícil quando se trata de pessoas que promovem a violência. No entanto, não precisamos nos culpar ou nos julgar por conta disso. Devemos, ao contrário, trazer curiosidade para esta resistência, nos lembrando de que a compaixão permanece dentro de nós. Cultivemos então a intenção de não ter raiva e desejar o mal. Ressaltamos que essa intenção deve ser genuína, portanto, aceite se não se sentir capaz de fazer isso nesse momento, pois, do contrário, não estaria sendo honesto consigo mesmo. Além disso, se nosso sentimento não for verdadeiro, corremos o risco de nos tornarmos caricaturas da compaixão, tentando parecer algo socialmente louvável, mas que não está de acordo com o que realmente somos. Poderíamos dar vários exemplos destas caricaturas, mas vamos deixar que cada um de vocês as identifique...

A raiva e o ódio nos impedem de cultivar a bondade amorosa, e o perdão pode nos ajudar. Ele caminha junto com a bondade amorosa. Quando a exercitamos, assim como a autocompaixão, desenvolvemos também a empatia que, por sua vez, é um instrumento para se chegar ao perdão e à compaixão. Logo, bondade amorosa, empatia e perdão caminham juntos e estão inter-relacionados.

Como prática informal, durante esta semana, traga curiosidade e esteja realmente presente quando estiver interagindo com as pessoas. Faça isso sempre que se lembrar. Esteja realmente atento ao que elas lhe dizem, a suas expressões e, ao mesmo tempo, perceba suas reações, pensamentos e emoções durante tais interações. Note o que ocorre à medida que realmente se dedica a estar presente durante as interações sociais.

A importância da gratidão e do reconhecimento da conexão com os outros

A prática da bondade amorosa também nos ajuda a perceber a importância das outras pessoas em nossa vida. Começamos a identificar que não somos capazes de viver sozinhos e percebemos também que nossos atos têm influência na sociedade em que vivemos. Existe, portanto, a interdependência entre nós e os outros. Essa percepção abre espaço para o desenvolvimento do altruísmo e da gratidão. Nossa tarefa então é ter consciência da contribuição dos outros para nossa vida e cultivar a gratidão a eles. Pode lhe parecer um clichê afirmarmos isso, mas aprender a valorizar os momentos simples, porém valiosos, que a vida nos oferece, tira uma tremenda carga de ansiedade de nossas costas. Agindo assim, valorizamos aquilo que realmente importa, diminuindo a necessidade de estarmos sempre em busca de algo grandioso, como já mencionamos. Embora isso pareça cada vez mais raro hoje em dia, será que você consegue se lembrar de alguém que se mostre verdadeiramente grato pela vida e pelas coisas simples que ela lhe oferece? O que o exemplo dessa pessoa pode lhe ensinar?

Assim como a prática da bondade amorosa, podemos começar a cultivar a gratidão pelas pessoas mais próximas, aquelas cujas contribuições para nossa vida são inegáveis. Vamos considerar, por exemplo, nossos pais ou as pessoas que cuidaram de nós na infância. Dentro das limitações inerentes ao fato de serem humanos, eles deram o melhor de si para que pudéssemos nos desenvolver como seres humanos, para que tivéssemos segurança e possibilidade de crescer. É óbvio que existem particularidades e nem todo mundo viveu essa experiência de amorosidade. No entanto, em geral, é assim que agem nossos pais ou cuidadores. Reflita sobre os sacrifícios que fizeram, sobre todo seu esforço para lhe oferecer uma vida digna. Tente começar por aí a cultivar a gratidão. Depois procure expandir esta gratidão para outras pessoas próximas, da família, por exemplo, ou mesmo amigos e professores, por tudo aquilo com que contribuíram para sua vida ao longo do tempo.

Então, comece a perceber a interdependência e a interconectividade de um modo mais amplo. Tenha gratidão às pessoas que fazem algo por você, por mais simples que seja, todos os dias. Por exemplo, pense nos cozinheiros que preparam a comida que o alimenta, no motorista do ônibus que o leva ao trabalho, no faxineiro que limpa sua casa, seu escritório, sua rua. Enfim, essa expansão também não tem limites. Ao desenvolvermos a capacidade de percepção da interconectividade e a gratidão, aumentam também nosso senso de pertencimento, a responsabilidade por nossos atos, nosso altruísmo. Também se torna mais claro nosso propósito de vida.

Muitas vezes, ao sermos gratos pelo que os outros nos fizeram e nos fazem todos os dias, pode surgir a culpa e um autojulgamento, por não termos retribuído esses atos da maneira que deveríamos. Caso perceba que isto está acontecendo com você, lembre-se de que a culpa não nos serve de nada, apenas nos aprisiona e nos leva novamente à espiral de sofrimento, tão discutida anteriormente. Lembre-se da importância da autocompaixão, reconheça e aceite suas falhas como ser humano. Isso o ajudará a uma escolha consciente de como agir a partir de agora. Poderá mostrar-lhe como mudar seu comportamento para se tornar mais útil às outras pessoas.

Vamos fazer um breve exercício? Nesse momento, pergunte-se: "A quem ou a que sou grato?"

É uma prática interessante nos fazermos essa pergunta, pelo menos uma vez por dia. Você pode usar seu caderninho para listar as respostas. Após um tempo, observe os diversos motivos e as diferentes pessoas às quais se sente grato. Talvez você nunca tenha se dado conta disso.

Este capítulo pode provocar reações diferentes. Algumas pessoas se sentirão motivadas a praticar e a cultivar a bondade amorosa, enquanto outras podem se deixar levar pelo autojulgamento, pensando que não são suficientemente boas para serem compassivas. Caso você se inclua nesse segundo grupo, lembre-se da gentileza, do não julgamento, da paciência e da confiança. Essas são as habilidades essenciais para cultivarmos mindfulness em nossa vida. Como todo ser humano, você tem virtudes e dificuldades. Lembre-se de que a compaixão pode ser treinada e comece de onde for possível para você, com o coração aberto e de maneira genuína. Não se force a nada. Assim como a prática de mindfulness, cultivar a compaixão é um trabalho para a vida toda.

Semana 8
Da Última Semana para o Resto de Sua Vida: A Prática Continuada e a Identificação de Valores Pessoais

Parabéns por ter chegado até aqui! Foi uma jornada e tanto, não? Nossa ideia foi plantar em sua vida uma pequena (mas poderosa) semente. Agora, o ajudaremos a cultivá-la para fazê-la crescer e florescer. Desejamos carinhosamente que se sinta inspirado com as ferramentas e as práticas que aprendeu ao longo destas páginas e que possa utilizá-las durante toda a vida. Como vimos, em qualquer momento e situação, podemos colocar nossa prática de mindfulness em ação. Pode ser enquanto comemos, caminhamos, conversamos com alguém e, é claro, lemos um livro! Desejamos que você possa manter sua prática viva e constante.

Este é um momento importante, sobretudo, para você restabelecer o contato com suas intenções ao começar a folhear este livro. Ao decidir iniciar sua leitura, houve uma motivação forte o suficiente para fazê-lo chegar até aqui. Quem sabe não é hora de se dar um forte abraço e se conectar com essa motivação? Vamos aproveitar para fazer uma prática.

1. Você pode começar dirigindo a atenção para as partes de contato do corpo com a cadeira, sofá ou onde estiver apoiando o corpo, neste momento. Ajuste sua postura e preste atenção em seu corpo.
2. Quando sentir que a atenção está razoavelmente estável, vá se conectando com sua respiração. Ar que entra, ar que sai. Mantenha a atenção apenas na respiração.
3. Agora, imagine que uma gota cai do céu bem no meio de sua cabeça e se faça a seguinte pergunta: "Qual é minha intenção ao praticar mindfulness?"
4. À medida que a gota escorrer por seu corpo, sinta que ela leva essa questão adiante. Observe os efeitos da pergunta no corpo e nos pensamentos.
5. Percebe alguma emoção? Observe-a. Apenas observe, sem reagir.
6. Procure terminar a prática sem pressa e anote o que percebeu. Podem ser frases soltas ou palavras-chave.
7. Depois de ter anotado, leia para você mesmo o que observou.

Essa foi sua motivação para começar a praticar, mas agora você terá de descobrir novas motivações e intenções para seguir nessa jornada de autoconhecimento e autocuidado.

A pergunta que deve se fazer agora é: "Como continuar experimentando mindfulness em minha vida?" Não se preocupe, pois há vários caminhos e opções. Hoje em dia, o mindfulness está bastante difundido, e você pode encontrar meios para praticar das mais diferentes formas. Na internet, existem práticas de todo o tipo: vídeos, relato de histórias, textos, áudios, dos próprios autores do livro e de vários outros, etc. Muitos materiais são oferecidos gratuitamente. Então, vá em frente, pois você não estará sozinho depois que terminar esta leitura. Os áudios estarão sempre disponíveis, e você poderá voltar às páginas deste livro quando quiser, não é mesmo?

Nesta etapa da sua leitura e do seu treinamento, o mais importante é se questionar a respeito do que pôde aprender a respeito de si mesmo e o quanto isso o ajudou. Praticar mindfulness é lançar-se em uma odisseia dentro de si. Nesta caminhada sincera, é muito natural descobrirmos coisas difíceis sobre nós, desafios, hábitos mentais que dificultam nossa vida e toda a sorte de automatismos que nos impedem de avançar na direção de uma vida mais plena e livre. Por isso, praticar mindfulness não é simplesmente deleitar-se como ocorre quando deitamos em uma mesa de massagens. Aqui, os massagistas somos nós mesmos. Optamos por olhar de frente nossos próprios limites, e isso não é nada fácil. No entanto, apesar de não ser fácil, é muito louvável e, certamente, nos trará muitos benefícios. Alguns deles você talvez já esteja colhendo. Experimente responder por escrito às seguintes questões:

1. O que você encontrou de mais valioso nas práticas de mindfulness?
2. Para você, o que mudou, se é que mudou, ao longo das últimas oito semanas como resultado de suas práticas?

As respostas a essas perguntas são muito valiosas. Observe com atenção e carinho o que você escreveu. Essas respostas são como joias preciosas que ainda estão sendo lapidadas. Portanto, você precisa continuar trabalhando. É importante seguir praticando. Se questões emocionais mais difíceis se apresentarem, talvez seja necessário procurar ajuda de um profissional, como um psicólogo, por exemplo. Não desanime.

De qualquer maneira, você deve estar se perguntando: "Como vou ter segurança para continuar a praticar? Que suporte terei?" Se achou difícil praticar ao longo do livro, é possível que considere complicado continuar praticando ao terminar a leitura. Nesse caso, você provavelmente vai precisar de algum apoio extra. Tente encontrar um grupo de prática de mindfulness que se reúna regularmente, de preferência perto de você, e experimente se juntar a ele. Essa é uma dica preciosa, pois mostra a melhor maneira de seguir com sua prática. Mas atenção: é importante checar as credenciais do professor de mindfulness e conferir se ele realmente passou pelo processo completo de formação, que não é simples. As ferramentas de busca na internet podem ajudá-lo a encontrar um professor por perto.

Se não conseguir encontrá-lo e se a dimensão filosófico-espiritual não for um problema para você, procure um grupo de meditação. Existem grupos budistas de diferentes tradições que ensinam práticas de atenção e de atitude (autocompaixão e compaixão). Há até mesmo grupos cristãos de meditação. No entanto, nestes casos, você deverá ter discernimento do que realmente busca, já que, em última instância, são grupos religiosos.

A internet segue como uma excelente opção, e não apenas para encontrar material. Visite os sites dos autores e acesse mais conteúdos, práticas e vídeos nos seus canais no YouTube. Também existem bons aplicativos que podem auxiliar e guiar a sua prática. Alguns deles são inteiros ou parcialmente gratuitos e apresentam semanas completas de exercícios, como o Lojong.

Enfim, a participação em um grupo regular de mindfulness é muito importante. Além de manter sua prática em dia, o grupo lhe proporcionará uma sensação de apoio e de comunidade. Ter suporte de rede é crucial para continuar. Tal suporte o ajudará a reconhecer sinais de desmotivação e preocupação excessiva, a esclarecer dúvidas, além de incentivá-lo quando estiver com a prática bem afiada. Ter suporte é decisivo para manter a prática e optar por levá-la para o resto da vida. Portanto, esta última semana começa aqui, mas esperamos que não assinale o fim de sua caminhada na prática do mindfulness. Tomara que a atenção e o autocuidado possam estar sempre presentes em sua vida.

Identificando nossos valores de vida

Após essas importantes reflexões sobre nosso percurso até aqui, sobre nosso aprendizado a respeito de nós mesmos e sobre como é importante estarmos presentes em nossa própria experiência, fica claro para nós o quanto muitas vezes somos levados pelos hábitos da nossa mente, simplesmente por não estarmos atentos.

Perdemos o contato com o momento presente e nos deixamos levar pelo "modo fazer", como dito por Mark Williams. Em decorrência disso, esquecemos a grandiosidade da nossa experiência e tristemente vamos reduzindo nossas vidas e nós mesmos a uma lista de coisas a serem feitas. Até ser feliz, hoje em dia, é visto como uma meta que deve ser alcançada, como se isso também dependesse da nossa habilidade de fazer as coisas certas. Portanto, ser quem realmente se é, hoje em dia, é um ato de coragem, tamanha a massificação dos comportamentos, modas, tendências.

Aqui, vale novamente uma pequena digressão para refletirmos sobre os conceitos de emancipação e individualidade, tão bem explorados por Zygmunt Bauman em *Modernidade Líquida*. Segundo ele, nesta época da modernidade em que vivemos, o conceito de liberdade pode assumir tanto o papel de bênção quanto de maldição, pois se, por um lado, as pessoas são livres para agir de acordo com seus pensamentos e desejos, por outro, recai sobre elas a responsabilidade por seus atos. Dessa maneira, ao discutir o conceito de emancipação, Bauman observa que, por conta dessa autonomia e liberdade, o indivíduo pode agir livremente, reclamar ao sentir-se prejudicado, reivindicar direitos, porém é responsabilizado pelas ações e reações decorrentes de seus atos.

Em consonância com o conceito de emancipação, Bauman aborda o de individualidade, que é oportuno para as reflexões que viemos desenvolvendo neste livro. De acordo com ele, há uma grande ironia em relação a este conceito, uma vez que as pessoas são livres para se individualizarem através de suas escolhas, mas, ao mesmo tempo, esta individualidade só é consolidada, quando suas escolhas estão de acordo com o que é preconizado pela sociedade. Sendo assim, mudar de identidade (ou assumir sua verdadeira identidade) implica libertar-se de antigos preceitos. É uma iniciativa privada e individualizada, porém resulta de assumir riscos e romper com determinados vínculos e certas obrigações. Isso pode ser bastante difícil e nos trazer muitos sofrimentos.

Caímos na cilada de acreditar que tudo pode ser planejado e ficamos com a falsa sensação de controle, o que, por sua vez, nos torna seres humanos rígidos, que não sabem lidar com aquilo que, porventura, saia do que fora planejado. Quando isso ocorre, ficamos frustrados e nos julgamos, pensando que nunca fazemos o suficiente. Além disso, não nos damos espaço para aproveitar outras coisas da vida que não envolvem necessariamente sermos produtivos, ou que não estejam em nossa lista de afazeres. Como resultado, muitas vezes, sem percebermos, abrimos mão de quem somos e não deixamos espaço suficiente em nossa vida para que a felicidade ou outras coisas boas aconteçam, pois elas não estão em nossa "lista". Vivemos focados em objetivos e não vivenciamos o processo que nos faz chegar a eles, o que constitui, de fato, nossa vida. Será que chegaremos algum dia ao nosso objetivo ideal de vida, se hoje não nos permitimos olhar para dentro e perguntar o que é realmente importante para nós? Do que realmente precisamos neste instante? Como estamos agora? Você se sente aberto ao que a vida tem a lhe oferecer neste momento?

Como percebemos, ao tentar planejar e controlar tudo, com o "modo fazer" pelo qual nossa mente funciona, estamos, de fato, obtendo o efeito contrário, perdendo o contato com tudo aquilo que é importante para nós. Como já observamos, é muito importante tentarmos seguir com a prática, pois só ela nos ajudará a estarmos atentos a estas armadilhas que a mente nos traz.

A partir dessa percepção, temos a possibilidade de ir um pouco além e de refletir sobre a forma pela qual estamos levando nossa vida. Com isso, seremos capazes de fazer escolhas que tenham mais sentido para a pessoa que somos neste momento. Estamos falando aqui de valores de vida.

Vejamos o exemplo da Maria. Ela é uma mulher segura, bem-sucedida no trabalho, com boas relações interpessoais. Extremamente disciplinada, tem o hábito de planejar tudo. Essa é a descrição perfeita de uma pessoa de sucesso, de acordo com os moldes da nossa sociedade atual, não é mesmo? No entanto, no caso da Maria, todo esse "sucesso" vem acompanhado de uma carga enorme de ansiedade, estresse e autojulgamento. Para atingi-lo, ela sofre muito, planejando todos os seus passos e decisões. Está sempre cansada, sem energia e infeliz, embora tenha tudo o que a sociedade considera um sucesso. Ela não se dá conta do quanto está sendo exigente consigo mesma e da carga de ansiedade e estresse que está gerando com isso.

Ao participar do programa de oito semanas, Maria começa a perceber seu padrão de funcionamento: "Aprendi que nem sempre terei controle de tudo sob o meu planejamento. Aprendi a soltar as coisas que não posso controlar, sem ter que ficar necessariamente pensando em estratégias para que tudo saia certo. Isso reduziu brutalmente a ansiedade que eu sentia em tudo na vida. Agora consigo perceber por que estava sempre com aquela sensação de urgência."

É importante ressaltar, no entanto, que não é fácil chegar a essa constatação, primeiramente porque ela exige um grande comprometimento em relação a nós mesmos, além de muita diligência para a prática pessoal. Perceber estas coisas é apenas o primeiro passo que nos ajudará a dar os próximos no sentido da mudança que queremos. Todo este processo vem acompanhado de dor, sofrimento, renúncias, luto em relação a velhos padrões, bem como da necessidade de adaptação a um novo modo de ser. Além da batalha com todo esse processo interno que começa a ocorrer, também há o desconforto de lidar com as demandas da sociedade atual que nos quer altamente produtivos e, ao mesmo tempo, felizes. É um processo árduo, porém libertador.

Infelizmente, uma vez que o mindfulness tem-se tornado cada vez mais popular, revelando eficácia para a solução de diversos problemas de saúde, tem aumentado também o número de pessoas que fazem mau uso desse conceito, ou dessa intervenção. Muitos prometem a solução mágica para todos os problemas, uma panaceia capaz de resolver qualquer dificuldade, dando uma ênfase mercadológica a essa intervenção, com falsas promessas de aumento de foco, produtividade, quase de transformação de pessoas em superpessoas. É o que os críticos e as pessoas preocupadas com o bom uso de mindfulness têm chamado de *McMindfulness*, uma alusão a um produto barato, popular e superficial. Como já dissemos, mindfulness é sim um processo transformador, mas exige engajamento e disciplina. A maioria dos benefícios aparece a médio ou longo prazo, como resultado da prática. Temos de nos responsabilizar por nossa própria mudança. Como muito bem apontou Bhikkhu Bodhi, grande pesquisador e monge budista, com importantes publicações científicas na área de mindfulness clássico: "Infelizmente, uma visão mais ética e socialmente responsável de mindfulness é agora vista por muitos profissionais como uma preocupação tangencial, ou como uma politização desnecessária da jornada pessoal de autotransformação." É importante que tenhamos isso em mente, enquanto nos envolvemos neste processo, e que tenhamos abertura e curiosidade para investigar nossa experiência, dia após dia. Assim, poderemos também ter percepções transformadoras, como aconteceu com Maria. Após sua prática, ela conseguiu desenvolver uma nova maneira de viver a vida, que continua lhe proporcionando sucesso, mas sem o senso de urgência de antes. Ela passou a dar mais valor a cada momento e a cada acontecimento de sua vida, descobrindo nova alegria e novo ânimo para viver.

Após essa mudança, Maria foi capaz de começar a refletir se a forma como estava vivendo era adequada àquilo que ela considerava importante, ou seja, seus valores de vida. Isso permitiu que mudasse o modo de se relacionar com a vida de forma geral, valorizando mais o que era importante, deixando de priorizar apenas seu trabalho.

É essa reflexão que desejamos trazer para você na última semana deste programa.

Mas o que seria esse sentido da vida e os valores? De acordo com a Psicologia Positiva, o sentido da vida é o "grau em que um indivíduo atribui sentido e vê importância em sua vida, e acredita que ela tem um propósito" (Stegel, 2009).

Analisando essa definição, vemos que ela tem dois componentes: o sentido que as pessoas dão à sua vida e seu propósito, ou seja, aquilo que desejam atingir, uma motivação para viver.

Os estudos nessa área indicam que as pessoas que têm um sentido claro na vida e identificam que sua existência tem um propósito tendem a ter melhor saúde mental, mais qualidade de vida e menos sofrimento.

Os valores seriam tudo aquilo que é considerado importante, ou seja, o que dá sentido às nossas vidas, que motiva nosso comportamento. Os valores são, por definição, inatingíveis, mas devem direcionar nossa ação, constituindo o caminho por onde devemos seguir. Para ser mais claro, definimos o que é importante para nós, e isto mostrará quais são nossos objetivos. A forma como gostaríamos de viver as diferentes situações seriam nossos valores. Por exemplo, suponhamos que você pense que cuidar da alimentação de seus filhos seja um valor. Na verdade, este seria um objetivo, e o valor nele implícito seria "ser responsável e amoroso para com meus filhos". Ou seja, os valores referem-se àquilo que diz respeito ao seu modo de ser; os objetivos seriam situações específicas em que você age da maneira que gostaria de ser.

A questão dos valores vem da Terapia de Aceitação e Compromisso (ACT), uma abordagem recente na Psicologia (Hayes, Strosahl, & Wilson, 1999/2012). De acordo com essa terapia, alguns dos principais valores dos seres humanos seriam: relacionamento afetivo; família e filhos; amigos; trabalho; educação/formação; tempo livre/lazer; comunidade, cidadania e política; espiritualidade; saúde e bem-estar; ecologia e natureza.

Não existem valores mais ou menos importantes, o que varia é a importância que damos a eles. Cada pessoa tem seus valores individuais, portanto, deve identificá-los, para que seja possível se comprometer a agir de acordo com eles. No entanto, é preciso ter em mente que a identificação desses valores é um processo, não acontece da noite para o dia.

Vamos tentar um exercício?

No quadro a seguir, listamos os valores que são comumente apontados pelas pessoas, segundo a Terapia de Aceitação e Compromisso. Sinta-se à vontade para compor sua própria lista. Coloque em uma coluna o valor e, ao lado, a "direção valiosa", ou seja, sua possível ação para alcançá-lo, conforme exemplificado na primeira linha do quadro.

VALORES	DIREÇÃO VALIOSA
Relacionamento afetivo	Comprometer-me com meu relacionamento afetivo, de maneira que agrade a mim e a meu parceiro/minha parceira
Família e filhos	
Cidadania e política	
Espiritualidade	
Saúde e bem-estar	
Ecologia e natureza	
Educação e desenvolvimento pessoal	
Amizades e relações sociais	
Tempo livre e lazer	
Trabalho e carreira	

Use seu caderninho para fazer as anotações. Por exemplo, suponhamos que você tenha escolhido primeiramente o relacionamento afetivo. Assim, liste na coluna de valores "Relacionamento afetivo" e, na de direção, o que você poderia fazer, tal como: "Dedicar mais do meu tempo livre para estar exclusivamente na companhia do(a) meu(minha) parceiro(a), fazendo algo que ambos gostamos."

Faça isso em relação a todos os seus valores, depois reflita sobre o exercício. Veja como, ao tomarmos consciência do que é importante para nós, podemos pensar em ações possíveis para alcançá-lo.

Agora que já começou o processo de perceber o que é importante para você e conseguiu pensar em algumas ações que poderiam aproximá-lo mais disso, é importante também avaliar a coerência de suas ações atuais em relação a seus valores. Ou seja, avaliar se aquilo que considera importante está realmente recebendo o tempo de dedicação adequado à sua importância. Por exemplo, digamos que a amizade seja um valor importante para você, mas você percebe que nunca dedica tempo a seus amigos, pois sempre está ocupado demais com o trabalho ou com outras atividades da sua vida.

Essa falta de coerência é uma grande fonte de sofrimento. Que tal refletir sobre o que o impede de ir em direção a seus valores? Às vezes nem nos damos conta, mas podem ser coisas simples, como convenções sociais, crenças transgeracionais (aquelas que vão passando de pais para filhos), julgamentos morais ou nossas próprias crenças pessoais, baseadas em experiências de vida. É essencial nos questionarmos e descrevermos claramente quais são nossos valores, o tempo que gastamos com eles e o grau de coerência desse tempo a eles dedicado. Você pode usar seu caderninho para fazer esse exercício. Vamos lá? No quadro a seguir, apresentamos um exemplo. Elabore seu próprio quadro.

VALORES	IMPORTÂNCIA (0-10)	TEMPO DEDICADO (0-10)	COERÊNCIA
Família	10	7	-3
Educação e desenvolvimento pessoal	8	5	-3
Trabalho e carreira	8	10	+2

E então, como se sentiu ao fazer esse exercício? Identificou alguma emoção? Em caso afirmativo, procure descrevê-la para você mesmo. Perceba onde sente essa emoção no corpo. Permita-se estar na presença dela por alguns instantes, apenas a sentindo. Que pensamentos surgiram em sua mente? Como está seu corpo?

Tenha coragem e lembre-se de que identificar esses pontos inclui também uma atitude de gentileza em relação a você. Não se julgue se, até o momento, estiver distante daquilo que valoriza na vida. A partir do momento em que se conscientiza disso, você é capaz de mudar suas escolhas. Então, em vez de se entregar a um autojulgamento implacável, parabenize-se por ter tido a coragem de se olhar de maneira aberta e curiosa. Lembra-se do filme *Divertida Mente*, sobre o qual falamos no capítulo sobre as emoções? Permita-se vivenciar a tristeza também, pois ela é uma emoção propulsora da mudança.

Esses exercícios são importantes, pois ajudam a clarificar aquilo que talvez já soubéssemos em nosso íntimo, mas que ainda não tínhamos identificado. A partir dessas percepções, podemos treinar nossa ação para que nossos atos sejam cada vez mais coerentes com nossos valores. É o que a ACT define como ação de compromisso. Esta ação não está pronta, mas podemos nos treinar para tentar agir desta maneira, dia após dia. A ação de compromisso só pode ser realizada no presente, pois é o único momento que temos. O futuro é outra história, mas certamente se conseguirmos nos treinar para ir em sua direção valiosa, ele será mais feliz.

A vida é construída dia após dia, e não podemos vivê-la esperando que um dia seremos tudo o que sempre planejamos. É preciso viver cada dia, de acordo com o que é importante para nós. A vivência do hoje é responsável por nossa felicidade. Não podemos nos sentirmos satisfeitos por algo que faremos depois. Só podemos nos sentirmos felizes neste exato momento.

Muitas pessoas costumam dizer que a vida é curta demais, porém, na realidade, o grande problema da vida não é esse. O problema é que demoramos muito para realmente viver nossa vida. Mas temos sorte, pois, pela prática de mindfulness, surge a oportunidade de a vivermos plenamente, a cada momento. Portanto, não desanime, persista!

Outro ponto importante, quando falamos de ação de compromisso, é a questão dos objetivos. Lembre-se de que os valores nos indicam uma direção e que os objetivos são ações específicas que realizamos, de acordo com nossa direção valiosa. Ou seja, os objetivos baseados em valores são flexíveis, mas sempre coerentes com tais valores. É necessário abordar essa questão, pois às vezes as pessoas se confundem e colocam toda a expectativa em objetivos rígidos, que não necessariamente as direcionam a seus valores. Isso acaba por gerar sofrimento e frustração. Vamos dar um exemplo para clarificar este ponto.

Suponhamos que o valor mais importante em sua vida seja ser uma pessoa que cultive uma relação harmoniosa com a família. Dentro desse valor, existem vários objetivos que você poderia ter, para ir nesta direção, tais como: conversar sempre de maneira acolhedora e respeitosa com seus irmãos; ter paciência com seus pais e filhos; dedicar tempo para estar com a família; estar aberto a ouvir o ponto de vista dos seus familiares. Enfim, há uma série de ações não rígidas que você pode realizar, para seguir nessa direção valiosa. Cada vez que se perceber agindo desta maneira, sentirá satisfação e bem-estar, por estar de acordo com aquilo que é importante para você. Um exemplo de objetivo rígido seria casar-se com uma pessoa que pensa como você para construir uma família harmoniosa. Por que esse é um objetivo rígido? Porque você direcionará toda a sua energia para isso, perdendo todas chances descritas acima de ter uma relação harmoniosa com sua família. Além disso, você não tem nenhuma garantia de que conseguirá concretizar esse objetivo, pois ele não depende apenas do seu comportamento, e pode se tornar uma grande fonte de frustração e sofrimento. Assim, lembre-se de que seus objetivos devem ser flexíveis e basear-se exclusivamente no seu modo de ser, de acordo com seus valores.

É necessário também aprender a renunciar, ou nos deixaremos levar pelo pensamento de que nunca estamos fazendo o suficiente. Por exemplo, é muito difícil ser ótima mãe, presente e envolvida com a família, e, ao mesmo tempo, estar totalmente comprometida com a vida profissional, trabalhando e estudando por mais de quarenta horas semanais, e, para completar, ainda estar engajada em causas políticas. É natural que nossa mente alimente todos esses desejos, mas é preciso priorizar alguns e investir nossa energia proporcionalmente em cada um deles. Se não agirmos assim, o "sucesso" virá à custa de grande estresse e sofrimento. Que tal uma coisa de cada vez?

A seguir, faremos uma prática que nos ajudará a perceber nossos valores. Vamos lá? Para fazer esta prática, serão necessários uns vinte minutos do seu tempo.

Prática do ancião
(adaptada de Russell Harris, 2007)

> Procure um lugar em que você possa se sentar por alguns instantes, sem ser interrompido. Escolha uma postura em que você consiga manter o estado de alerta, preferencialmente com a coluna ereta, porém sem rigidez. Se estiver em uma cadeira, certifique-se de que os pés estão confortáveis e inteiramente apoiados no chão. Caso esteja em uma almofada, sente-se bem na

ponta, para que o quadril sofra uma leve rotação para a frente, ajudando a coluna a ficar ereta e confortável.

Então feche os olhos e imagine que você está completando oitenta anos e haverá uma festa de aniversário para você. Você pode imaginar essa situação do jeito que preferir. Algumas pessoas visualizam imagens vívidas, como em uma tela de televisão. Outras imaginam de uma maneira mais abstrata. Apenas imagine da maneira que for possível para você. Lembre-se também de que é imaginação, logo, não precisa obedecer às regras da lógica. Não há problema se quiser imaginar seus pais lá, com 120 anos, ou se visualizar seus amigos exatamente como são hoje. Também fique atento às mil maneiras pelas quais sua mente tentará afastá-lo do exercício. A qualquer momento em que perceba sua interferência com comentários provocativos, diga simplesmente: "Obrigado, mente!", e retorne ao exercício.

Imagine então que estão reunidas na celebração de seus oitenta anos todas as pessoas com quem você se importa – amigos, família, colegas de trabalho etc.

Agora, imagine que uma dessas pessoas – você pode escolher qualquer uma que seja importante para você – levanta-se para fazer um breve discurso a seu respeito – quem você é, a vida que viveu, o que representa e significa para todos eles. Imagine que essa pessoa diz e realmente tem a intenção de dizer tudo aquilo que você mais gostaria de ouvir. Observe como você se sente ao ouvi-la dizer essas coisas.

Agora, imagine que outra pessoa – alguém que também é importante para você – se levanta, para também fazer um discurso a seu respeito. Imagine que ela também diz e realmente tem a intenção de dizer o que você mais gostaria de ouvir. Observe como se sente ao ouvi-la dizer essas coisas.

Finalmente, imagine uma última pessoa com quem realmente se importe. Ela se levanta para falar sobre você. Imagine que ela diz e realmente tem a intenção de dizer tudo o que você mais gostaria de ouvir dela. Observe como você se sente ao ouvi-la dizer essas coisas.

Agora, tire um momento para refletir sobre o que você ouviu e considere: O que isso mostra de seus valores? O que revela sobre o que realmente importa para você, no fundo do seu coração?

Última semana para o resto de suas vidas

Agora que chegamos ao final deste livro e ao fim desta jornada inicial por sua experiência, você pode estar se sentindo um tanto inseguro, perguntando-se como vai ser agora. Esse sentimento é extremamente comum, mas lembre-se de que a prática de mindfulness não tem fim, é um trabalho para a vida toda. Tudo que você aprendeu e experimentou nesses dias não se perdeu, está bem aí em sua mente, em seu corpo. Logo, você tem todas as ferramentas necessárias para continuar por este caminho de descobertas. Basta se lembrar que sua respiração e seu corpo estão sempre presentes e que poderá retornar a eles para voltar ao momento que está vivendo.

Você não toma banho e escova os dentes todos os dias? Não se alimenta e dorme? Pois então, podemos trabalhar para incorporar mindfulness à nossa rotina, se entendermos que essa é uma habilidade vital e essencial para nossa saúde mental e para nossa vida, de maneira geral.

Faremos agora uma prática de encerramento. Para realizá-la, será necessária uma pedrinha em seu estado natural, preferencialmente não polida. Além disso, você precisará também de um lugar adequado e de aproximadamente vinte minutos do seu tempo.

Prática de conclusão
(adaptada do programa *Mindfulness-Based Relapse Prevention*)

> Quando estiver pronto, leve toda a atenção para essa pedra, exatamente como fez no primeiro dia, quando trouxe sua atenção para a uva-passa. Segure-a na palma da mão e observe-a, como se nunca tivesse visto nada parecido antes.
>
> Perceba sua cor, textura, lugares onde a luz a ilumina. Note também as sensações presentes em sua mão enquanto segura essa pedrinha. Reflita sobre a riqueza da sua história, os milhares de anos, o clima, a força da gravidade que contribuíram para que ela fosse formada da maneira que é hoje. Perceba que ela pode não ser perfeitamente redonda, que pode ter rachaduras, depressões e fissuras, mas quem mesmo assim, não é imperfeita.
>
> Deixe esse objeto ser para você um lembrete de tudo o que aprendeu ao longo deste livro, de tudo que experimentou, da energia e do trabalho duro que dispendeu para se dedicar à sua prática. Além disso, deixe-o ser um lembrete também da sua rica história, de todas as experiências pelas quais você passou, que foram moldando o ser humano que você é hoje. Talvez você também tenha rachaduras, fissuras ou depressões, mas é perfeito em sua natureza, exatamente como é hoje.
>
> Se quiser, feche os olhos enquanto continua sentindo a pedrinha na palma da mão. Agradeça e demonstre apreciação, ainda que seja por um breve momento, em relação a você mesmo, por todo o esforço que fez para se engajar nessas práticas. Aprecie também toda a ajuda que porventura possa ter recebido de outras pessoas durante esse processo. Aquelas que o estimularam, apoiaram ou simplesmente falaram com você sobre essa prática.
>
> Acima de tudo, deixe que essa pedra seja um lembrete de sua jornada, de tudo aquilo que o fez chegar a esse ponto da sua vida, e que seja também um incentivo para que continue o processo que começou. Um processo que o leve a descobrir um jeito de estar presente e viver com todos os aspectos de si mesmo, incluindo aqueles que possam parecer imperfeitos. Acolha-os e guarde-os com gentileza e atenção cuidadosa.
>
> Se for possível, deseje bons votos a si mesmo. Se quiser, pode se concentrar naquelas frases que já praticamos neste livro, ou buscar outras que lhe façam sentido neste momento.
>
> Repita-as algumas vezes, absorvendo-as a cada respiração, e, enquanto isso, permitindo se sentir cuidado e ternura em relação a você mesmo. Se perceber que a mente está divagando

ou que está produzindo outros pensamentos, apenas registre-os e, sem julgamentos, retorne a atenção para os votos.

Depois, pense em cada uma das pessoas que contribuíram para que você seja quem é hoje e tente lhes desejar esses bons votos. Assim como você, elas também passaram por vários desafios e só querem ser felizes.

Ampliando esses bons votos até onde for possível para você, note sua similaridade em relação às outras pessoas, sua conexão com elas.

Nestes últimos momentos da prática, permita-se apenas perceber o que está presente em seu corpo, agora que está em quietude em sua própria presença.

Quando estiver pronto, leve gentilmente essa prática ao final.

Estamos muito contentes por você ter mantido a sua atenção conosco até o final deste livro. Conheça mais sobre os autores, acessando mais textos, vídeos e conteúdos em redes sociais, e fique por dentro das novidades!

Dra. Daniela Sopezki www.dradanielasopezki.com.br

Dr. Tiago Tatton e Dra. Daniela Sopezki www.iniciativamindfulness.com.br

Dra. Víviam Vargas: www.spmindfulness.com.br

ANEXOS

Diário de Práticas

Apresentamos aqui um modelo de diário de práticas que pode ajudá-lo a fazer suas anotações. Ao longo do tempo, essas notas colaborarão para que você perceba seu padrão de funcionamento e as mudanças que ocorrerem.

Dia/data	Prática formal: Quanto tempo praticou?	Mindfulness em atividades diárias: Qual atividade escolheu?	Observações/comentários/desafios (aversão, desejos, sonolência, inquietação, dúvida)
	_____ minutos	Qual atividade?	
	_____ minutos	Qual atividade?	
	_____ minutos	Qual atividade?	
	_____ minutos	Qual atividade?	
	_____ minutos	Qual atividade?	
	_____ minutos	Qual atividade?	
	_____ minutos	Qual atividade?	

Conteúdo Semanal – Esquema do Programa

Preparamos para você um resumo esquemático do programa, com o tema e as práticas regulares e opcionais que aprendemos a cada semana.

Semana	Tema da semana	Práticas formais	Atividades complementares
1	Saindo do piloto automático. Entrando em contato com nosso corpo.	Escaneamento corporal (Áudios 2, 3 e 4)	Uva-passa (Áudio 1) Trazer atenção e curiosidade para atividades rotineiras**
2	O papel da atenção e o reconhecimento da respiração.	Mindfulness da respiração (Áudios 5, 6 e 7)	Exploração das posturas para a prática formal e da respiração diafragmática. Discussão dos cinco desafios da prática.
3	Os movimentos para o cultivo de mindfulness. A mente como uma fábrica de pensamentos.	Movimentos conscientes (Áudios 8 ao 12) Mindfulness dos sons e pensamentos (Áudios 13 e 14)	Etiquetagem de pensamentos. Oi, Obrigado, Tchau, pensamento.
4	Caminhando com consciência. Aceitação e resposta habilidosa.	Caminhada consciente (Áudio 15) Mindfulness nas emoções difíceis (Áudios 16 e 17) Opcional: Metáfora do Veleiro (Áudio 18)	Três minutos (Áudios 19, 20 e 21). PARAR (Áudios 22 e 23) Aceitar alguma situação difícil que não posso mudar. Opcionais: Meditação da montanha (Áudio 24) Relaxamento muscular progressivo (Áudio 25)
5	O prazer das pequenas coisas e o viés mental para a negatividade.	Prática formal livre. Escolha.	Curtindo o lado bom da vida. Os dez dedinhos de gratidão.
6	Autocompaixão.	Prática da autocompaixão (Áudios 26 e 27)	Abraçando a si mesmo.
7	Bondade amorosa, compaixão e a vida em comunidade.	Prática da bondade amorosa (Áudios 28, 29 e 30)	Procurar estar realmente presente na presença de outras pessoas.

Semana	Tema da semana	Práticas formais	Atividades complementares
8	Prática continuada de mindfulness e a importância dos valores.	Escaneamento corporal. Prática do ancião. Prática de conclusão.	Identificação dos valores, coerência e ação de compromisso.

★★ Essa é uma atividade que deve ser realizada todos os dias!

ESTARÃO DISPONÍVEIS NO SITE DA EDITORA ALTA BOOKS, ÁUDIOS E PRÁTICAS EXTRAS. ACESSE!

Referências

Beck, A.T. (2013). *Mindfulness Techniques Involving Focus.* https://beckinstitute.org/mindfulness-techniques-involving-focus/.

Beck, A.T. (2015). https://beckinstitute.org/the-role-of-focus-within-the-new-generic-cognitive-model/.

Bauman, Z. (2003). *Modernidade líquida* (P. Dentzien, Trans.). Rio de Janeiro: Zahar.

Bodhi, N., & Bodhi. (2012). *The numerical discourses of the Buddha: a complete translation of the Anguttara Nikaya teachings of the Buddha.* Somerville, Mass.; Enfield: Wisdom ; Publishers Group UK.

Bowen, S., Chawla, N., & Marlatt, G. A. (2015). *Prevenção de recaída baseada em Mindfulness para comportamentos aditivos: Um guia para o clínico* (D. Isidoro, Trans.). Rio de Janeiro: Editora Cognitiva.

Brewer, J. A., Worhunsky, P. D., Gray, J. R., Tang, Y.-Y., Weber, J., & Kober, H. (2011). Meditation experience is associated with differences in default mode network activity and connectivity. *Proceedings of the National Academy of Sciences*, 108(50), 20254–20259.

Brown, K. W., & Ryan, R. M. (2003). The benefits of being present: Mindfulness and its role in psychological well-being. *Journal of Personality and Social Psychology*, 84(4), 822–848.

Burch, V. (2008): *Living well with pain, & illness: the mindful way to free yourself from suffering.* Piatkus Books.

Cacioppo, J. T., & Freberg, L. A. (2013). *Discovering psychology: The science of the mind.* Boston: Cengage.

Cardoso R, de Souza E, Camano L, Roberto Leite J. Meditation in health: an operational definition. *Brain Res Brain Res Protoc* 2004; 14: 58–60.

Chalmers, A. F. (1999). *What is this thing called science?* (3ª ed). Indianapolis: Hackett Pub.

Chambers, R., Lo, B. C. Y., & Allen, N. B. (2008). The Impact of Intensive Mindfulness Training on Attentional Control, Cognitive Style, and Affect. *Cognitive Therapy and Research*, 32(3), 303–322.

Chiesa, A., & Serretti, A. (2009). Mindfulness-based stress reduction for stress management in healthy people: a review and meta-analysis. *Journal of Alternative and Complementary Medicine* (Nova York, N.Y.), 15(5), 593–600.

Cicchetti, D., & Cohen, D. J. (2006). *Developmental Psychopathology: Risk, Disorder, and Adaptation.* (2 ed.) Nova York, NY: Wiley.

Cunha LF, Pellanda LC, Reppold, CT. *Positive Psychology and Gratitude Interventions: A randomized Clinical Trial Front Psychol.* 21 de março de 2019;10:584.

Dahm, K. A., Meyer, E. C., Neff, K. D., Kimbrel, N. A., Gulliver, S. B., & Morissette, S. B. (2015). Mindfulness, Self-Compassion, Posttraumatic Stress Disorder Symptoms, and Functional Disability in U.S. Iraq and Afghanistan War Veterans. *J Trauma Stress*, 28(5), 460-464.

Damasio, A. R. (2012). *Self comes to mind: constructing the conscious brain.* Nova York: Vintage Books.

Dave, R (2009). *Your Brain at Work: Strategies for Overcoming Distraction, Regaining Focus, and Working Smarter All Day Long Hardcover.*

de Boer, M. J., Steinhagen, H. E., Versteegen, G. J., Struys, M. M. R. F., & Sanderman, R. (2014). Mindfulness, Acceptance and Catastrophizing in Chronic Pain. *PLoS ONE*, 9(1), e87445.

Dickenson, J., Berkman, E. T., Arch, J., & Lieberman, M. D. (2013). Neural correlates of focused attention during a brief mindfulness induction. *Social Cognitive and Affective Neuroscience*, 8(1), 40–47.

Farb, N. A. S., Anderson, A. K., & Segal, Z. V. (2012). The mindful brain and emotion regulation in mood disorders. Canadian Journal of Psychiatry. *Revue Canadienne De Psychiatrie*, 57(2), 70–77.

Fredrickson, B. L., & Losada, M.F. (2005). Positive Affect and the Complex Dynamics of Human Flourishing. *Am Psychol*, 60(7): 678–686.

Gable, S. L., & Haidt, J. (2005). What (and why) is positive psychology? *Review of General Psychology*, Vol. 9(2), junho de 2005, 103-110.

Galéra *et al.* (2012). Mind wandering and driving: responsibility case-control study. *BMJ*,13;345:e8105.

Germer, C. K., & Neff, K. D. (2013). Self-compassion in clinical practice. *J Clin Psychol*, 69(8), 856–867.

Ghasemipour, Y., Robinson, J. A., & Ghorbani, N. (2013). Mindfulness and integrative self-knowledge: Relationships with health-related variables. *International Journal of Psychology*, 0(0), 1–8.

Gilbert, P. (2015). The importance of self-compassion. Comunicação oral – *The Mindfulness Summit*.

Goleman, D, & Zanon, C.(2014). *Foco*. Rio de Janeiro: Editora Objetiva.

Gottman J. M. (1994). *What predicts divorce? The relationship between marital processes and marital outcomes*. Hillsdale, NJ: Erlbaum.

Gunaratana, H. (2011). *Mindfulness in plain English*. Boston [Mass.]: Wisdom Publications.

Hanh, Thich Nhat (2014) *Meditação Andando – Guia para a Paz Interior*. Editora Vozes.

Hanson, R. (2015). *O cérebro e a felicidade*. WMF Martins Fontes.

Hassin, R.R., Uleman, J.S., Bargh, J.A. (2005). *The New Unconscious*. Oxford University Press, USA.

Harris, R. (2007). Acceptance and Commitment Therapy (ACT) *Introductory Workshop Handout*.

Hayes, S. C., Follette, V. M., & Linehan, M. M. (Orgs.). (2011). *Mindfulness and Acceptance: Expanding the Cognitive-Behavioral Tradition* (1ª ed). Nova York: The Guilford Press.

Hayes, S. C.; Pankey, J., & Gregg, J. (2002). Anxiety and acceptance and commitment Therapy. Em: E. Gosh, & R. DiTomasso (Orgs.). *Comparative treatments of anxiety disorders* (pp. 110-136). Nova York: Springer.

Hayes, S., Strosahl, K., & Wilson, K. (1999/2012). *Acceptance and Commitment Therapy: An experiential approach to behavior change*. Estados Unidos: The Guilford Press.

Heim, C., & Nemeroff, C. B. (2009). Neurobiology of posttraumatic stress disorder. *CNS Spectr*, 14(1 Suppl 1), 13–24.

Hofmann, S. G., Grossman, P., & Hinton, D. E. (2011). Loving-kindness and compassion meditation: potential for psychological interventions. *Clin Psychol Rev*, 31(7), 1126–1132.

Ito, T. A., Larsen, J. T., Smith, N. K., & Cacioppo, J. T. (1998). Negative information weighs more heavily on the brain: The negativity bias in evaluative categorizations. *Journal of Personality and Social Psychology*, 75, 887–900.

Jacobson, E. (1938). *Progressive relaxation*. Chicago, University of Chicago Press.

Jain, S., Shapiro, S., Swanick, S., Roesch, S., Mills, P., Bell, I., & Schwartz, G. R. (2007). A randomized controlled trial of mindfulness meditation versus relaxation training: Effects on distress, positive states of mind, rumination, and distraction. *Annals of Behavioral Medicine*, 33(1), 11–21.

Kabat-Zinn, J. (1982). An outpatient program in behavioral medicine for chronic pain patients based on the practice of mindfulness meditation: theoretical considerations and preliminary results. *General Hospital Psychiatry*, 4(1), 33–47.

Kabat-Zinn, J. *Full Catastrophe Living: Using the Wisdom of Your Body and Mind to Face Stress, Pain, and Illness* (2013). Piatkus.

Kashdan, T. B., Barrios, V., Forsyth, J. P., & Steger, M. F. (2006). Experiential avoidance as a generalized psychological vulnerability: Comparisons with coping and emotion regulation strategies. *Behaviour Research and Therapy*, 44(9), 1301–1320.

Kerr, C. E., Sacchet, M. D., Lazar, S. W., Moore, C. I., & Jones, S. R. (2013). Mindfulness starts with the body: somatosensory attention and top-down modulation of cortical alpha rhythms in mindfulness meditation. *Frontiers in Human Neuroscience*, 7, 12.

Khoury, B., Lecomte, T., Fortin, G., Masse, M., Therien, P., Bouchard, V; Hofmann, S. G. (2013). Mindfulness-based therapy: A comprehensive meta-analysis. *Clinical Psychology Review*, 33(6), 763–771.

Kihlstrom, J. F. (1987). The cognitive unconscious. *Science*, 237, 1445-1452.

Killingsworth, M. A., & Gilbert, D. T. (2010). A Wandering Mind Is an Unhappy Mind. *Science*, 330(6006), 932–932.

Klimecki, O. M., Leiberg, S., Ricard, M., & Singer, T. (2014). Differential pattern of functional brain plasticity after compassion and empathy training. *Soc Cogn Affect Neurosci*, 9(6), 873-879.

Korb, A. (2015). *The Upward Spiral: Using Neuroscience to Reverse the Course of Depression, One Small Change at a Time*. New Harbinger Publications.

Kuyken, W., Hayes, R., Barrett, B., Byng, R., Dalgleish, T., Kessler, D., ... Byford, S. (2015). Effectiveness and cost-effectiveness of mindfulness-based cognitive therapy compared with maintenance antidepressant treatment in the prevention of depressive relapse or recurrence (PREVENT): A randomised controlled trial. *The Lancet*, 386(9988), 63–73.

Langer, E., Hatem, M., Joss, J., & Howell, M. (1989). Conditional teaching and mindful learning. *Creativity Research Journal*, 2(3), 139–150.

Langer, E. J., & Imber, L. (1980). Role of mindlessness in the perception of deviance. *Journal of Personality and Social Psychology*, 39(3), 360–367.

Langer, E. J. (2009). *Counterclockwise: Mindful Health and the Power of Possibility* (1ª ed). Nova York: Ballantine Books.

Lindsay, E. K., & Creswell, J. D. (2014). Helping the self help others: self-affirmation increases self-compassion and pro-social behaviors. *Frontiers in Psychology*, 5, 421.

Mack, A. (2003). Inattentional blindness: looking without seeing. *Current Directions in Psychological Science*, 12(5), 180–184.

Marineau, R. F. (1992) *Jacob Levy Moreno, 1889-1974: Pai do psicodrama, da sociometria e da psicoterapia de grupo*. São Paulo: Editora Ágora.

Menezes, C. B., & Delláglio, D. D (2009). Os efeitos da meditação à luz da investigação científica em Psicologia: revisão de literatura. *Psicol. cienc. prof*, vol.29(2):276–289.

Morgan, P., Simpson, J., & Smith, A. (2014). Health Care Workers' Experiences of Mindfulness Training: A Qualitative Review, *Mindfulness*, 6(4): 744–758.

Mrazek, M. D., Franklin, M. S., Phillips, D. T., Baird, B., & Schooler, J. W. (2013). Mindfulness Training Improves Working Memory Capacity and GRE Performance While Reducing Mind Wandering. *Psychological Science*, 0956797612459659.

Neff, K. (2003). The development and validation of a scale to measure self compassion. *Self and Identity*, 2, 223–250.

Neff, K. (2011a). *Self compassion: Stop beating yourself up and leave insecurity behind*. Londres: Hodder, & Stoughton.

Neff, K. (2011b). *Self-Compassion: The Proven Power of Being Kind to Yourself* (1ª ed). Nova York: William Morrow.

Neff, K. D., & Germer, C. K. (2013). A pilot study and randomized controlled trial of the mindful self-compassion program. *J Clin Psychol*, 69(1), 28-4.

Nhất Hạnh, Laity, A., Neumann, R., & Nhất Hạnh. (2006). *Transformation and healing: Sutra on the Four Establishments of Mindfulness* (2ª ed.). Berkeley, Calif: Parallax Press.

Ochsner KN, Knierim K, Ludlow DH, Hanelin J, Ramachandran T, Glover G, Mackey SC (2004). Reflecting upon feelings: an fMRI study of neural systems supporting the attribution of emotion to self and other. *J Cogn Neurosci*,16(10):1746-72.

Pagnoni G., Cekic M., Guo Y. (2008). Thinking about not-thinking: neural correlates of conceptual processing during Zen meditation. *PLoS One*, 3;3(9):e3083.

Paridon, H. M., & Kaufmann, M. (2010). Multitasking in work-related situations and its relevance for occupational health and safety: Effects on performance, subjective strain and physiological parameters. *Europe's Journal of Psychology*, 6(4).

Quinn, J. M., Pascoe, A., Wood, W., & Neal, D. T. (2010). Can't control yourself? Monitor those bad habits. *Pers Soc Psychol Bull*, 36(4), 499-511.

Raichle, M.E., MacLeod, A.M., Snyder, A.Z., Powers, W.J., Gusnard, D.A., Shulman, G.L. (2001). A default mode of brain function. *Proc Natl Acad Sci USA*. 16; 98(2): 676–682.

Rosch, E. (2007). More Than Mindfulness: When You Have a Tiger by the Tail, Let It Eat You. *Psychological Inquiry*, 18(4), 258–264.

Russell, T. A., & Arcuri, S. M. (2015). A neurophysiological and neuropsychological consideration of mindful movement: clinical and research implications. *Frontiers in Human Neuroscience*, 282.

Russell, T., & Tatton-Ramos, T. (2014). Body In Mind Training: Mindful Movement for the Clinical Setting. *Neuro-Disability and Psychotherapy: A Forum for the Practice and Development of Psychological Therapies for Neurological Conditions*, 2(1), 108–136.

Saban, M. T. (2015). O que é Terapia de Aceitação e Compromisso? In P. Lucena-Santos, J. Pinto-Gouveia, & M. S. Oliveira (Eds.), *Terapias comportamentais de terceira geração: Guia para profissionais*. Novo Hamburgo: Sinopsys.

Santorelli S., Florence MM, Lynn K. *Mindfulness-Based Stress Reduction (MBSR)* Authorized Curriculum Guide Version Revised and Edited, 2017; UMASS, Massachussets.

Sauer, S., Lemke, J., Wittmann, M., Kohls, N., Mochty, U., & Walach, H. (2012). How long is now for mindfulness meditators? *Personality and Individual Differences*, 52(6), 750–754.

Schooler, J. W., Smallwood, J., Christoff, K., Handy, T. C., Reichle, E. D., & Sayette, M. A. (2011). Meta-awareness, perceptual decoupling and the wandering mind. *Trends in Cognitive Sciences*, 15(7), 319–326.

Shapiro, S. L., Carlson, L. E., Astin, J. A., & Freedman, B. (2006). Mechanisms of mindfulness. *Journal of Clinical Psychology*, 62(3), 373–386.

Siegel, D. J. (2007). Mindfulness training and neural integration: differentiation of distinct streams of awareness and the cultivation of well-being. *Social Cognitive and Affective Neuroscience*, 2(4), 259–263.

Simon, D.J. (2000) Attentional capture and inattentional blindness. *Trends in Cognitive Sciences* (4):4.

Smeets, E., Neff, K., Alberts, H., & Peters, M. (2014). Meeting suffering with kindness: effects of a brief self-compassion intervention for female college students. *J Clin Psychol*, 70(9), 794-807.

Sopezki, D. S. (2018). *Viabilidade e eficácia preliminar de uma intervenção baseada em mindfulness nos sintomas de Burnout em Profissionais da Atenção Primária à Saúde: estudo controlado.* São Paulo, Tese (Doutorado) – Universidade Federal de São Paulo.

Souza, L. K., & Hutz, C. H. (2013). *Adaptação e validação da Escala de Autocompaixão e Comparações com Autoestima e Autoeficácia (Relatório final de pesquisa).* Porto Alegre, RS: Universidade Federal do Rio Grande do Sul, Programa de Pós-Graduação em Psicologia.

Stegel, M. F. (2009). Meaning in life. In S. J. López (Ed.), *Handbook of positive psychology* (pp. 679–687). Oxford: Oxford University Press.

Sternberg, R. J. (2000). *Psicologia cognitiva*. Porto Alegre: Artes Médicas Sul.

Taylor, V.A., Daneault, V., Grant, J., Scavone, G., Breton, E., Roffe-Vidal, S., Courtemanche, J., Lavarenne, A.S., Marrelec ,G., Benali, H., Beauregard, M. (2013). Impact of meditation training on the default mode network during a restful state. *Soc. Cogn. Affect. Neurosci.*, 8(1):4–14.

Vandenberghe, L., & Assunção, A. B. (2009). Concepções de mindfulness em Langer e Kabat-Zinn: Um encontro da ciência Ocidental com a espiritualidade Oriental. *Contextos Clínicos*, 2(2), 124–135.

Vago, D. R., & Silbersweig, D. A. (2012). Self-awareness, self-regulation, and self-transcendence (S-ART): A framework for understanding the neurobiological mechanisms of mindfulness. *Frontiers in Human Neuroscience*, 6, 296.

Wallace, B. A., & Goleman, D. (2006). *The Attention Revolution: Unlocking the Power of the Focused Mind* (1st Wisdom Ed edition). Boston: Wisdom Publications.

Wallace, B. A., & Shapiro, S. L. (2006). Mental balance and well-being: Building bridges between Buddhism and Western psychology. *American Psychologist*, 61(7), 690-701.

Weng, H. Y., Fox, A. S., Shackman, A. J., Stodola, D. E., Caldwell, J. Z., Olson, M. C., Davidson, R. J. (2013). Compassion training alters altruism and neural responses to suffering. *Psychol Sci*. 24(7):1171–80.

Williams, J. M. G., & Kabat-Zinn, J. (2011). Mindfulness: Diverse Perspectives on its Meaning, Origins, and Multiple Applications at the Intersection of Science and Dharma. *Contemporary Buddhism*, 12(1), 1–18.

Williams, J. M. G., & Kuyken, W. (2012). Mindfulness-based cognitive therapy: a promising new approach to preventing depressive relapse. *The British Journal of Psychiatry: The Journal of Mental Science*, 200(5), 359–360.

Williams, J. M. G., & Penman, D. (2012). *Mindfulness: an eight-week plan for finding peace in a frantic world.* [Emmaus, Pa.]: Rodale Books.

Williams, M., Teasdale, J., Segal, Z., & Kabat-Zinn, J. (2007). *The Mindful Way through Depression: Freeing Yourself from Chronic Unhappiness.* Nova York: The Guilford Press.

Wolpert, D. M., Diedrichsen, J., & Flanagan, J. R. (2011). Principles of sensorimotor learning. *Nature Reviews Neuroscience*, 12(12), 739–751.

Zeidan F., Johnson S.K., Diamond B.J., David Z., Goolkasian P. (2010). Mindfulness meditation improves cognition: evidence of brief mental training. *Conscious Cogn*; 19(2):597–605.